权威·前沿·原创

皮书系列为
"十二五""十三五""十四五"时期国家重点出版物出版专项规划项目

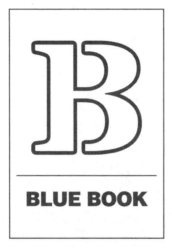

BLUE BOOK

智 库 成 果 出 版 与 传 播 平 台

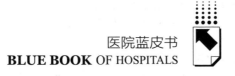

医院蓝皮书
BLUE BOOK OF HOSPITALS

中国医院竞争力报告
（2025）

ANNUAL REPORT ON CHINA'S HOSPITAL COMPETITIVENESS

(2025)

AI 赋能未来医疗　创新求变

AI Empowering Future Healthcare, Innovation and Transformation

组织编写／艾力彼医院管理研究中心（GAHA）
主　　编／庄一强　刘先德　姚淑芳
副 主 编／卓进德　蔡 华　任耀辉

社会科学文献出版社
SOCIAL SCIENCES ACADEMIC PRESS（CHINA）

图书在版编目（CIP）数据

中国医院竞争力报告. 2025：AI 赋能未来医疗 创
新求变 / 庄一强，刘先德，姚淑芳主编；卓进德，蔡华，
任耀辉副主编. -- 北京：社会科学文献出版社，2025.
5. --（医院蓝皮书）. -- ISBN 978-7-5228-5306-2

Ⅰ. R197. 32

中国国家版本馆 CIP 数据核字第 2025EJ2388 号

医院蓝皮书

中国医院竞争力报告（2025）
——AI 赋能未来医疗 创新求变

组织编写 / 艾力彼医院管理研究中心（GAHA）
主　　编 / 庄一强　刘先德　姚淑芳
副主编 / 卓进德　蔡　华　任耀辉

出 版 人 / 冀祥德
责任编辑 / 徐崇阳
责任印制 / 岳　阳

出　　版 / 社会科学文献出版社·生态文明分社（010）59367143
　　　　　地址：北京市北三环中路甲 29 号院华龙大厦　邮编：100029
　　　　　网址：www.ssap.com.cn
发　　行 / 社会科学文献出版社（010）59367028
印　　装 / 三河市东方印刷有限公司

规　　格 / 开　本：787mm×1092mm　1/16
　　　　　印　张：25　字　数：372 千字
版　　次 / 2025 年 5 月第 1 版　2025 年 5 月第 1 次印刷
书　　号 / ISBN 978-7-5228-5306-2
定　　价 / 198.00 元

读者服务电话：4008918866

《中国医院竞争力报告（2025）》
编　委　会

顾　问（以姓名拼音首字母排序）

安　劬　四川省医院协会会长

蔡江南　上海创奇健康发展研究院创始人、执行理事长

曹白燕　英国、中国精算师，健医科技创始人

陈　邦　爱尔眼科医院集团股份有限公司董事长

陈晓春　福建省医师协会原会长、福建医科大学原党委书记

陈星伟　广东省卫生经济学会会长

戴华浩　澳门医务行政学会会长

樊　嘉　中国科学院院士、上海市医学会肿瘤分会名誉主任委员

樊海宁　青海省科协副主席

方　敏　北京华平投资咨询有限公司董事总经理

高　杨　中山大学中山医学院香港校友会理事长、香港浸会大学博士生导师

郭启勇　《现代医院管理》杂志主编、中国非公立医疗机构协会社会办医高质量发展委员会主任委员

韩光曙　江苏省医学会副会长、中国医院协会标准化专业委员会副主任委员、南京医院协会会长

韩晓芳　中国医疗保健国际交流促进会副会长、北京市医改办原主任

何晓顺　广东省器官医学与技术学会会长

胡　航　广东省卫生经济学会社会办医分会副会长、复星健康首席执行官

黄存瑞　清华大学万科公共卫生与健康学院副院长

黄东胜　浙江省医学会副会长、中国医院协会人力资源专委会副主任委员

黄　飞　广东省医学会会长、广东省卫生健康委员会原副主任

黄　力　广东省医院协会会长

黄奕祥　中山大学公共卫生学院教授

赖诗卿　福建省医疗保障研究院院长、福建省医保局原局长

黎孟枫　南方医科大学校长

李和平　山西省医院协会会长

李少冬　清华大学医院管理研究院教授、江苏省卫生健康委员会原副主任、一级巡视员

李永斌　中国医院协会副秘书长

廖新波　中国医师协会智慧医疗专业委员会副主任委员、广东省卫健委原巡视员

刘军强　清华大学社会科学学院长聘教授

刘敏涓　广东省医院协会常务副会长兼秘书长

刘少怀　香港创新医疗学会会长、香港医务行政学院原院长

王省良　教育部中医药产教融合促进委员会常务副主任、中国中医药研究促进会副会长、广州中医药大学原校长

王兴琳　广东省卫生经济学会绩效管理与评估分会会长

王耀献　河南中医药大学校长

王占祥　中国医师协会智慧医疗专业委员会副主任委员

韦　波　广西医院协会会长

吴启楠　新风天域联合创始人兼 CEO、和睦家医疗 CEO

徐建光　上海市人大教科文卫委员会主任委员

于爱平　新疆维吾尔自治区卫生健康委员会党组副书记、主任

岳经纶　中山大学社会保障与社会政策研究所所长、中山大学政治与公共事务管理学院原副院长

曾传美　江西省医院协会会长

曾志嵘　广东医科大学副校长

张福星　福建省海峡肿瘤防治科技交流协会甲状腺肿瘤分会会长

张　阳　中国医院协会民营医院分会副会长、北京非公立医疗机构协会终身名誉会长、三博医院管理集团董事长

张宗久　清华大学医院管理研究院常务副院长、国家卫生健康委员会医政医管局原局长

赵洪涛　中国器官移植发展基金会理事长

赵作伟　大连大学党委书记

邹小广　新疆医学会副会长

委　员 （排名不分先后）

庄一强　刘先德　姚淑芳　卓进德　蔡　华

任耀辉　刘剑文　刘兆明　蔡光辉　陈培钿

陈家伟　罗　芸　刘嘉豪　李海贞　翁佳宁

周韫涛

《中国医院竞争力报告（2025）》
课 题 组

组　长　庄一强

副组长　刘先德　姚淑芳　卓进德　蔡　华　任耀辉

成　员　刘剑文　刘兆明　蔡光辉　陈培钿　陈家伟
　　　　罗　芸　刘嘉豪　李海贞　翁佳宁　周韫涛
　　　　李淑莹　刘　亦　田　宾　左　亮　谈奕麟
　　　　刘　菲　陈慧卉　梁竞涛　刘　欣　贾　旭

艾力彼医院管理研究中心

　　艾力彼医院管理研究中心（以下简称"艾力彼"），是一家独立第三方医院管理研究机构，它一直是医院管理咨询的领航者，其使命为助力医院达成管理目标。它结合二十多年来医院标杆研究课题组（Hospital Benchmark Research）积累的经验与资料库，开展医院的综合竞争力和专科能力评价、星级医院评价、智慧医院·AI潜力评价、量化咨询及临床专科能力评价。其星级医院评价标准于2019年获得国际医疗质量协会（International Society for Quality in Health Care，ISQua）的国际认可证书，是中国内地首个获得国际认可的第三方医院评价标准。2021年，艾力彼的"认证官培训体系"也获得ISQua的国际认可证书。同时，艾力彼是全球首批获准采用世界银行医疗伦理原则的第三方医院评价机构，还是广东省卫生经济学会绩效管理与评估分会会长单位、广东省器官医学与技术学会创新技术发展与评价分会会长单位。此外，2018年经广东省教育厅批准，艾力彼成为南方医科大学卫生管理学院的在校生实习基地，2021年进一步获批成为广东省联合培养研究生示范基地。2021年9月，艾力彼医院管理研究人员担任广州中医药大学公共卫生与管理学院社会医学与卫生事业管理（医院评价学方向）硕士生导师，并独立招收该专业的硕士研究生。

　　通过医院竞争力评价、星级医院评价、"北极星：医院运营与绩效对标"、"红绿灯：三级医院评审监测数据质量评价"、管理咨询、医管培训、医院运营与绩效对标等，艾力彼努力推动医院管理职业化。

　　艾力彼组织开展医院第三方评价、医院专科发展、医院运行效率、民营医院投融资及医院发展战略等学术研究，先后在各类刊物发表几十篇与医院管理相关的论文；核心成员主编《中国医院竞争力报告》（2016~2024年）、《中国智慧医院发展报告》（2022~2023年）、《中国医院评价报告》（2018~2020年）、《中国民营医院发展报告》（2014~2015年）、《医院品牌战略发展实录》，主译《美国医疗机构评审国际联合委员会医院评审标准》（第4版）等十几本专著。艾力彼组织编写的"医院蓝皮书"于2019年和2023年获得由中国社会科学院皮书学术委员会评选的"优秀皮书奖"。从2016年起，每年出版一本"医院蓝皮书"，"医院蓝皮书"是艾力彼根据分层分类评价、医院标杆研究的结果，对不同层级、不同类别的医院进行横向和纵向的对比研究、总结分析而成的年度行业报告。

艾力彼以大数据为基础，致力于成为中国最佳的第三方医院暨创新医疗产业评价机构，与国际接轨。艾力彼定当秉承"守正笃行，久久为功"的精神，继续在医院第三方定量评价的道路上稳步前行。

主要编撰者简介

庄一强　医学学士、工商管理硕士、公共卫生政策与管理博士。艾力彼医院管理研究中心创始人，兼任中国器官移植发展基金会副秘书长，中国医院协会原副秘书长，广东省器官医学与技术学会创新技术发展与评价分会会长，广东省医院协会顾问，福建省医疗保障研究院学术研究和工作指导委员会委员，社会科学文献出版社皮书研究院理事会常务理事，香港医务行政学院 HKCHSE 副院士。长期从事医院管理研究、评价和教学工作，开设"医疗大数据与第三方评价"以及"医院评价学"课程，自 2021 年起招收社会医学与卫生事业管理（医院评价学方向）硕士研究生。中国医院标杆研究、星级医院评价、智慧医院·AI 潜力评价、北极星：医院运营与绩效对标、红绿灯：三级医院评审监测数据质量评价体系创始人；发表了几十篇医院管理类论文；主编及主译十几本医管类图书。任多家大学客座教授和多家上市民营医院的独立董事。

刘先德　艾力彼医院管理研究中心常务副主任，星级医院标准化管理高级专家，国家认证认可监督管理委员会（CNCA）服务认证审查员。主任医师，长期专注于医院质量管理及评价工作，先后在外资医院（JCI 认证）、医学院附属医院和民营医院（三甲医院）、某特区医院（ACHS 及三甲双认证）工作，工作范围包括医务管理、人力资源管理、质量管理、医院评审等。2018 年开始专职从事医院管理研究与评价工作。

姚淑芳　南方医科大学卫生管理学院博士，艾力彼医院管理研究中心常务副主任，广东省卫生经济学会常务理事，广东省卫生经济学会绩效管理与评估分会副会长兼秘书长。拥有 20 多年医管、医疗、医药行业项目管理经验。连续多年担任《中国医院竞争力报告》副主编，撰写《公立医院生存与发展报告》（2018~2020 年），组织编写《医院绩效管理的创新实践》并担任副主编，参加医院星级认证、投融资、品牌建设、战略规划、绩效考核、医院信息化建设等十多类医院管理咨询项目。

卓进德　博士，副主任医师，艾力彼医院管理研究中心副主任、星级医院评价部总经理，广东省管理咨询师协会医疗卫生行业委员会主任委员，国际注册总师级管理咨询师。《星级医院评价标准》编著团队主要成员，该标准于 2019 年获得国际医疗质量协会（ISQua）国际认可证书，成为中国内地第一个医院管理的国际标准。"认证官培训体系"创建团队主要成员，该体系于 2021 年获得 ISQua 国际认可证书。2023 年率团队修订的《艾力彼 GAHA 星级医院评价标准（第 3 版）》通过 ISQua EEA 复审。专职从事医院管理评审评价与管理咨询工作，已陆续为数十家三甲医院提供数百次管理咨询与医院辅导。

蔡　华　管理学硕士，艾力彼医院管理研究中心副主任、咨询部总经理，高级咨询师，广东省卫生经济学会卫生技术（经济）评估专家委员会委员，广东省卫生经济学会绩效管理与评估分会副会长。主要研究领域为战略规划、医院及专科评价、重点专科建设、医院品牌建设、文化建设等。主持并参与了 200 多家医院管理咨询项目，对医院管理现状有深刻的理解。参与《医院绩效管理的创新实践》《医院品牌营销实战解码》《医患关系思考与对策》《医院品牌战略发展实录》等编撰工作。连续多年担任《中国医院竞争力报告》副主编、《中国智慧医院发展报告》编委，担任《医院绩效管理的创新实践》（第一集）编委。

任耀辉 艾力彼医院管理研究中心副主任、大数据研究部总经理。广东省医师协会医学科研管理专业委员会常务委员、广东省器官医学与技术学会创新技术发展与评价分会副秘书长。拥有 20 多年医疗行业项目管理经验。主要研究领域为基于医疗大数据的医院评价及专科评价，主持并参与了艾力彼各级各类榜单的评价工作。

序言一　AI 赋能未来医疗

近年来，随着人工智能（AI）的迅猛发展，国家对人工智能的战略意义予以高度重视，并大力推动人工智能等新一代信息技术在卫生健康领域的应用与发展。2024 年 11 月，国家卫生健康委、国家中医药局及国家疾控局联合发布的《卫生健康行业人工智能应用场景参考指引》将人工智能在医疗领域的应用场景划分为四大部分，涵盖了 13 个具体类别，并列出了 84 个典型应用场景，显示出 AI 在提升医疗服务质量与效率方面的巨大潜力。随着 AI 在医疗健康领域的影响日益显著，这份指引的发布恰逢其时，为各级医疗机构和从业人员提供了明确的发展方向与框架。

国外在人工智能发展上也表现出强劲的势头。美国、欧盟等国家和地区纷纷出台各自的人工智能战略，积极推动 AI 技术在医学研究、临床诊疗、健康管理等方面的应用。全球已有超过 40% 的国家和地区发布了关于人工智能战略、产业规划的文件，在这些前瞻性的科学规划布局中，医学应用成为主要发展方向之一。

美国作为全球人工智能技术发展的"领跑者"，在高质量医疗数据生成、医学影像标注、智能诊断等方面不断推进 AI 技术应用，AI 成为重塑美国健康生态系统的变革性工具。2023 年 5 月，埃隆·马斯克旗下的脑机接口公司"神经连接"宣布其 PRIME 项目——精确机器人植入脑机接口，已获得美国食品药品监督管理局（FDA）批准。2024 年 8 月该公司已完成第二例脑机接口设备人体移植，移植手术进展顺利，接受移植者在术后用意念控制光标、玩电子游戏等能力增强。脑机接口与 AI 的有效结合，能促进类

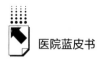

脑芯片等技术创新，推动更高效、安全的类脑智能发展，提升人机协作能力。

随着政策的持续发力和技术的不断突破，AI医疗行业发展前景广阔。未来，医疗AI无疑将成为医疗领域的主要赛道之一。随着技术的不断进步和应用场景的扩大，医疗AI正逐步改变医疗服务的提供方式，医院竞争力的主要方向正从传统的医疗质量高、医院规模大向医疗AI的发展程度转移。同时，转化医学和医工融合也日益成为推动医疗行业发展的重要力量。这两个领域的发展，不仅能够提升医疗服务的个性化和精准化水平，还能够促进医疗资源的合理分配和利用。

《中国医院竞争力报告（2025）》主题为"AI赋能未来医疗　创新求变"。本书对不同层级、不同类别的医院进行横向和纵向的对标研究。我希望它的出版能为卫生管理部门、医院管理者、医管学者提供有价值的参考，帮助不同层级的公立医院在高质量发展过程中找到自己的定位和发展方向。

庄一强博士

艾力彼医院管理研究中心主任

中国器官移植发展基金会副秘书长

2025年1月9日

序言二　临床专科能力赋能医院发展

临床专科能力建设是医院服务患者的重要基础，是医院建设发展的根本任务，是引领公立医院高质量发展的重要内涵，对构建优质高效医疗卫生服务体系和保障人民健康具有重要意义。2024 年 2 月，国家卫生健康委办公厅发布了《国家临床专科能力评估办法（试行）》（以下简称"评估办法"），对全国二级以上的医院（包括社会办医医院）开展了国家临床专科能力评估工作。临床专科能力评估旨在引导和促进临床专科能力建设，明确医疗机构的建设方向和任务。此前国家已发布了《"十四五"国家临床专科能力建设规划》《国家卫生健康委关于推动临床专科能力建设的指导意见》等一系列加强医疗机构临床专科能力建设的政策。该评估办法的出台，标志着国家将对临床专科能力的重视提升到了新的高度，为医院专科能力的提升提供了政策支持和评估标准。

为引导医疗机构端正临床专科能力建设方向，紧紧围绕"临床"开展建设，评估机构利用评估办法的"指挥棒"作用，激发各方积极性，促使医疗机构突破传统学科和科室界限，建立以患者为中心、以疾病诊疗为链条的多学科融合型临床专科，不断提升相关临床专科医疗服务能力、医疗技术能力、医疗质量安全水平和医疗服务效率。因此，该评估办法的评估方向主要分为重大专病、系统疾病领域、平台专科三个类别，评估结果以百分制的"临床专科能力综合指数（CSCCI）"呈现。评估通用指标体系涵盖医疗服务能力、技术能力（含创新能力）、质量安全和服务效率四大维度。其中"质量安全"权重最大，占比为 35%~40%，这需要医院更加注重医疗质量

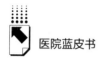

安全，也符合评估办法以医疗服务能力和质量安全为核心的要求。各省份也可以结合本地区实际情况，对国家制定的各临床专科（方向）具体评估指标进行适当调整，制定本地区的评估指标。

近年来，部分医疗机构在建设发展和评优评先等工作中过多强调科研和学术产出，忽视了医疗服务能力和医疗质量安全水平提升。因此，科研活动应当由研究型医院来承担。而"专科评审"更倾向于评估医院面向患者的服务能力，重点在于"看好病"。通过专科能力建设，医院能够提供更高质量的医疗服务，满足患者对高水平医疗的需求，增强医院的竞争力。

未来，医院的竞争赛道将从院级运营水平转向临床专科发展。这一转变意味着医院必须在临床专科能力建设上进行深耕，以提升医疗服务质量和效率。毫无疑问，临床专科能力的建设将成为医院发展的新赛道，推动医院从传统的以规模扩张为主的发展模式，转变为以提高临床专科能力和服务质量为核心的内涵式发展模式。《中国医院竞争力报告（2025）》通过分析医疗人工智能的发展和全国不同层级、不同类别的医院发展情况，为发展中寻求新变化的医院提供有价值参考。

王兴琳博士

广东省卫生经济学会绩效管理与评估分会会长

2025 年 1 月 9 日

摘　要

　　《中国医院竞争力报告（2025）》是根据艾力彼医院管理研究中心进行的医院标杆研究（Hospital Benchmark Research），以分层分类为重点，对2024年各类医院进行横向和纵向对比研究、总结分析而成的年度行业报告。本书秉持"数据说话，时间说话"的原则，采用统计分析、文献检索、数据比较、定量和定性分析等方法，对全国3000多家不同层级、不同类别的医院进行系统分析，探索人工智能在医疗行业的应用潜力和前景，为医院管理者提供有力的决策支持。

　　本书主题为"AI赋能未来医疗　创新求变"，深入剖析了人工智能技术在医疗领域的应用现状、发展趋势及人工智能技术对医院竞争力的深远影响。根据研究结果得出以下几点结论。一是从医院综合竞争力、区域均衡指数、医院运营效能三个方面进行纵向、横向分析。经研究发现，2024年部分省（区、市）医院标杆第一梯队的总数相较于2023年发生了一些明显变化，其中浙江增加3家，而河南、四川、陕西的医院标杆第一梯队的总数分别减少了4家、4家、3家。地级城市医院标杆当中选取了50家医院，其中漳州、盐城、蚌埠、邯郸、保定的医院为新入围的医院，十堰医院综合竞争力指数上升明显，赣州则差强人意。2023年医院业务收入和总收入虽然呈正增长，但不同层级医院营收能力存在明显差异，顶级医院标杆第一梯队、地级城市医院标杆第一梯队、县级医院标杆第一梯队、中医医院标杆第一梯队总收入比为1：0.43：0.15：0.25，人均总收入比为1：0.66：0.41：0.68；不同层级医院标杆的营收能力呈现出"马太效应"，县级医院标杆第

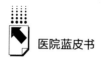

一梯队增长幅度小于其他层级，县级医院数量多，但竞争力参差不齐，需要继续加强县级医院运营管理，以保障分级诊疗制度的落实。顶级医院标杆重视转化医学研究、智慧化建设和现代科技手段的应用，这些都加速了医院向新质生产力的转化，从而提升医疗服务质量和效率。二是从地域分布、竞争力要素等方面，在院级和专科两个层面对县级医院标杆进行分析。研究结果显示，从地域分布比较，东部地区医院标杆数量最多，华东六省均有医院标杆。从竞争力要素比较，西部地区医院标杆的人员配置得到加强，其中临床护士人数/实际开放床位数已接近东部地区医院标杆水平。东部地区医院标杆的门诊均次费用增加明显。经纵贯剖析近五年的县级医院标杆发展态势，在实际开放床位数渐趋稳定之际，"年手术量"呈现出反常的降低趋向。三是根据地域分布、医院等级，分析医院各方人财投入以及基础建设、AI应用等方面，为我国智慧医院及医疗AI建设提供参考。经分析发现，AI潜力大的医院在整体投入方面近年来略有下降，医院在所在区域的分布、规模级别、建设投入等方面存在差距进一步拉大的趋势，其中相关AI及算力建设逐步受到部分顶级医院重视，这将为我国医院逐步迈进"数智时代"奠定坚实基础。

关键词： 医疗人工智能　医院竞争力　运营效能

Abstract

Annual Report on China's Hospital Competitiveness (2025) is a comprehensive industry analysis produced by the Asclepius Hospital Management Research Center. This report delves into the competitive landscape of China's healthcare sector in 2024, employing a stratified classification approach to conduct both horizontal and vertical comparative analyses across a diverse range of hospital types. Rooted in the principle that "data speaks" and "time speaks," the report leverages statistical analysis, literature reviews, data comparison, and both quantitative and qualitative methods to systematically examine over 3000 hospitals nationwide, spanning various levels and categories. It not only explores the potential and future prospects of artificial intelligence in healthcare but also offers robust decision-making support for hospital administrators.

The theme of this report, "AI Empowering Future Healthcare, Innovation and Transformation," examines the current applications, developmental trends, and significant impacts of artificial intelligence technologies on hospital competitiveness. The key findings are as follows:

First, the report conducts a comprehensive analysis from three perspectives: the overall competitiveness of hospitals, regional equilibrium index, and the operational efficiency of hospitals. The study reveals notable changes in the number of first-tier benchmark hospitals in 2024 compared to 2023 across several provinces (autonomous regions, municipalities directly under the central government). Specifically, Zhejiang added three hospitals, while Henan, Sichuan, and Shaanxi saw a decrease of four, four, and three hospitals, respectively. Among the benchmark prefecture-level city hospitals, 50 hospitals were selected, among which hospitals in Zhangzhou, Yancheng, Bengbu, Handan, and Baoding were newly

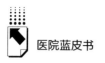

shortlisted. The comprehensive competitiveness index of Shiyan has risen significantly, whereas that of Ganzhou remains only marginally acceptable. Although hospital business income and total income showed positive growth in 2023, there were clear disparities in the revenue capacity of hospitals at different levels. The ratio of total income for first-tier benchmark top hospitals, prefecture-level city hospitals, county-level hospitals, and TCM hospitals was 1:0.43:0.15:0.25, respectively. The per capita total income ratio was 1:0.66:0.41:0.68. The revenue capacity of benchmark hospitals at different levels exhibited a Matthew Effect, with county-level hospitals showing slower growth compared to other levels. Despite the large number of county-level hospitals, their competitiveness varies, necessitating ongoing efforts to enhance their operational management to ensure the successful implementation of tiered diagnosis and treatment systems. Top benchmark hospitals emphasize translational medicine research, intelligent infrastructure, and the application of modern scientific technologies, all of which accelerate the transformation of hospitals into new-quality productivity, thereby improving the quality and efficiency of medical services.

Second, county-level hospitals were analyzed from the perspectives of regional distribution, competitiveness factors, and both hospital-level and specialty-level. The findings reveal that the eastern region maintains has the largest number of benchmark hospitals, with all six provinces in East China hosting benchmark hospitals. In terms of competitiveness factors, the benchmark hospitals in the western region has bolstered its staffing, bringing the ratio of clinical nursing staff to beds closer to that of benchmark hospitals in the eastern region. However, the benchmark hospitals in the eastern region has seen a notable increase in average outpatient costs. A longitudinal analysis of the development trends of county-level hospitals over the past five years indicates that while the number of beds has gradually stabilized, there has been an unusual downward trend in several key indicators, including the "annual number of surgeries", "senior professional titles", "annual outpatient and emergency visits", and "annual discharges."

Third, analyze the human and financial investment in hospitals, infrastructure, and AI applications, based on regional distribution and hospital grade. This analysis provides valuable insights into the development of smart hospitals and medical AI in China. The findings reveal that the overall investment in benchmark hospitals with strong AI potential has slightly decreased compared to recent years. Additionally, disparities in regional distribution, scale level, and infrastructure investment have further widened. Notably, AI and computing power infrastructure have gradually gained more attention from top hospitals, which will lay a solid foundation for China's hospitals to enter the "Digital Intelligence Era".

Keywords: Medical Artificial Intelligence; Hospital Competitiveness; Operational Efficiency

目　录

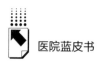
Ⅲ 专题报告

Ⅳ 案例篇

皮书数据库阅读**使用指南**

CONTENTS ↖↘

I General Report

II Hierarchical Classification Report

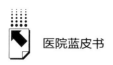
Ⅲ   Theme Report

Ⅳ   Case Study

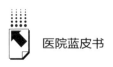

Appendices Ⅱ

Appendices Ⅲ

Appendices Ⅳ

总 报 告

B.1
医疗人工智能发展现状及未来前景*

庄一强　任耀辉　翁佳宁**

摘　要： 本文将智慧医院·AI潜力标杆进行分层、分类，用区域智慧医院指数、指数贡献度和智慧医院均衡指数，来分析我国智慧医院发展现状，结果显示，智慧医院发展最好的省份是广东、江苏和浙江；省会（首府）城市和计划单列市层级发展最好的是杭州、广州和深圳；地级城市层级发展最好的是苏州、无锡和常州。江苏的地级城市智慧医院发展最均衡，其次是浙江和山东。从分类角度来看，顶级智慧医院发展最好，社会办医智慧医院发展最差，且与公立医院在智慧医院发展上差距较大。总体而言，智慧医院·AI潜力标杆的医院数量与地区经济实力有很强的相关性。智慧医院建设是一个系统性的工程，需要持续投入资金和人力资源等。

　　本文同时对国内医疗人工智能领域的政策环境、应用场景及市场前景进行了综合分析。我国医疗人工智能进入发展新阶段，2020年1月，国家药

---

　　* 除特别注明外，本文所有图表均来自艾力彼医院管理研究中心数据库。
　　** 庄一强，博士，艾力彼医院管理研究中心主任；任耀辉，艾力彼医院管理研究中心副主任；翁佳宁，艾力彼医院管理研究中心数据分析师。

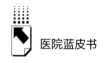

品监督管理局发出了国内首张人工智能三类医疗器械注册证。截至 2024 年 9 月 30 日，总计 160 项人工智能产品获医疗器械第三类注册证，产业发展有广阔空间。艾力彼从部署方式（本地部署和非本地部署）、实际应用（医疗和医管）、实际载体（有形和无形）三个方面构建 AI+医疗评价模型，该模型包含 8 个维度，帮助医院开展 AI 医疗评价。未来，AI 在医疗领域的应用潜力巨大，技术融合是趋势，将推动医疗模式变革，DeepSeek 为医疗创新助力，"云大物移智"是医疗信息化转型的核心驱动力，推动医院的数字化转型。

AI 在医疗服务管理、基层卫生服务、健康产业发展、医学教学科研等领域应用广泛。尤其是在医疗影像分析、药物研发和个性化治疗等方面，我国已经涌现出一批具备国际竞争力的企业。未来，随着数据整合能力的提高、政策和法规的完善，AI 在医疗中的发展将会更加深入和广泛。

关键词： 智慧医院　人工智能　应用场景

近年来，国家出台多项政策鼓励和支持智慧医院建设和医疗人工智能发展。明确建设集电子病历、智慧服务、智慧管理于一体的智慧医院信息系统，鼓励医院加快应用智能可穿戴设备、人工智能辅助诊断和治疗系统等智慧服务软硬件。智慧医院的建设与完善，无疑是科技赋能医院及各专科实现整体高质量发展的关键路径与强大助力。人工智能在医疗服务管理、基层公共卫生服务、健康产业发展和医学教学科研等领域的广泛应用，能够提高医疗服务的质量和效率，降低医疗成本，促进医疗资源的合理分配，对于推动整个医疗行业的发展与革新具有深远且重大的意义。

2025 年 1 月 20 日，中国企业深度探索，发布了其最新的大型语言模型 DeepSeek-R1，引起了全球的广泛关注，在新的科技时代，AI+医疗的垂直领域里，可能出现哪些突破性的应用场景，本文将对此问题进行探讨。

DeepSeek-R1，在多个技术领域实现了创新性突破，例如采用无监督强化学习框架（URLF）减少对标注数据的依赖，以及通过模型蒸馏技术将大型模型的能力迁移到轻量级模型中，降低应用门槛。针对如何辨别真创新、假创新，如何准确识别创新性的不同程度，艾力彼提出了创新的三个级别：第一级别为源头创新，这是一种开创性的革新，实现了从无到有、从 0 到 1 的突破，产生前所未有的创新成果。在科学理论创新领域，诸多伟大成就便是源头创新的典范。爱因斯坦的相对论横空出世，打破了经典物理学的固有框架，为人类认知宇宙时空开辟了全新视角；图灵在 1950 年大胆提出人工智能概念，宛如在科技荒芜之地播下一颗希望的种子，开启了智能机器探索的新征程。这类创新高度依赖创造者的好奇心、想象力，以及非功利性的探索能力，同时离不开敢于挑战权威、破旧立新的批判性思维。第二级别为伴随创新，即在源头创新的启发下，朝着相同方向开展的创新活动。它可能独具特色，也可能是源头创新在特定垂直领域的应用拓展。伴随创新主要聚焦于技术领域，因此其实现需要创造者强大的实践与应用能力，例如在互联网蓬勃发展的浪潮中，各类网络平台的商业化应用如雨后春笋般涌现，阿里巴巴便是其中的典型代表。它依托先进的互联网技术，创新性地构建起线上商业生态系统，将源头创新的互联网理念成功应用于商业交易领域，实现了商业模式的重大变革。第三级别为模仿创新，即借鉴已有的、经实践证明有效的他人创新成果，借此填补自身在相关领域的空白。以工程创新领域为例，在模仿创新的过程中，高效的组织能力起着至关重要的作用，而这恰恰是我国举国体制所具备的显著优势。在高铁、航天、航空等重大工程领域，我国充分发挥举国体制集中力量办大事的优势，组织各方科研力量、调配各类资源，在借鉴国外先进技术与经验的基础上，不断地消化吸收再创新，实现了在这些领域的快速追赶与跨越式发展，取得了举世瞩目的成就，为我国综合实力的提升奠定了坚实基础。从对应关系来看，源头创新与科学理论创新相对应，伴随创新对应着技术创新，而模仿创新则与工程创新相对应。

　　艾力彼发布了与智慧医院发展相关的两个标杆系列，分别是"智慧医院标杆"系列和"MIT 医疗产业智慧化标杆企业"系列。从 2015 年首次发布"智慧医院"，到 2024 年发布"智慧医院·AI 潜力标杆"，艾力彼为医院信息化、智慧化发展提供行业标杆、探索发展轨迹。在智慧医疗领域，医

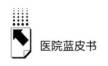

疗产业主要承担着技术提供者的角色。艾力彼于2021年首次推出"MIT医疗产业智慧化标杆企业"系列，其中"MIT"涵盖"MED"、"IVD"和"HIT"三大领域。具体来看，"MED"即"Medical Equipment and Device（医疗仪器设备）"；"IVD"即"In Vitro Diagnostic（体外诊断设备）"；"HIT"即"Hospital Information Technology（医院智慧技术）"，细分为"HIT（医院软件系统）"标杆企业，以及"HIOT（医院物联网技术）"标杆企业。

未来，政府、企业、医疗机构、科研机构等各方应携手合作，强化技术创新，健全政策法规，促进AI技术与卫生健康行业的深度融合。

一 2024年智慧医院·AI潜力标杆现状分析

（一）省（区、市）智慧医院总体评价

1.省（区、市）智慧医院竞争力分析

表1详细呈现了2024年全国31个省（区、市）不同层级与类型的智慧医院指数，以及区域综合智慧医院指数，指数越高，代表智慧医院发展越好。对各省（区、市）综合智慧医院指数进行分析，能够清晰地反映出各区域智慧医院的发展水平。

（1）省（区、市）综合智慧医院竞争力分析

根据表1中的数据，把综合智慧医院指数作为特征向量，运用K-means作聚类分析，将全国31个省（区、市）分成5个梯队。第1梯队包含2个省：广东和江苏，综合智慧医院指数分别为0.150和0.146；第2梯队包含3个省（直辖市）：浙江、北京和上海，综合智慧医院指数分别为0.105、0.094和0.072，距离第1梯队有一定的差距；第3梯队包含4个省：福建（0.058）、山东（0.057）、河南（0.048）和湖北（0.043）；第4梯队包含9个省（自治区）：新疆、辽宁、四川、安徽、内蒙古、河北、甘肃、江西、湖南，综合智慧医院指数在0.035到0.012之间；第5梯队包含13个省

（区、市），其中综合智慧医院指数最高的为山西0.009，最低的为西藏，综合智慧医院指数为0.000，没有医院入围。

（2）顶级智慧医院竞争力分析

顶级智慧医院表现突出的地区是：北京、广东和浙江，顶级智慧医院指数分别为0.044、0.042、0.040，上海、福建、河南、江苏、湖北、山东、新疆、辽宁、四川、甘肃、安徽、江西、湖南、吉林，顶级智慧医院指数从0.026到0.005，而内蒙古、河北、山西、云南、广西、宁夏、贵州、重庆、天津、青海、海南、黑龙江、陕西、西藏14个省（区、市）顶级智慧医院指数均为0.000，无一医院入围，顶级智慧医院发展相对落后。

（3）省单智慧医院竞争力分析

省单智慧医院发展较好的地区是广东，省单智慧医院指数为0.027，其次是福建0.015，之后分别为浙江、北京和辽宁，省单智慧医院指数均为0.012，新疆、甘肃、湖南、吉林、广西、贵州、重庆、天津、黑龙江、陕西、西藏11省（区、市）竞争力较弱，没有医院入围。

（4）地级城市智慧医院竞争力分析

地级城市智慧医院发展较好的地区分别是江苏（0.057）、广东（0.029），之后依次为山东、内蒙古、浙江、湖北、福建、新疆、山西、河南、广西、云南，其余19个省（区、市）地级城市智慧医院指数均为0.000，竞争力较弱。

（5）县级智慧医院竞争力分析

县级智慧医院发展突出的地区是江苏（0.027）、浙江（0.010）、山东（0.009），有18个省（区、市）县级智慧医院指数为0.000。

（6）中医智慧医院竞争力分析

中医智慧医院发展突出的地区为：广东（0.023）、上海（0.017）、浙江（0.016）、江苏（0.015）、北京（0.010），均位于经济发达区域。

（7）专科智慧医院竞争力分析

专科智慧医院发展较好的地区是北京、上海、广东，专科智慧医院指数均为0.027。专科智慧医院指数为0.000的共有11个省（区、市），包括：安

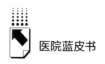

徽、河北、山西、广西、宁夏、贵州、青海、海南、黑龙江、陕西、西藏。

（8）社会办医智慧医院竞争力分析

社会办医智慧医院发展较好的地区是江苏（0.008）、福建（0.003），17个省（区、市）社会办医智慧医院指数为0.000。社会办医智慧医院指数普遍偏低，整体发展较弱。

整体上看，各省（区、市）中顶级智慧医院发展最好，智慧医院合计指数为0.309，其次是专科智慧医院，合计指数为0.181，第三为地级城市智慧医院（0.177），第四位到第七位依次为省单智慧医院（0.134）、中医智慧医院（0.105）、县级智慧医院（0.074）、社会办医智慧医院（0.025），社会办医医院与公立医院在智慧医院发展上差距较大。

表1　2024年全国31个省（区、市）智慧医院指数

序号	梯队	省（区、市）	顶级智慧医院	省单智慧医院	地级城市智慧医院	县级智慧医院	中医智慧医院	专科智慧医院	社会办医智慧医院	综合智慧医院指数
1	1	广东	0.042	0.027	0.029	0.001	0.023	0.027	0.001	0.150
2	1	江苏	0.017	0.007	0.057	0.027	0.015	0.015	0.008	0.146
3	2	浙江	0.040	0.012	0.013	0.010	0.016	0.013	0.001	0.105
4	2	北京	0.044	0.012	0.000	0.000	0.010	0.027	0.001	0.094
5	2	上海	0.026	0.002	0.000	0.000	0.017	0.027	0.000	0.072
6	3	福建	0.019	0.015	0.010	0.000	0.002	0.009	0.003	0.058
7	3	山东	0.014	0.005	0.017	0.009	0.004	0.007	0.001	0.057
8	3	河南	0.019	0.004	0.004	0.005	0.001	0.014	0.001	0.048
9	3	湖北	0.015	0.005	0.012	0.002	0.005	0.002	0.002	0.043
10	4	新疆	0.013	0.000	0.009	0.006	0.000	0.006	0.001	0.035
11	4	辽宁	0.012	0.012	0.000	0.000	0.000	0.006	0.000	0.030
12	4	四川	0.012	0.002	0.000	0.000	0.001	0.007	0.000	0.022
13	4	安徽	0.007	0.003	0.000	0.008	0.001	0.000	0.002	0.021
14	4	内蒙古	0.000	0.004	0.014	0.001	0.000	0.001	0.000	0.020
15	4	河北	0.000	0.011	0.000	0.000	0.004	0.000	0.001	0.016
16	4	甘肃	0.010	0.000	0.000	0.000	0.001	0.003	0.000	0.014
17	4	江西	0.007	0.002	0.000	0.001	0.001	0.003	0.000	0.014

序号	梯队	省 （区、市）	顶级 智慧医院	省单 智慧医院	地级城市 智慧医院	县级 智慧医院	中医 智慧医院	专科 智慧医院	社会办医 智慧医院	综合智慧 医院指数
18	4	湖南	0.007	0.000	0.000	0.001	0.000	0.004	0.000	0.012
19	5	山西	0.000	0.003	0.006	0.000	0.000	0.000	0.000	0.009
20	5	云南	0.000	0.001	0.002	0.000	0.001	0.004	0.000	0.008
21	5	吉林	0.005	0.000	0.000	0.000	0.001	0.002	0.000	0.008
22	5	广西	0.000	0.000	0.004	0.000	0.002	0.000	0.000	0.006
23	5	宁夏	0.000	0.004	0.000	0.000	0.000	0.000	0.000	0.004
24	5	贵州	0.000	0.000	0.000	0.002	0.000	0.000	0.001	0.003
25	5	重庆	0.000	0.000	0.000	0.000	0.000	0.002	0.000	0.002
26	5	天津	0.000	0.000	0.000	0.000	0.000	0.002	0.000	0.002
27	5	青海	0.000	0.002	0.000	0.000	0.000	0.000	0.000	0.002
28	5	海南	0.000	0.001	0.000	0.000	0.000	0.000	0.001	0.002
29	5	黑龙江	0.000	0.000	0.000	0.001	0.000	0.000	0.000	0.001
30	5	陕西	0.000	0.000	0.000	0.000	0.000	0.000	0.001	0.001
31	5	西藏	0.000	0.000	0.000	0.000	0.000	0.000	0.000	0.000
合计			0.309	0.134	0.177	0.074	0.105	0.181	0.025	—

2. 省（区、市）智慧医院指数贡献度分析

表2所列的2024年31个省（区、市）智慧医院指数贡献度，是各省（区、市）分层、分类智慧医院指数与该区域的综合智慧医院指数的百分比，该百分比能够直观反映该区域分层、分类智慧医院对该区域智慧医院整体发展的贡献程度。

广东、浙江、北京、福建、河南、湖北、新疆、辽宁、四川、甘肃、江西、湖南、吉林顶级智慧医院指数对其所在省（区、市）智慧医院的整体发展贡献最大，这跟这些地区顶级智慧医院整体竞争力较强有关。而各省（区、市）的社会办医智慧医院发展普遍较弱，以江苏为例，尽管其社会办医智慧医院发展态势良好，但在本省的指数贡献度仅为6%。

广东不仅顶级智慧医院发展较强，地级城市、省单和专科智慧医院也发展良好，而县级和社会办医智慧医院相对发展较弱；上海、云南、重庆和天津在专科智慧医院的指数贡献度表现最为突出；江苏、山东、内蒙古、山西和广西的地级城市智慧医院指数贡献度较高；河北、宁夏、青海和海南省单智慧医院指数贡献度较高。智慧医院发展相对落后的省份分别是黑龙江、陕西和西藏，其中黑龙江智慧医院指数贡献度100%来自县级智慧医院，陕西智慧医院指数贡献度100%来自社会办医智慧医院，而西藏则没有医院入围。

表2　2024年全国31个省（区、市）智慧医院指数贡献度

单位：%

序号	省（区、市）	顶级智慧医院	省单智慧医院	地级城市智慧医院	县级智慧医院	中医智慧医院	专科智慧医院	社会办医智慧医院
1	广东	27	18	20	1	15	18	1
2	江苏	12	5	39	18	10	10	6
3	浙江	36	12	13	10	16	12	1
4	北京	46	13	0	0	11	29	1
5	上海	36	2	0	0	24	38	0
6	福建	32	26	18	0	3	16	5
7	山东	24	10	30	15	7	13	1
8	河南	41	8	9	10	2	29	1
9	湖北	34	12	27	6	11	4	6
10	新疆	40	0	25	17	0	17	1
11	辽宁	41	39	0	0	0	20	0
12	四川	52	10	0	0	4	34	0
13	安徽	34	16	0	35	6	0	9
14	内蒙古	0	21	68	4	0	7	0
15	河北	0	71	0	0	25	0	4
16	甘肃	70	0	0	0	7	23	0
17	江西	52	15	0	6	7	20	0
18	湖南	61	0	0	7	0	32	0
19	山西	0	36	64	0	0	0	0
20	云南	0	16	26	0	13	45	0
21	吉林	66	0	0	0	10	24	0
22	广西	0	0	69	0	31	0	0
23	宁夏	0	100	0	0	0	0	0
24	贵州	0	0	0	85	0	0	15
25	重庆	0	0	0	0	0	100	0
26	天津	0	0	0	0	0	100	0

续表

序号	省（区、市）	顶级智慧医院	省单智慧医院	地级城市智慧医院	县级智慧医院	中医智慧医院	专科智慧医院	社会办医智慧医院
27	青海	0	100	0	0	0	0	0
28	海南	0	74	0	0	0	0	26
29	黑龙江	0	0	0	100	0	0	0
30	陕西	0	0	0	0	0	0	100
31	西藏	0	0	0	0	0	0	0

3. 省（区、市）综合智慧医院指数与 GDP 相关性

根据表 3 中 2023 年的各省（区、市）人口经济数据，本文利用回归分析，以 GDP、人均 GDP、常住人口为自变量，与作为因变量的各省（区、市）综合智慧医院指数做对比。结果显示，各省（区、市）综合智慧医院指数与 GDP 呈正相关，两者的皮尔逊相关系数为 0.874。图 1 为省（区、市）综合智慧医院指数与 GDP 的关系。图中添加截距为 0 的趋势线对所有散点进行线性回归，R^2 值为 0.834，可见各省（区、市）综合智慧医院指数与 GDP 的线性拟合度非常高，足以证明各地区综合智慧医院指数与 GDP 存在接近线性的正相关关系。同时，广东、江苏、浙江、北京、上海、福建在图中的位置明显高于趋势线，这些省（直辖市）的智慧医院发展水平更高。

表 3　2023 年省（区、市）人口和经济概况

省（区、市）	GDP（亿元）	人均 GDP（元）	常住人口（万人）
北京	43760.7	200370	2184
上海	47218.66	190713.9	2475.9
江苏	128222.2	150584	8515
福建	54355.1	129788	4188
浙江	82553.2	125518	6577
天津	16737.3	122752	1364
广东	135673.2	107192	12657
内蒙古	24627	102570	2401
湖北	55803.6	95489	5844
重庆	30145.79	94147	3191.43
山东	92068.7	90592	10163
陕西	33786.1	85405	3956

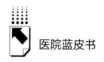

续表

省(区、市)	GDP(亿元)	人均 GDP(元)	常住人口(万人)
安徽	47050.6	76792	6127
湖南	50012.9	75731	6604
新疆	19125.9	73931	2587
山西	25698.2	73824	3481
宁夏	5314.95	73008	128
海南	7551.18	72958	1043
辽宁	30209.4	71979	4197
四川	60132.9	71835	8368
江西	32200.1	71113	4528
西藏	2392.7	65734	364
云南	30021.1	63970	4693
青海	3799.1	63850	595
河南	59132.4	59899	9872
河北	43944.1	59224	740
吉林	13531.2	57629	2348
贵州	20913.3	54236	3856
广西	27202.4	53898	5047
黑龙江	15883.9	51255	3099
甘肃	11863.8	47608	2492

注：各省（区、市）人均 GDP 未在 2023 年的国民经济和社会发展统计公报中列出，此处是通过以下公式计算：

$$2023 \text{ 年人均 GDP} = \frac{2 \times 2023 \text{ 年 GDP}}{2022 \text{ 年末常住人口} + 2023 \text{ 年末常住人口}}。$$

资料来源：各地国民经济和社会发展统计公报。

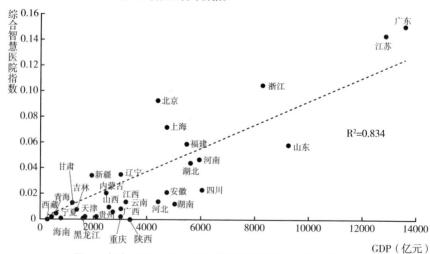

图 1　各省（区、市）综合智慧医院指数与 GDP 相关性

（二）省会（首府）城市、计划单列市智慧医院评价

1. 省会（首府）城市、计划单列市智慧医院竞争力分析

从表4可以看出，2024年综合智慧医院指数表现突出的城市分别是杭州、广州、深圳。其中，杭州的综合智慧医院指数为0.125，略高于广州（0.120），二者指数差距只有0.005，非常接近；在顶级智慧医院指数方面，杭州和广州顶级智慧医院指数分别为0.062和0.052，表现强劲；而广州中医（0.025）智慧医院和专科（0.028）智慧医院发展较好。深圳省单智慧医院指数（0.036）表现强劲。社会办医智慧医院整体发展落后，只有8个城市存在相应智慧医院指数，其余24个城市的相应智慧医院指数都为0.000，其中南京表现突出，但其社会办医智慧医院指数也仅为0.005。总体发展相对落后的分别是哈尔滨、拉萨、南宁，综合智慧医院指数均为0.000，智慧医院建设相对落后。

表4　2024年全国32个省会（首府）城市、计划单列市智慧医院指数

序号	城市	顶级智慧医院	省单智慧医院	县级智慧医院	中医智慧医院	专科智慧医院	社会办医智慧医院	综合智慧医院指数
1	杭州	0.062	0.010	0.006	0.022	0.023	0.001	0.125
2	广州	0.052	0.015	0.000	0.025	0.028	0.000	0.120
3	深圳*	0.026	0.036	0.000	0.015	0.022	0.000	0.099
4	南京	0.022	0.014	0.000	0.016	0.019	0.005	0.077
5	郑州	0.036	0.007	0.000	0.002	0.026	0.000	0.071
6	厦门*	0.014	0.027	0.000	0.000	0.013	0.004	0.059
7	武汉	0.028	0.010	0.000	0.009	0.003	0.004	0.055
8	成都	0.022	0.004	0.000	0.002	0.014	0.000	0.042
9	乌鲁木齐	0.025	0.000	0.000	0.000	0.011	0.001	0.037
10	沈阳	0.014	0.012	0.000	0.000	0.004	0.000	0.030
11	福州	0.021	0.000	0.000	0.003	0.003	0.000	0.028
12	兰州	0.018	0.000	0.000	0.002	0.006	0.000	0.026
13	大连*	0.008	0.010	0.000	0.000	0.008	0.000	0.026
14	南昌	0.013	0.004	0.000	0.002	0.005	0.000	0.024
15	合肥	0.014	0.006	0.000	0.002	0.002	0.000	0.024
16	石家庄	0.000	0.021	0.000	0.002	0.000	0.000	0.022

序号	城市	顶级智慧医院	省单智慧医院	县级智慧医院	中医智慧医院	专科智慧医院	社会办医智慧医院	综合智慧医院指数
17	青岛*	0.014	0.004	0.000	0.000	0.004	0.000	0.022
18	宁波*	0.000	0.013	0.000	0.006	0.000	0.000	0.019
19	长沙	0.013	0.000	0.000	0.000	0.007	0.000	0.019
20	济南	0.000	0.006	0.002	0.003	0.007	0.000	0.019
21	长春	0.010	0.000	0.000	0.002	0.004	0.000	0.015
22	昆明	0.000	0.002	0.000	0.002	0.007	0.000	0.011
23	呼和浩特	0.000	0.008	0.000	0.000	0.003	0.000	0.010
24	银川	0.000	0.007	0.000	0.000	0.000	0.000	0.007
25	太原	0.000	0.006	0.000	0.000	0.000	0.000	0.006
26	西宁	0.000	0.004	0.000	0.000	0.000	0.000	0.004
27	海口	0.000	0.002	0.000	0.000	0.000	0.001	0.003
28	西安	0.000	0.000	0.000	0.000	0.000	0.001	0.001
29	贵阳	0.000	0.000	0.000	0.000	0.000	0.001	0.001
30	哈尔滨	0.000	0.000	0.000	0.000	0.000	0.000	0.000
31	拉萨	0.000	0.000	0.000	0.000	0.000	0.000	0.000
32	南宁	0.000	0.000	0.000	0.000	0.000	0.000	0.000

注：*为计划单列市。

2. 省会（首府）城市、计划单列市智慧医院指数贡献度分析

对杭州、广州等 15 个城市智慧医院发展贡献较大的均为顶级智慧医院指数；对深圳、厦门等 11 个城市智慧医院发展贡献较大为省单智慧医院指数，其中 5 个计划单列市中，除青岛外，对其他 4 个城市智慧医院发展贡献较大的均为省单智慧医院指数；昆明则专科智慧医院指数贡献度最为突出；西安和贵阳则社会办医智慧医院指数贡献度最为突出。

表5　2024 年全国 32 个省会（首府）城市、计划单列市智慧医院指数贡献度

单位：%

序号	城市	顶级智慧医院	省单智慧医院	县级智慧医院	中医智慧医院	专科智慧医院	社会办医智慧医院
1	杭州	49	8	5	18	19	1

续表

序号	城市	顶级 智慧医院	省单 智慧医院	县级 智慧医院	中医 智慧医院	专科 智慧医院	社会办医 智慧医院
2	广州	43	12	0	21	24	0
3	深圳*	26	37	0	15	22	0
4	南京	29	18	0	21	25	7
5	郑州	51	9	0	3	37	0
6	厦门*	24	47	0	0	23	6
7	武汉	51	18	0	17	6	8
8	成都	52	10	0	4	34	0
9	乌鲁木齐	68	0	0	0	29	3
10	沈阳	48	40	0	0	12	0
11	福州	78	0	0	11	11	0
12	兰州	70	0	0	7	23	0
13	大连*	32	38	0	0	30	0
14	南昌	55	16	0	7	22	0
15	合肥	57	27	6	10	0	0
16	石家庄	0	93	0	7	0	0
17	青岛*	64	18	0	0	18	0
18	宁波*	0	69	0	31	0	0
19	长沙	65	0	0	0	35	0
20	济南	0	34	9	18	39	0
21	长春	66	0	0	10	24	0
22	昆明	0	22	0	17	61	0
23	呼和浩特	0	75	0	0	25	0
24	银川	0	100	0	0	0	0
25	太原	0	100	0	0	0	0
26	西宁	0	100	0	0	0	0
27	海口	0	74	0	0	0	26
28	西安	0	0	0	0	0	100
29	贵阳	0	0	0	0	0	100
30	哈尔滨	0	0	0	0	0	0
31	拉萨	0	0	0	0	0	0
32	南宁	0	0	0	0	0	0

注：*为计划单列市。

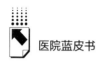

根据表6中2023年的省会（首府）、计划单列市的人口经济数据，结合表4，计算城市的综合智慧医院指数与GDP之间的皮尔逊相关系数为0.777，反映了城市综合智慧医院指数与GDP之间存在显著的强相关关系。

表6　2023年全国32个省会（首府）、计划单列市人口和经济概况

省会(首府)/计划单列市	GDP(亿元)	人均GDP(元)	常住人口(万人)
深圳*	34606.4	195959	1766
南京	17421.4	183576	949
宁波*	16452.8	170363	969.7
广州	30355.7	162070	1873
杭州	20059	161129	125.22
福州	12928.5	153000	845
青岛*	15760.3	152421	1034
厦门*	8066.5	151911	531
武汉	20011.7	145646	1374
长沙	14332	137543	1042
济南	12757.4	135573	941
合肥	12673.8	131607	963
大连*	8752.9	116240	753
南昌	7212.9	110289	654
呼和浩特	3801.5	107085	355
郑州	13617.8	106140	1283
成都	22074.7	103465	2140.3
太原	5573.7	102458	544
乌鲁木齐	4168.46	102169	408
拉萨	834.79	95954	87
银川	2685.6	92607	290
西安	12010.8	92391	1300
昆明	7864.76	91239	862
沈阳	8122.1	88766	915
贵阳	5154.8	82875	622
海口	2358.4	80218	294
兰州	3487.3	78898	422
长春	7002.1	77201	907
西宁	1801.1	72625	248

省会(首府)/计划单列市	GDP(亿元)	人均GDP(元)	常住人口(万人)
石家庄	7534.2	67150	1122
南宁	5469.1	61520	889
哈尔滨	5576.3	56785	982

注:

各市人均GDP未在2023年的国民经济和社会发展统计公报中列出,此处是通过以下公式计算:

$$2023年人均GDP = \frac{2 \times 2023年GDP}{2022年末常住人口 + 2023年末常住人口}。 \quad *为计划单列市。$$

资料来源:各地国民经济和社会发展统计公报。

(三)地级城市智慧医院评价

1. 地级城市智慧医院竞争力分析

地级城市智慧医院综合发展表现突出的是苏州,指数为0.085,之后是无锡0.055。表7所列地级城市中,来自江苏的最多,共有12个;其次是广东,有8个地级城市。只有苏州、温州和烟台3个地级城市开展了顶级智慧医院建设。烟台除了顶级智慧医院指数外,其他层级、类别的智慧医院指数相对较低。顶级智慧医院发展突出的城市是温州(0.023);地级城市智慧医院发展突出的城市为赤峰(0.028)、珠海(0.026)、镇江(0.024);县级智慧医院发展较好的城市是无锡(0.030)、苏州(0.021)、阜阳(0.020);中医智慧医院发展较好的城市是沧州(0.010)、苏州(0.009)、柳州(0.006);专科智慧医院表现突出的城市中,有2个来自江苏,分别是苏州(0.011)和常州(0.006);社会办医智慧医院表现突出的是徐州(0.008)、苏州(0.007)和漳州(0.004)。

表7 2024年全国50个地级城市智慧医院指数

序号	城市	所属省份	顶级智慧医院	地级城市智慧医院	县级智慧医院	中医智慧医院	专科智慧医院	社会办医智慧医院	综合智慧医院指数
1	苏州	江苏	0.019	0.017	0.021	0.009	0.011	0.007	0.085
2	无锡	江苏	0.000	0.021	0.030	0.004	0.000	0.000	0.055

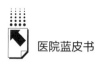

续表

序号	城市	所属省份	顶级智慧医院	地级城市智慧医院	县级智慧医院	中医智慧医院	专科智慧医院	社会办医智慧医院	综合智慧医院指数
3	常州	江苏	0.000	0.023	0.000	0.004	0.006	0.000	0.032
4	赤峰	内蒙古	0.000	0.028	0.003	0.000	0.000	0.000	0.031
5	台州	浙江	0.000	0.022	0.006	0.000	0.000	0.000	0.028
6	温州	浙江	0.023	0.000	0.005	0.000	0.000	0.000	0.028
7	珠海	广东	0.000	0.026	0.000	0.000	0.000	0.000	0.026
8	镇江	江苏	0.000	0.024	0.000	0.000	0.000	0.000	0.024
9	泰州	江苏	0.000	0.010	0.012	0.003	0.000	0.000	0.024
10	南通	江苏	0.000	0.023	0.000	0.000	0.000	0.001	0.024
11	徐州	江苏	0.000	0.011	0.005	0.000	0.000	0.008	0.023
12	扬州	江苏	0.000	0.023	0.000	0.000	0.000	0.000	0.023
13	临沂	山东	0.000	0.012	0.005	0.000	0.005	0.000	0.022
14	烟台	山东	0.022	0.000	0.000	0.000	0.000	0.000	0.022
15	盐城	江苏	0.000	0.007	0.014	0.000	0.000	0.000	0.022
16	黄石	湖北	0.000	0.021	0.000	0.000	0.000	0.000	0.021
17	济宁	山东	0.000	0.021	0.000	0.000	0.000	0.000	0.021
18	大同	山西	0.000	0.021	0.000	0.000	0.000	0.000	0.021
19	连云港	江苏	0.000	0.020	0.000	0.000	0.000	0.000	0.020
20	阜阳	安徽	0.000	0.000	0.020	0.000	0.000	0.000	0.020
21	石河子*	新疆	0.000	0.000	0.019	0.000	0.000	0.000	0.019
22	柳州	广西	0.000	0.013	0.000	0.006	0.000	0.000	0.019
23	乌海	内蒙古	0.000	0.018	0.000	0.000	0.000	0.000	0.018
24	喀什地区	新疆	0.000	0.018	0.000	0.000	0.000	0.000	0.018
25	金华	浙江	0.000	0.011	0.006	0.000	0.000	0.000	0.017
26	淮安	江苏	0.000	0.012	0.003	0.000	0.000	0.000	0.016
27	中山	广东	0.000	0.012	0.000	0.004	0.000	0.000	0.016
28	泉州	福建	0.000	0.015	0.000	0.000	0.000	0.000	0.015
29	日照	山东	0.000	0.011	0.003	0.000	0.000	0.000	0.014
30	绍兴	浙江	0.000	0.011	0.002	0.000	0.000	0.000	0.014
31	湛江	广东	0.000	0.014	0.000	0.000	0.000	0.000	0.014
32	漳州	福建	0.000	0.010	0.000	0.000	0.000	0.004	0.014
33	潍坊	山东	0.000	0.000	0.009	0.004	0.000	0.000	0.013
34	梅州	广东	0.000	0.013	0.000	0.000	0.000	0.000	0.013
35	聊城	山东	0.000	0.012	0.000	0.000	0.000	0.000	0.012

序号	城市	所属省份	顶级智慧医院	地级城市智慧医院	县级智慧医院	中医智慧医院	专科智慧医院	社会办医智慧医院	综合智慧医院指数
36	十堰	湖北	0.000	0.012	0.000	0.000	0.000	0.000	0.012
37	阳江	广东	0.000	0.012	0.000	0.000	0.000	0.000	0.012
38	克拉玛依	新疆	0.000	0.011	0.000	0.000	0.000	0.000	0.011
39	洛阳	河南	0.000	0.007	0.003	0.000	0.000	0.000	0.011
40	沧州	河北	0.000	0.000	0.000	0.010	0.000	0.000	0.010
41	东莞	广东	0.000	0.008	0.000	0.000	0.000	0.002	0.010
42	莆田	福建	0.000	0.009	0.000	0.000	0.000	0.000	0.009
43	宿迁	江苏	0.000	0.000	0.005	0.003	0.000	0.000	0.008
44	襄阳	湖北	0.000	0.008	0.000	0.000	0.000	0.000	0.008
45	清远	广东	0.000	0.007	0.000	0.000	0.000	0.000	0.007
46	韶关	广东	0.000	0.007	0.000	0.000	0.000	0.000	0.007
47	信阳	河南	0.000	0.007	0.000	0.000	0.000	0.000	0.007
48	曲靖	云南	0.000	0.007	0.000	0.000	0.000	0.000	0.007
49	菏泽	山东	0.000	0.000	0.006	0.000	0.000	0.000	0.006
50	黄冈	湖北	0.000	0.000	0.006	0.000	0.000	0.000	0.006

注：＊为省直辖县。

2. 地级城市智慧医院指数贡献度分析

从表8所列城市中可以看出，苏州是唯一一个各层级、各类别智慧医院均有覆盖的城市，其贡献度在9%～25%，分布较为均衡。而无锡、常州、泰州、徐州和临沂5个城市，仅有3个分层分类智慧医院指数贡献度为0，相对发展均衡。除以上6个城市外，其他城市都有4个或以上的分层分类智慧医院指数贡献度为0，智慧医院发展相对不够均衡。

根据表9中2023年的地级城市人口和经济数据，结合表7计算得出，地级城市综合智慧医院指数与GDP、人均GDP、常住人口之间的皮尔逊相关系数分别是0.736、0.498、0.355，反映了地级城市综合智慧医院指数与GDP呈强相关关系；与人均GDP呈中等相关关系。

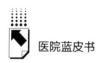

表 8　2024 年全国 50 个地级城市智慧医院指数贡献度

单位：%

序号	城市	所属省份	顶级智慧医院	地级城市智慧医院	县级智慧医院	中医智慧医院	专科智慧医院	社会办医智慧医院
1	苏州	江苏	23	20	25	10	13	9
2	无锡	江苏	0	39	55	6	0	0
3	常州	江苏	0	72	0	11	17	0
4	赤峰	内蒙古	0	91	9	0	0	0
5	台州	浙江	0	78	22	0	0	0
6	温州	浙江	82	0	18	0	0	0
7	珠海	广东	0	100	0	0	0	0
8	镇江	江苏	0	100	0	0	0	0
9	泰州	江苏	0	40	48	12	0	0
10	南通	江苏	0	95	0	0	0	5
11	徐州	江苏	0	45	20	0	0	34
12	扬州	江苏	0	100	0	0	0	0
13	临沂	山东	0	55	24	0	21	0
14	烟台	山东	100	0	0	0	0	0
15	盐城	江苏	0	33	67	0	0	0
16	黄石	湖北	0	100	0	0	0	0
17	济宁	山东	0	100	0	0	0	0
18	大同	山西	0	100	0	0	0	0
19	连云港	江苏	0	100	0	0	0	0
20	阜阳	安徽	0	0	100	0	0	0
21	石河子*	新疆	0	0	100	0	0	0
22	柳州	广西	0	69	0	31	0	0
23	乌海	内蒙古	0	100	0	0	0	0
24	喀什地区	新疆	0	100	0	0	0	0
25	金华	浙江	0	67	33	0	0	0
26	淮安	江苏	0	78	22	0	0	0
27	中山	广东	0	74	0	26	0	0
28	泉州	福建	0	100	0	0	0	0
29	日照	山东	0	79	21	0	0	0
30	绍兴	浙江	0	82	18	0	0	0
31	湛江	广东	0	100	0	0	0	0

序号	城市	所属省份	顶级智慧医院	地级城市智慧医院	县级智慧医院	中医智慧医院	专科智慧医院	社会办医智慧医院
32	漳州	福建	0	72	0	0	0	28
33	潍坊	山东	0	0	69	31	0	0
34	梅州	广东	0	100	0	0	0	0
35	聊城	山东	0	100	0	0	0	0
36	十堰	湖北	0	100	0	0	0	0
37	阳江	广东	0	100	0	0	0	0
38	克拉玛依	新疆	0	100	0	0	0	0
39	洛阳	河南	0	70	30	0	0	0
40	沧州	河北	0	0	0	100	0	0
41	东莞	广东	0	79	0	0	0	21
42	莆田	福建	0	100	0	0	0	0
43	宿迁	江苏	0	0	63	37	0	0
44	襄阳	湖北	0	100	0	0	0	0
45	清远	广东	0	100	0	0	0	0
46	韶关	广东	0	100	0	0	0	0
47	信阳	河南	0	100	0	0	0	0
48	曲靖	云南	0	100	0	0	0	0
49	菏泽	山东	0	0	100	0	0	0
50	黄冈	湖北	0	0	100	0	0	0

注：＊为省直辖县。

表9　2023年地级城市人口和经济概况

城市	省份	GDP（亿元）	人均GDP（元）	常住人口（万人）
克拉玛依	新疆	1260.5	257245	49
无锡	江苏	15456.2	206358	749
苏州	江苏	24653.4	190964	1291
常州	江苏	10116.4	188387	537
珠海	广东	4233.2	170694	248
镇江	江苏	5264.1	163481	322
扬州	江苏	7423.3	162081	458
南通	江苏	11813.3	152627	774

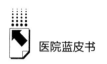

续表

城市	省份	GDP（亿元）	人均GDP（元）	常住人口（万人）
泰州	江苏	6731.7	149262	451
绍兴	浙江	7791.14	144992	539.4
烟台	山东	10162.5	143945	706
泉州	福建	12172.3	137075	888
乌海	内蒙古	713.1	127339	56
漳州	福建	5728.4	112986	507
石河子*	新疆	831.73	110697	76.11
盐城	江苏	7403.9	110671	669
襄阳	湖北	5842.9	110661	528
淮安	江苏	5015.1	110222	455
东莞	广东	11438.1	109560	1044
徐州	江苏	8900.4	98674	902
莆田	福建	3070.7	95959	320
连云港	江苏	4363.6	94861	460
台州	浙江	6240.68	93424	668
温州	浙江	8730.6	89821	976.1
宿迁	江苏	4398.1	88315	498
中山	广东	3850.6	86921	443
黄石	湖北	2109	86434	244
金华	浙江	6011.27	84133	716.3
潍坊	山东	7606	80743	902
日照	山东	2390.9	80502	297
洛阳	河南	5481.6	77424	708
十堰	湖北	2359	74416	317
柳州	广西	3115.9	74365	419
曲靖	云南	4048.91	70293	576
济宁	山东	5516.5	66544	829
沧州	河北	4440.1	60740	731
阳江	广东	1581.8	60374	262
大同	山西	1871.5	60371	310
韶关	广东	1620.8	56671	286
临沂	山东	6105.2	55552	1099
赤峰	内蒙古	2197.5	54938	400
湛江	广东	3793.6	53886	704

城市	省份	GDP（亿元）	人均GDP（元）	常住人口（万人）
清远	广东	2120.2	53138	399
菏泽	山东	4464.5	51434	868
黄冈	湖北	2884.7	49822	579
聊城	山东	2926.4	49600	590
信阳	河南	2959.4	47964	617
阜阳	安徽	3323.7	40832	814
梅州	广东	1408.4	36487	386
喀什地区	新疆	1508.35	31520	478

注：

各市人均 GDP 未在 2023 年的国民经济和社会发展统计公报中列出，此处是通过以下公式计算：

$$2023 年人均 GDP = \frac{2 \times 2023 年 GDP}{2022 年末常住人口 + 2023 年末常住人口}。 \quad * 为省直辖县。$$

资料来源：各地区国民经济和社会发展统计公报。

（四）地级城市智慧医院均衡指数分析

智慧医院均衡指数又称 A/B 指数，A 表示某地域某分层、分类医院所在的行政区域数量，B 表示该地域所有行政区域总数。表 10 呈现的是全国部分地级城市智慧医院发展的均衡情况。平均均衡指数最高的三个省依次为江苏、浙江和山东。入围地级城市智慧医院第一梯队的有 100 家，入围第二梯队的有 200 家，入围第三梯队的有 200 家，其中第一梯队均衡指数最高的三个省（自治区）是江苏、浙江和内蒙古。江苏省的第一梯队均衡指数为 0.333，第一、第二梯队均衡指数为 0.833，第一、第二、第三梯队均衡指数 0.833，优势明显，表明江苏省的智慧医院在省内的地级城市发展均衡。广东省的均衡指数情况表明，省内地级城市智慧医院发展相对不够均衡。浙江省各类梯队的均衡指数都较高。山东省虽然仅有一个城市入围第一梯队，但第一、第二梯队和第一、第二、第三梯队的均衡指数都相对较高，所以综合来看山东省内地级城市智慧医院发展水平也比较均衡。

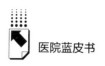
表10 2024年全国27个省（自治区）地级城市智慧医院均衡指数

单位：个

省（自治区）	地级城市总数	智慧医院第一梯队（100家）所在城市数	智慧医院第一梯队（100家）均衡指数	智慧医院第一、第二梯队（300家）所在城市数	智慧医院第一、第二梯队（300家）均衡指数	智慧医院第一、第二、第三梯队（500家）所在城市数	智慧医院第一、第二、第三梯队（500家）均衡指数	平均均衡指数
江苏	12	4	0.333	10	0.833	10	0.833	0.667
浙江	9	2	0.222	5	0.556	6	0.667	0.481
山东	14	1	0.071	5	0.357	10	0.714	0.381
福建	7	0	0.000	5	0.714	2	0.286	0.333
广东	19	1	0.053	10	0.526	6	0.316	0.298
河南	16	0	0.000	5	0.313	9	0.563	0.292
安徽	15	1	0.067	2	0.133	7	0.467	0.222
湖北	12	1	0.083	3	0.250	4	0.333	0.222
内蒙古	11	2	0.182	1	0.091	3	0.273	0.182
新疆	13	2	0.154	2	0.154	2	0.154	0.154
河北	10	0	0.000	2	0.200	2	0.200	0.133
湖南	13	0	0.000	3	0.231	2	0.154	0.128
贵州	8	0	0.000	0	0.000	2	0.250	0.083
陕西	9	0	0.000	1	0.111	1	0.111	0.074
云南	15	0	0.000	1	0.067	2	0.133	0.067
江西	10	0	0.000	1	0.100	1	0.100	0.067
山西	10	1	0.100	0	0.000	1	0.100	0.067
黑龙江	12	0	0.000	0	0.000	2	0.167	0.056
辽宁	12	0	0.000	0	0.000	2	0.167	0.056
西藏	6	0	0.000	0	0.000	1	0.167	0.056
广西	13	0	0.000	1	0.077	1	0.077	0.051
四川	20	0	0.000	2	0.100	1	0.050	0.050
甘肃	13	0	0.000	0	0.000	1	0.077	0.026
海南	3	0	0.000	0	0.000	0	0.000	0.000
吉林	8	0	0.000	0	0.000	0	0.000	0.000
宁夏	4	0	0.000	0	0.000	0	0.000	0.000
青海	7	0	0.000	0	0.000	0	0.000	0.000

（五）结语

2024 年智慧医院发展较好的省份是广东和江苏，西藏智慧医院建设相对落后，没有医院入围；省会（首府）和计划单列市智慧医院发展较好的分别是杭州、广州和深圳，相对落后的是哈尔滨、拉萨和南宁；地级城市智慧医院发展较好的均为江苏的城市：苏州、无锡和常州，且所列 50 个地级城市中，来自江苏的最多，共有 12 个，可见江苏的地级城市智慧医院发展较好。同时江苏的地级城市智慧医院发展最均衡，其次是浙江和山东。

从整体来看，各省（区、市）顶级智慧医院发展最好，社会办医智慧医院发展较落后，且与公立医院在智慧医院发展上差距较大。顶级智慧医院指数对各省（区、市）综合智慧医院指数的贡献较大。

总体而言，智慧医院·AI 潜力标杆的数量与地区经济实力有很强的相关性。智慧医院建设是一个系统性的工程，需要资金和人力资源等方面的支持。经济发展好的区域，智慧医院发展也相对较好。

整体上，我国智慧医院发展不均衡。要进一步推动智慧医院发展，需要充分融合和应用大数据、人工智能、5G、物联网等新技术于智慧医院建设中，推动医院高质量发展。

二　医疗人工智能应用场景现状与展望

随着科技的飞速发展，人工智能（AI）在医疗领域的应用越来越广泛。国家高度重视 AI 在医疗领域的应用，出台了一系列政策，为 AI 赋能健康医疗发展提供了有力的政策支持和明确的发展导向。2019 年，国家卫生健康委办公厅提出"智慧医院"建设思路，发布《医院智慧服务分级评估标准体系（试行）》。2020 年，国家卫生健康委办公厅发布《关于进一步完善预约诊疗制度加强智慧医院建设的通知》，提出进一步推进以电子病历为核心的医院信息化建设，全面提升临床诊疗工作的智慧化程度，发挥智能化临床诊疗决策支持功能。2021 年，国务院办公厅印发《关于推动公立医院高

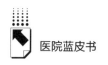

质量发展的意见》，国家卫生健康委和国家中医药管理局发布《公立医院高质量发展促进行动（2021—2025 年）》，明确重点建设行动之一是建设集电子病历、智慧服务、智慧管理于一体的智慧医院信息系统，鼓励公立医院加快应用智能可穿戴设备、人工智能辅助诊断和治疗系统等智慧服务软硬件。2024 年 11 月，国家卫生健康委、国家中医药管理局、国家疾控局联合发布《卫生健康行业人工智能应用场景参考指引》，积极推进卫生健康行业"人工智能+"应用创新发展（见表 11）。同月，国家医保局首次将"人工智能辅助诊断"列入立项指南，设立"人工智能辅助"扩展项，利用人工智能进行辅助诊断执行与主项目相同的价格水平，但不与主项目重复收费。综合来看，这一系列政策的推出，意味着中国 AI 医学应用领域将迎来重大变革，有望在医疗健康产业掀起一轮创新发展热潮，进一步提升医疗服务效率与质量、惠及广大民众。

表 11 我国医疗人工智能重点政策

发布时间	印发单位	政策名称
2017 年 7 月	国务院	《关于印发新一代人工智能发展规划的通知》
2019 年 3 月	国家卫生健康委办公厅	《医院智慧服务分级评估标准体系（试行）》
2020 年 5 月	国家卫生健康委办公厅	《关于进一步完善预约诊疗制度加强智慧医院建设的通知》
2021 年 3 月	国家卫生健康委	《医院智慧管理分级评估标准体系（试行）》
2021 年 5 月	国务院办公厅	《关于推动公立医院高质量发展的意见》
2021 年 10 月	国家卫生健康委、国家中医药管理局	《公立医院高质量发展促进行动（2021—2025 年）》
2021 年 12 月	国务院	《"十四五"数字经济发展规划》
2022 年 7 月	科技部、教育部、工业和信息化部、交通运输部、农业农村部、国家卫生健康委	《关于加快场景创新以人工智能高水平应用促进经济高质量发展的指导意见》
2023 年 2 月	中共中央、国务院	《数字中国建设整体布局规划》
2024 年 11 月	国家卫生健康委、国家中医药管理局、国家疾控局	《卫生健康行业人工智能应用场景参考指引》
2024 年 11 月	上海市人民政府	《上海市发展医学人工智能工作方案（2025—2027 年）》

（一）医疗人工智能市场前景

我国医疗 AI 行业起步较晚，近年来，随着国家政策的支持，国内领先的医疗 AI 企业逐步积累了一定的技术成果，医疗 AI 服务逐渐普及，医疗 AI 行业进入加速发展期。医疗人工智能器械包含作为医疗器械的人工智能独立软件，以及含有人工智能软件组件的医疗器械。人工智能独立软件可以直接注册，人工智能软件组件需随产品进行整体注册，故从医疗器械产品注册角度来看，人工智能独立软件是医疗人工智能器械的代表产品。能够直接给出诊断结论的软件，按照三类医疗器械进行管理；如不能直接给出诊断结论，则属于二类医疗器械管理范畴。2020 年 1 月 14 日，国家药品监督管理局发出了国内首张人工智能三类医疗器械注册证，截至 2024 年 9 月 30 日，总计有 160 项人工智能产品获得了三类医疗器械注册证。包含辅助诊断、辅助分诊与评估、辅助检测、辅助治疗等。

当前，我国医疗人工智能进入发展新阶段，境内企业发展迅速，但产品种类和数量均相对较少，部分产品集中度较高，市场分布不均匀。产业整体呈良好发展态势，具有广阔的发展空间。

（二）DeepSeek 时代，AI+医疗可能突破的几个应用场景

随着 DeepSeek-R1 的发布，医院正加速迈向 AI 化发展的新征程，这一变革不仅重塑了医疗服务的模式，也为提升医疗质量和效率带来了新的契机。

当前，AI 在医院的部署策略主要分为两大类别。第一类为本地部署，是医院利用自身积累的数据对 DeepSeek 模型进行针对性训练，从而打造出契合本院实际需求、具有独特优势的定制化 AI 模型。本地化部署方式能够充分挖掘本院数据价值，让 AI 更好地服务于本院患者。第二类为非本地部署，非本地化部署具有便捷性的显著特点。医院直接采购厂商提供的通用数据模型并迅速应用，无须耗时进行本地数据训练，可快速实现 AI 技术的初步落地。

在实际应用层面，AI 主要在医疗和医管两大领域发挥关键作用。医疗

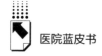

AI贯穿于诊前、诊中、诊后全流程，在诊前，医疗AI通过智能分析帮助患者更精准地预约及导诊；诊中，辅助医生进行疾病诊断，提供更全面的诊断依据，同时为诊疗方案和诊疗技术提供更智能化的帮助与支持；诊后，助力患者康复并加强慢病随访管理，实现医疗服务的全周期覆盖。医管AI则聚焦于医院行政管理和运营优化，从人员调度、物资管理到财务管理等多个方面，借助AI技术提升管理效率，降低运营成本。

从实际应用载体来看，AI的应用载体又可分为有形机器和无形软件。有形机器以机器人等实体设备为代表，它们在医院的各个场景中发挥着独特作用，如手术机器人能让手术操作更精准，康复机器人帮助患者更好地恢复身体机能。无形软件则部署在本地计算机或手机上，通过数据分析和算法为医疗决策提供有力支持，辅助医生作出更科学的判断。

基于以上AI在医院的部署、应用及载体分类，艾力彼构建了一套全面的AI+医疗评价模型（如图2所示），涵盖以下8个维度。

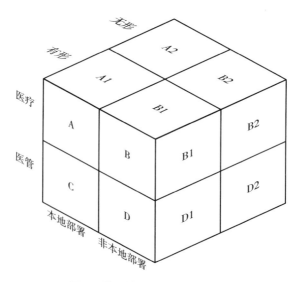

图2 艾力彼AI+医疗评价模型

（1）A1维度是有形+本地部署医疗，典型的应用包括手术机器人、康复机器人，它们依托本地数据训练，为患者提供更个性化的医疗服务。

（2）A2 维度是无形+本地部署医疗，如病理影像诊断系统、临床决策支持系统，通过对本地数据的深度挖掘，辅助医生进行更准确的诊断和治疗决策。

（3）B1 维度是有形+非本地部署医疗，部分未进行本地化训练的患者自助设备、导诊机器人等设备，虽采用通用模型，但在提升医院服务效率方面发挥着重要作用。

（4）B2 维度为无形+非本地部署医疗，部分第三方平台的患者服务、线上问诊系统等，能快速对患者病情进行初步评估，合理利用医疗资源。

（5）C1 维度是有形+本地部署医管，智能化的物流机器人等设备，在优化医院后勤管理方面表现出色。

（6）C2 维度是无形+本地部署医管，未来医院的人财物系统，与大模型结合，借助医院本地数据，实现对医院规范化、精细化，以及更科学的管理。

（7）D1 维度是有形+非本地部署医管，部分未进行本地化训练、仅提供通用功能管理类的机器人等，提升了医院的安全管理和物资管理水平。

（8）D2 维度是无形+非本地部署医管，如部分第三方管理、科研教学平台，同样也可为医院管理、科研教学及学科发展提供了新的助力。

根据近期国内多家三甲医院接入 DeepSeek 的实践，其核心应用场景可归纳为以下七大方向，涵盖诊疗全流程优化与医院管理升级。

1. 诊疗全流程优化体系构建

（1）诊前环节智能化革新

A. 精准分诊：AI 依托其前沿算法，深度挖掘患者症状、既往病史、家族遗传倾向等多源数据，精准识别病情特征，实现对患者的精确科室分流。这一举措显著缩短了患者候诊时长，大幅提升就诊效率。

B. 智能导诊：借助院内先进导航技术，AI 能够为患者提供精准的科室位置导航，同时整合医院内部庞大的专家信息库，将专家擅长领域、坐诊时间等关键信息清晰呈现。

C. 高效预问诊：患者仅需通过线上平台与 AI 展开交互，系统便能自动

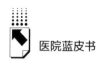

采集患者的关键病情信息，基于大数据分析与智能算法，提前对患者病情进行初步评估。这一过程为后续医生临床诊断打下坚实基础，使医生在接诊时能够迅速掌握患者核心病情，问诊更具针对性。

（2）诊中阶段智慧化赋能

A. 临床辅助诊断：复杂的算法模型，可精准挖掘患者病情数据中的潜在病变特征，为医生提供全面且细致的诊断线索，辅助医生进行精准诊断，有效降低漏诊与误诊的发生概率，为患者获得及时、准确的治疗提供坚实保障。

B. 治疗决策支持：AI 以患者个体的病情状况、既往类似病例的治疗经验以及当下前沿的医学研究成果为依据，运用大数据分析与智能决策模型，为医生提供多元化的治疗方案建议。不仅如此，系统还能对各方案从疗效、安全性、成本效益等多个维度进行量化评估，清晰呈现方案的优势与劣势，助力医生制定科学、合理且契合患者实际的治疗方案。

C. 病历智能管理：AI 具备强大的自然语言处理与信息识别能力，能够自动识别病历中的关键信息，并将其进行结构化处理，随后录入电子病历系统。同时，通过内置的合规性审核规则与智能算法，AI 可对病历内容进行全方位的智能审核，确保病历书写符合医疗规范、内容完整准确，极大地提升了病历管理的效能与质量，为医疗数据的高效利用与医疗服务的持续改进奠定基础。

（3）诊后服务个性化延伸

A. 智能随访：AI 定期自动通过短信、App 推送等多元化渠道触达患者，以动态跟踪的方式，密切监测患者的康复进展情况。运用先进的数据监测与分析技术，及时精准捕捉患者康复过程中的异常指标或症状变化，进而依据预设的医学模型与专家经验，为患者提供精准的复诊提醒或个性化的方案调整建议，全方位保障患者的康复质量。

B. 健康管理：AI 依托强大的数据分析与智能算法，依据患者的疾病类型、所处康复阶段以及个体身体特质，量身定制一套涵盖饮食、运动、作息等多维度的精细化健康管理计划。该计划以循证医学为基础，结合最新的健康研究成果，旨在对患者生活方式的各个层面进行干预，有效预防患者疾病复发，帮助患者提升整体健康水平。

C. 康复指导：AI 借助图文、视频、动画等丰富多样的媒介形式，整合专业康复医学知识与临床实践经验，为处于康复期的患者提供全面、细致且易于理解的康复训练指导。从基础动作的规范演示到进阶训练的逐步推进，系统且科学地引导患者进行康复训练，助力患者早日恢复机体功能。

2. 病理与影像智能化分析

AI 运用先进的图像识别与深度学习算法，对各类病理切片图像及 X 光、CT、MRI 等医学影像进行智能化分析。在病理切片分析方面，AI 能够精准识别细胞形态、组织结构的细微变化，辅助病理医生快速判断病变性质，如区分肿瘤细胞的良恶性，极大提高病理诊断的准确性与效率。对于医学影像，AI 通过对影像数据的深度挖掘，不仅能清晰呈现人体内部器官与组织的形态特征，还能敏锐捕捉到早期病变的微小迹象，例如在肺部 CT 影像中精准定位早期肺癌结节，为疾病的早期诊断提供有力支持。此外，系统还可对影像数据进行量化分析，生成直观的诊断指标，辅助医生更科学地评估病情严重程度，为后续治疗方案的制定提供可靠依据。

3. 中医智能化应用

AI 深度融合中医理论与现代信息技术，在中医临床实践中实现多维度的智能化应用。在中医诊断环节，借助图像识别与数据分析技术，AI 能够对患者的舌象、面色等中医传统诊断信息进行精准采集与量化分析，通过比对海量中医诊断数据模型，辅助中医医师判断患者的气血、脏腑状态，为中医辨证施治提供客观依据，提升诊断的准确性与标准化程度。

4. 临床科研与教学支持

（1）临床科研助力

A. 数据挖掘与分析：AI 依托其强大的数据处理引擎，能够对医院海量的临床病历数据、检验检查数据、影像数据等进行深度挖掘与系统性整合分析。借助先进且复杂的算法模型，AI 从这些繁杂的数据中精准提炼出具有

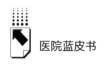

科研价值的信息。

B. 实验设计辅助：在临床科研实验设计的关键阶段，AI 依据过往类似研究成果、当前可调配的医疗资源以及严谨的统计学原理，为科研人员精心制定实验设计方案建议。

C. 科研成果预测与验证：基于已有的科研数据以及广泛的医学知识体系，AI 能够对科研项目的预期成果进行初步预测，辅助科研人员全面评估研究的可行性与潜在价值。

（2）医学教学赋能

A. 虚拟病例库构建：AI 借助真实临床病例数据，生成丰富多样、高度仿真的虚拟病例，涵盖常见疾病与罕见病症。这些虚拟病例囊括详细的患者病史、症状表现、检查检验结果以及治疗过程等信息，为医学生提供了海量且贴近实际的临床实践学习素材。

B. 智能教学辅助：在医学教学课堂上，AI 充当智能教学助手，实时回答学生的疑问。学生在学习过程中遇到不理解的医学概念、疾病诊断、治疗方案等问题时，可与 AI 便捷交互，迅速获取准确、详尽的解释与指导。

5. 医院运营管理数智化及效能提升

（1）资源智能调配

AI 基于对医院日常运营数据的实时收集与深度分析，例如收集门诊挂号量、住院患者人数、各科室诊疗需求、医疗设备使用频率等多维度信息，实现对医院各类资源的智能调配。在医疗设备管理方面，AI 依据设备历史使用数据、维护周期以及当前科室预约情况，精准预测设备的使用需求，提前安排设备维护与调配，避免设备故障导致的诊疗延误，提高设备利用率。

（2）流程优化与效率提升

通过对医院业务流程的全面梳理与数据建模，AI 识别出流程中的瓶颈环节与潜在风险点。在患者就诊流程优化上，整合预约挂号、检查检验、缴费取药等环节，实现信息互联互通，减少患者在各个环节的等待时间。例如，患者在预约挂号时，AI 根据患者病情与医生排班情况，向患者智能推荐合适的就诊时间与医生，并提前告知患者就诊所需准备的材料及检查项目。在住院流程中，AI 实现住院手续办理、病房分配、护理服务安排等流程的自动化与信息化，极大改善患者就医体验并提升医院整体运营效率。

（3）绩效评估与决策支持

AI 构建科学、全面的医院绩效评估体系，从医疗质量、服务效率、患者满意度、成本控制等多个维度对医院各科室、各岗位进行量化评估。通过对大量医疗数据的分析，AI 为医院管理层提供直观、准确的绩效报告，清晰展示各科室的工作成效与存在问题。

6. 本地部署：二次训练与数据安全

（1）深度定制的二次训练

本地部署的 AI 能够依据医院的特定业务需求与临床数据特点，开展有针对性的二次训练。医院可利用自身积累的海量临床病历、影像资料以及检验数据等，对 AI 模型进行进一步优化与适配。通过这种深度定制化的训练过程，AI 模型能够更加精准地理解和处理医院内部独特的医疗数据模式，从而在临床辅助诊断、疾病预测等应用场景中，提供更贴合医院实际需求、更具精准度的服务。

（2）数据安全保障

在医疗数据安全至关重要的当下，AI 的本地部署模式为医院提供了坚实的数据安全保障。数据存储于医院内部的服务器与存储系统中，避免了数据在传输至外部云端过程中可能面临的泄露风险。同时，医院能够根据自身的数据安全管理规范，对数据访问权限进行严格管控，只有经过授权的医护人员、科研人员等才能访问特定数据，确保患者医疗信息的保密性与完整性。

7. 医用机器人

（1）手术治疗：智能导航与精准操作升级

在手术治疗场景中，治疗型机器人，如达芬奇手术机器人，凭借其高度灵活的机械臂，能够在狭小空间内实现精细操作。当与 AI 相结合时，AI 强大的图像识别与数据分析能力为手术机器人提供了更精准的智能导航。在进行心脏搭桥手术前，AI 可对患者的心脏 CT 影像及其他相关数据进行深度分

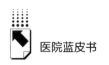

析，精准识别血管位置、走向以及病变情况，为手术机器人规划最佳的手术路径。手术过程中，AI 可实时监测手术部位的组织变化，为机械臂的操作提供实时反馈，确保机械臂能够精准地将血管进行缝合，进一步提高手术成功率，减少对周围正常组织的损伤，降低术后并发症的发生率，助力患者更快康复。

（2）康复治疗：个性化方案优化与智能监测

康复治疗对于患者身体机能的恢复至关重要，治疗型机器人与 AI 的结合为康复治疗带来了全新的模式。智能康复机器人能够根据患者的病情、身体状况及康复目标制定个性化康复方案，而 AI 在此基础上，通过对大量同类患者康复数据的分析，为康复方案提供优化建议。以脑卒中患者为例，AI 可综合分析患者的肢体运动功能评估数据、康复进程数据以及过往相似病例的康复经验，为康复机器人制订康复计划提供更科学、细致的调整建议，如调整关节活动度训练的强度、优化肌肉力量训练的顺序等。

（3）药物治疗：精准配药与智能输送强化

在药物治疗领域，治疗型机器人与 AI 的协作为精准医疗提供了有力支撑。智能配药机器人能够依据医生处方准确调配药物，与 AI 结合后，其精准度与效率得到进一步提升。AI 可对处方进行智能审核，检查药物剂量、药物相互作用等是否合理，避免人工配药可能出现的错误。

（三）展望

在医疗领域，数字化变革浪潮汹涌，"未来已来，慢进则退"，人工智能应用已步入快速发展期，从实验室迈向临床。尽管人工智能的各应用场景技术成熟度与商业化程度各异，但在医疗服务管理、基层卫生服务、健康产业发展、医学教学科研等方面潜力巨大，尤其是在医疗影像分析、药物研发、个性化治疗等领域，我国已涌现出一批具有国际竞争力的医疗人工智能企业。随着数据整合能力提升、政策法规完善，AI 在医疗中的发展将更深入，技术融合成为关键趋势，有望推动全球及中国医疗模式变革，引领其迈向智慧健康未来。当下，DeepSeek 已在众多医院积极部署，为医疗行业创新注入活力，信息技术的迅猛发展使"云大物移智"成为医疗行业信息化转型的核心驱动力，能深度融合该理念、推进信息化建设的医院将在竞争中脱颖而出，DeepSeek 这类前沿 AI 产品可为医院提升竞争力、优化服务流程、拓展发展空间提供有力支撑，助力其在数字化转型赛道抢占先机。

参考文献

［1］庄一强、廖新波主编《中国智慧医院发展报告（2022）》，社会科学文献出版社，2022。

［2］庄一强、廖新波主编《中国智慧医院发展报告（2023）》，社会科学文献出版社，2023。

［3］杨学来、尹琳：《2023 年中国智慧医疗发展现状与趋势》，《中国智能互联网发展报告（2024）》，北京：社会科学文献出版社，2024 年 6 月，第 172～185 页。

［4］《医院智慧服务分级评估标准体系（试行）》，2019 年 3 月，http：//www. nhc. gov. cn/yzygj/s3593g/201903/9fd8590dc00f4feeb66d70e3972ede84. shtml。

［5］《关于进一步完善预约诊疗制度加强智慧医院建设的通知》，2020 年 5 月，https：//www. gov. cn/zhengce/zhengceku/2020-05/22/content_5513897. htm。

［6］《医院智慧管理分级评估标准体系（试行）》，2021 年 3 月 http：//www. nhc. gov. cn/yzygj/s3594q/202103/10ec6aca99ec47428d2841a110448de3. shtml。

［7］《国务院办公厅关于推动公立医院高质量发展的意见》，2021 年 6 月，https：//www. gov. cn/zhengce/content/2021-06/04/content_ 5615473. htm。

［8］《关于印发公立医院高质量发展促进行动（2021-2025 年）的通知》，2021 年 9 月，https：//www. gov. cn/zhengce/zhengceku/2021-10/14/content_5642620. htm。

［9］《卫生健康行业人工智能应用场景参考指引》，2024 年 11 月，http：//www. nhc. gov. cn/guihuaxxs/gongwen12/202411/647062ee76764323b29a1f0124b64400. shtml。

B.2
中国医院管理创新力分析*

庄一强　姚淑芳　刘剑文**

摘　要：　医院综合竞争力直接体现医院创新管理的效果，本文通过分析全国 31 个省（区、市），32 个省会（首府）城市、计划单列市以及 50 个地级城市的数据，从医院综合竞争力、区域均衡指数、医院运营效能三个方面进行纵向、横向分析，按照"分层分类"医院纵向、横向对标，识别不同层级医院的优势和成果，为医院资源配置和运营决策提供重要依据。研究结果显示，2024 年医院标杆第一梯队的数量发生了一些明显变化，其中浙江增加 3 家，而河南、四川、陕西的医院标杆第一梯队的数量分别减少了 4 家、4 家、3 家。地级城市医院标杆当中选取的 50 家医院中，漳州、盐城、蚌埠、邯郸、保定五个地级城市的医院为新入围的医院，十堰医院综合竞争力指数上升明显，赣州则差强人意。2023 年医院业务收入和总收入虽然呈正增长，但不同层级医院营收能力存在明显差异，顶级医院标杆第一梯队、地级城市医院标杆第一梯队、县级医院标杆第一梯队、中医医院标杆第一梯队总收入比为 1∶0.43∶0.15∶0.25，人均总收入比为 1∶0.66∶0.41∶0.68；不同层级医院标杆的营收能力呈现出"马太效应"，县级医院标杆第一梯队增长幅度小于其他层级，县级医院数量多，但综合竞争力参差不齐，需要继续加强县级医院运营管理，以保障分级诊疗制度的落实。顶级医院标杆重视转化医学研究、智慧化建设和现代科技手段的应

---

*　除特别注明外，本文所有图表均来自艾力彼医院管理研究中心数据库。本书中的医院标杆指在艾力彼医院管理研究中心开展的医院标杆研究中被评为标杆的医院。其中，顶级医院、省单医院各 100 家，地级城市医院、县级医院、中医医院、社会办医·单体医院各 500 家（按照医院综合实力划分为 3 个梯队，第一梯队 100 家、第二梯队 200 家、第三梯队 200 家）。

**　庄一强，博士，艾力彼医院管理研究中心主任；姚淑芳，博士，艾力彼医院管理研究中心常务副主任；刘剑文，艾力彼医院管理研究中心数据分析师。

用，从而提升医疗服务质量和效率。

关键词： 创新管理　纵横分析　运营效能

"新质生产力"以创新为主导，具有高科技、高效能、高质量等特征，已然成为引领各行各业迈向高质量发展新阶段的核心理念与行动指南。当前，医院正经历从传统模式向现代模式的转变，随着大数据、云计算、物联网、移动互联网、人工智能等新技术在医疗诊断、治疗、管理中的应用，新质生产力正在成为引领医院转型升级、变道超车的核心驱动力。医院管理者亟须用创新的管理理论来指导医院实现医疗技术、医院管理和医疗服务模式的变革，有效探索医院管理的实施路径，形成以数据为核心的医院创新管理力，促使医疗质量、服务效率得到提升，满足老百姓在疾病预防、诊断和治疗方面的健康需求。未来医院的核心竞争力更加凸显科技赋能的价值，实现从量变到质变的飞跃。

近年来，为了解决偏远地区患者看病难的问题，打破地域限制，让患者能够在家中接受专业医生的诊断和治疗，很多医院引入远程医疗平台、人工智能辅助诊断系统等创新技术，制定高效精准的诊疗方案，实现患者就医便利化，医疗服务智慧化和医院管理精细化，让医疗技术得以下沉，改善患者就医体验，有效缓解优质医疗资源分布不均衡的状况。

本文以中国医院管理创新力的结果数据为基础，对全国 31 个省（区、市），32 个省会（首府）城市、计划单列市以及 50 个地级城市的医院综合竞争力指数和区域均衡指数进行分析，与"分层分类"医院对标比较，帮助医院找准自己的位置，发现自身与其他医院的差距，识别医院在创新发展中的优势和成果，为医院创新管理模式的推广提供有力支撑，为医院资源配置和战略决策提供重要依据。

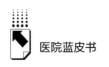

一 全国医院创新管理数据纵横分析

（一）各省（区、市）医院综合竞争力分析

全国 31 个省（区、市）医院综合竞争力指数（见表 1）和综合竞争力指数贡献度（见表 2）的结果显示，2024 年，医院综合竞争力指数名列前茅的是广东、江苏、浙江、北京、山东。广东省医院综合竞争力指数连续多年领先，但从医院综合竞争力指数贡献度可以看到广东的顶级医院和地级城市医院这两个层级的医院综合竞争力指数贡献度合计高达 63%，分别是 31% 和 32%，其次是省单医院综合竞争力指数贡献度（14%）、中医医院综合竞争力指数贡献度（12%）。广东省社会办医·单体医院和县级医院综合竞争力指数贡献度比较低，分别只有 6% 和 5%。由此可见，广东省的优质医疗资源集中在省会城市广州的顶级医院和珠三角地区的地级城市医院，需要推动优质的医疗资源向县域下沉，提升县级医院的医疗服务和管理能力，发挥县域医疗中心作用，落实分级诊疗。

江苏省地级城市医院在本省一直具有举足轻重的位置，地级城市医院综合竞争力指数贡献度高达 43%，顶级医院和县级医院综合竞争力指数贡献度分别是 18% 和 15%，中医医院综合竞争力指数贡献度是 11%，而省单医院综合竞争力指数贡献度只有 4%。浙江省的医院整体进步非常大，浙江顶级医院综合竞争力指数贡献度是 30%，其次是地级城市医院综合竞争力指数贡献度（25%），浙江的县级医院和中医医院综合竞争力指数贡献度分别是 18% 和 13%。

表 1　2024 年全国 31 个省（区、市）医院综合竞争力指数

序号	省（区、市）	顶级医院	省单医院	地级城市医院	县级医院	中医医院	社会办医·单体医院	综合竞争力指数
1	广东	0.331	0.155	0.350	0.050	0.131	0.065	1.082
2	江苏	0.161	0.035	0.382	0.131	0.093	0.080	0.881
3	浙江	0.189	0.052	0.154	0.112	0.078	0.039	0.625

序号	省 （区、市）	顶级医院	省单医院	地级城市 医院	县级医院	中医医院	社会办医· 单体医院	综合竞争力 指数
4	北京	0.423	0.057	0.000	0.000	0.107	0.035	0.622
5	山东	0.149	0.049	0.217	0.123	0.053	0.022	0.613
6	上海	0.341	0.049	0.000	0.000	0.085	0.008	0.482
7	湖北	0.161	0.027	0.136	0.032	0.053	0.030	0.438
8	福建	0.109	0.068	0.072	0.015	0.035	0.032	0.331
9	湖南	0.124	0.010	0.069	0.017	0.053	0.005	0.279
10	河南	0.085	0.024	0.075	0.014	0.035	0.039	0.271
11	四川	0.072	0.036	0.082	0.025	0.040	0.011	0.266
12	河北	0.027	0.053	0.113	0.010	0.025	0.034	0.263
13	辽宁	0.117	0.065	0.023	0.009	0.015	0.020	0.249
14	安徽	0.059	0.039	0.050	0.015	0.022	0.026	0.210
15	陕西	0.080	0.020	0.000	0.000	0.052	0.034	0.186
16	广西	0.049	0.018	0.049	0.014	0.033	0.000	0.163
17	天津	0.030	0.064	0.000	0.000	0.046	0.000	0.140
18	黑龙江	0.057	0.030	0.015	0.000	0.025	0.009	0.137
19	云南	0.049	0.041	0.012	0.008	0.011	0.000	0.121
20	吉林	0.082	0.009	0.000	0.007	0.014	0.009	0.120
21	重庆	0.080	0.010	0.000	0.005	0.014	0.005	0.114
22	江西	0.052	0.013	0.026	0.004	0.013	0.000	0.108
23	贵州	0.023	0.018	0.025	0.007	0.021	0.011	0.105
24	山西	0.023	0.039	0.000	0.000	0.018	0.007	0.086
25	甘肃	0.048	0.014	0.000	0.000	0.021	0.000	0.083
26	新疆	0.054	0.000	0.000	0.000	0.013	0.005	0.073
27	海南	0.000	0.042	0.000	0.000	0.008	0.007	0.057
28	内蒙古	0.000	0.028	0.012	0.004	0.008	0.000	0.052
29	宁夏	0.024	0.012	0.000	0.000	0.005	0.000	0.042
30	青海	0.000	0.022	0.000	0.000	0.000	0.000	0.022
31	西藏	0.000	0.000	0.000	0.000	0.000	0.000	0.000

注：综合竞争力指数是数据标准化之后各层次、各类型医院竞争力加权之和。

在四个直辖市中，北京、上海、重庆顶级医院综合竞争力指数贡献度分别是68%、71%、70%。天津的顶级医院综合竞争力指数贡献度只21%，相

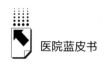

对较低，但天津的省单医院综合竞争力指数贡献度达到46%。四个直辖市的中医医院综合竞争力指数贡献度分别为：天津（33%）、上海（18%）、北京（17%）、重庆（13%），相对而言中医医院在四个直辖市都得到良好的发展，尤其是天津。社会办医·单体医院在直辖市的发展明显处于弱势，其综合竞争力指数贡献度分别为北京（6%）、重庆（4%）、上海（2%）、天津（0），天津多年没有社会办医·单体医院进入标杆第一梯队。

除直辖市外，2024年顶级医院和省单医院综合竞争力指数贡献度总和超过50%的省（自治区）多达14个，分别是福建（54%）、辽宁（73%）、陕西（54%）、黑龙江（64%）、云南（75%）、吉林（75%）、江西（60%）、山西（72%）、甘肃（75%）、新疆（75%）、海南（75%）、内蒙古（55%）、宁夏（86%）和青海（100%），青海的省单医院综合竞争力贡献度达100%，也就是说青海只在省单医院标杆第一梯队中有医院，在其他层级的医院都未能进入标杆百强。以上数据充分说明这14个省（自治区）的优质医疗资源集中在省会（首府）城市，医疗资源不均衡的现象比较明显。

守正创新，推进中医药的传承创新发展是医院新质生产力的重要部分。为进一步提高中医临床疗效，提升中医服务能力，彰显中医优势专科特色，2024年12月国家中医药管理局发布了《关于加快推进中医优势专科建设的意见》，提出加强中医优势专科规划布局、分层级推进中医优势专科建设，到2029年，全国中医优势专科总体规模达到1万个左右，以满足患者日益增长的优质中医药服务需求。各级医院将会以此为契机，发挥中医特色优势、合理布局，优质的中医专科将会进一步扩容。中国卫生健康统计年鉴显示，目前，我国中医医院的数量占全国医院总数的16%，在医疗服务方面扮演了非常重要的角色。由表2可知，中医医院综合竞争力指数贡献度靠前的省（区、市）分别是天津（33%）、陕西（28%）、甘肃（25%）、广西（20%）、山西（20%）、贵州（20%）、湖南（19%），说明这几个省（区、市）的中医医院在当地优势明显。

社会办医·单体医院综合竞争力指数贡献度整体都不高，贡献度超过10%的省（区、市）有5个，分别是陕西（18%）、河南（14%）、河北

（13%）、安徽（12%）、海南（12%），相比 2023 年有 3 个省份有了很大的改善。全国仍有 9 个省（区、市）的社会办医·单体医院综合竞争力指数贡献度为 0，表明这些省（区、市）的优质医疗资源主要集中在公立医院，社会办医·单体医院的核心竞争力还有很大的提升空间。

表 2　2024 年全国 31 个省（区、市）医院综合竞争力指数贡献度

单位：%

序号	省（区、市）	顶级医院	省单医院	地级城市医院	县级医院	中医医院	社会办医·单体医院
1	广东	31	14	32	5	12	6
2	江苏	18	4	43	15	11	9
3	浙江	30	8	25	18	13	6
4	北京	68	9	0	0	17	6
5	山东	24	8	35	20	9	4
6	上海	71	10	0	0	18	2
7	湖北	37	6	31	7	12	7
8	福建	33	21	22	4	11	10
9	湖南	45	3	25	6	19	2
10	河南	31	9	28	5	13	14
11	四川	27	13	31	9	15	4
12	河北	10	20	43	4	10	13
13	辽宁	47	26	9	4	6	8
14	安徽	28	19	24	7	11	12
15	陕西	43	11	0	0	28	18
16	广西	30	11	30	8	20	0
17	天津	21	46	0	0	33	0
18	黑龙江	42	22	11	0	18	6
19	云南	41	34	10	6	9	0
20	吉林	68	7	0	6	12	7
21	重庆	70	9	0	4	13	4
22	江西	48	12	24	3	12	0
23	贵州	22	17	24	6	20	10
24	山西	26	46	0	0	20	8
25	甘肃	58	17	0	0	25	0
26	新疆	75	0	0	0	18	7

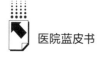

续表

序号	省(区、市)	顶级医院	省单医院	地级城市医院	县级医院	中医医院	社会办医·单体医院
27	海南	0	75	0	0	14	12
28	内蒙古	0	55	23	8	14	0
29	宁夏	57	29	0	0	13	0
30	青海	0	100	0	0	0	0
31	西藏	0	0	0	0	0	0

医院综合竞争力直接体现医院创新管理的效果。不同级别的医院需要在发展中互助互学，共享共进，探索医院创新管理的实践经验。各省（区、市）各级医院不仅要重视与兄弟单位的横向比较，还不能忽视与自己的纵向对比，同级别医院通过横向数据比较分析发现差距，在差距中寻求解决之道。从 2024 年全国 31 个省（区、市）医院标杆数量纵向来看，部分省（区、市）还是发生了一些明显变化，比如浙江增加 3 家，江苏、山东、上海、湖北、辽宁分别增加 2 家，而河南、四川、陕西的医院标杆数量分别减少了 4 家、4 家、3 家（见表3）。

表3　2024 年全国 31 个省（区、市）医院标杆数量纵向对比

单位：家

序号	省份	顶级医院		省单医院		地级城市医院		县级医院		中医医院		社会办医·单体医院		医院总数		医院总数较上年变化
		2023年	2024年	2023年	2024年	2023年	2024年	2023年	2024年	2023年	2024年	2023年	2024年	2023年	2024年	
1	广东	10	11	18	16	17	18	8	8	12	12	12	12	77	77	0
2	江苏	5	5	3	3	18	18	18	19	8	9	13	13	65	67	2
3	浙江	6	6	4	5	7	8	16	16	6	7	6	6	45	48	3
4	北京	13	13	5	5	0	0	0	0	8	8	6	6	32	32	0
5	山东	5	5	5	5	9	10	20	21	5	5	5	5	49	51	2
6	上海	11	10	3	4	0	0	0	0	6	7	1	2	21	23	2
7	湖北	5	5	1	2	8	9	5	5	4	5	5	4	28	30	2
8	福建	5	4	6	7	4	4	3	3	3	3	6	6	27	27	0
9	湖南	4	4	1	1	6	4	4	3	5	5	0	2	20	19	-1
10	河南	2	3	4	2	4	4	3	3	3	3	9	7	26	22	-4

续表

序号	省份	顶级医院		省单医院		地级城市医院		县级医院		中医医院		社会办医·单体医院		医院总数		医院总数较上年变化
		2023年	2024年	2023年	2024年	2023年	2024年	2023年	2024年	2023年	2024年	2023年	2024年	2023年	2024年	
11	四川	2	2	3	3	7	5	7	5	4	3	2	3	25	21	-4
12	河北	2	1	3	4	5	7	3	2	2	2	8	8	23	24	1
13	辽宁	4	4	6	7	1	2	2	2	1	1	4	4	18	20	2
14	安徽	2	2	4	4	3	3	3	3	2	2	5	5	19	19	0
15	陕西	3	3	3	2	1	0	0	0	5	5	6	5	18	15	-3
16	广西	1	2	3	2	2	3	3	3	3	3	0	0	12	13	1
17	天津	3	1	3	5	0	0	0	0	4	4	0	0	10	10	0
18	黑龙江	2	2	2	3	2	1	0	0	3	2	2	2	11	10	-1
19	云南	1	2	5	4	1	1	1	2	1	1	0	0	9	10	1
20	吉林	3	3	1	1	0	0	1	1	1	1	2	2	8	8	0
21	重庆	2	3	2	2	0	0	1	1	1	1	1	1	7	7	0
22	江西	2	2	1	1	2	2	0	1	2	1	0	0	7	7	0
23	贵州	1	1	1	1	1	1	1	1	1	1	3	3	8	8	0
24	山西	1	1	3	3	0	0	0	0	2	2	3	2	9	8	-1
25	甘肃	2	2	1	1	0	0	0	0	2	2	0	0	5	5	0
26	新疆	2	2	0	0	0	0	0	1	1	1	1	1	4	5	1
27	海南	0	0	4	4	0	0	0	0	1	1	1	1	6	6	0
28	内蒙古	0	0	2	2	1	1	1	1	2	1	0	0	6	5	-1
29	宁夏	1	1	1	1	0	0	0	0	0	0	1	1	3	3	0
30	青海	0	0	2	2	0	0	0	0	0	0	0	0	2	2	0
31	西藏	0	0	0	0	0	0	0	0	0	0	0	0	0	0	0

注：表中"-"代表总数较上年减少，余表同。

（二）省会（首府）城市、计划单列市医院综合竞争力分析

2024 年省会（首府）（以下简称"省会"）城市医院综合竞争力指数中，广州、杭州、武汉、长沙、南京均位于领先行列，其中广州的医院综合竞争力指数连续多年稳居全国省会城市首位，且与其他省会城市相比优势突出。计划单列市的医院综合竞争力指数较为突出的是深圳、厦门（综合竞

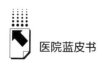
争力指数均高于0.100)。从各省会城市的医院综合竞争力指数分析可以明显看到，东部、中部、西部地区省会城市医院综合竞争力差距较大。宁波、海口、呼和浩特、西宁、拉萨依然没有医院被评为顶级医院标杆（见表4）。

表4　2024年省会（首府）城市、计划单列市医院综合竞争力指数横向对比

序号	城市	顶级医院	省单医院	县级医院	中医医院	社会办医·单体医院	综合竞争力指数
1	广州	0.284	0.070	0.000	0.057	0.015	0.426
2	杭州	0.161	0.011	0.000	0.062	0.016	0.250
3	武汉	0.140	0.027	0.000	0.043	0.021	0.230
4	长沙	0.124	0.010	0.013	0.044	0.005	0.195
5	南京	0.101	0.035	0.000	0.035	0.021	0.192
6	深圳*	0.047	0.085	0.000	0.018	0.011	0.162
7	郑州	0.085	0.024	0.005	0.035	0.013	0.161
8	成都	0.072	0.036	0.013	0.028	0.011	0.159
9	济南	0.094	0.037	0.000	0.024	0.000	0.155
10	西安	0.080	0.020	0.000	0.022	0.027	0.149
11	福州	0.084	0.018	0.005	0.023	0.000	0.129
12	沈阳	0.068	0.036	0.000	0.015	0.008	0.128
13	合肥	0.059	0.039	0.004	0.014	0.000	0.116
14	哈尔滨	0.057	0.030	0.000	0.025	0.000	0.113
15	厦门*	0.025	0.051	0.000	0.013	0.023	0.111
16	长春	0.082	0.009	0.000	0.014	0.004	0.109
17	昆明	0.049	0.041	0.003	0.011	0.000	0.105
18	石家庄	0.027	0.053	0.000	0.013	0.009	0.101
19	大连*	0.049	0.029	0.009	0.000	0.004	0.091
20	兰州	0.048	0.014	0.000	0.021	0.000	0.083
21	南宁	0.049	0.018	0.000	0.014	0.000	0.082
22	太原	0.023	0.039	0.000	0.018	0.000	0.079
23	南昌	0.052	0.013	0.000	0.013	0.000	0.078
24	宁波*	0.000	0.041	0.021	0.008	0.007	0.078
25	贵阳	0.023	0.018	0.000	0.021	0.011	0.074

续表

序号	城市	顶级医院	省单医院	县级医院	中医医院	社会办医·单体医院	综合竞争力指数
26	乌鲁木齐	0.054	0.000	0.000	0.013	0.005	0.073
27	青岛*	0.031	0.012	0.005	0.009	0.000	0.057
28	海口	0.000	0.042	0.000	0.008	0.007	0.057
29	银川	0.024	0.012	0.000	0.005	0.000	0.042
30	呼和浩特	0.000	0.028	0.000	0.000	0.000	0.028
31	西宁	0.000	0.022	0.000	0.000	0.000	0.022
32	拉萨	0.000	0.000	0.000	0.000	0.000	0.000

注：综合竞争力指数是数据标准化之后各层次、各类型医院竞争力加权之和；*为计划单列市，余表同。

2024年省会（首府）城市、计划单列市医院综合竞争力指数贡献度显示，广州各类型医院综合竞争力指数贡献度分别是顶级医院（67%）、省单医院（16%）、中医医院（13%）、社会办医·单体医院（4%），县级医院（0），广州顶级医院加上省单医院的综合竞争力指数贡献度高达83%，说明广州不缺优质的医疗资源。相比之下，杭州各类型医院综合竞争力指数贡献度分别是顶级医院（64%）、省单医院（4%）、中医医院（25%）、社会办医·单体医院（6%），顶级医院和中医医院的优质医疗资源也具有明显优势。中医医院综合竞争力指数贡献度较大的省会城市有贵阳（29%）、杭州（25%）、兰州（25%），说明这三个省会的中医医疗资源相对比较多，当前呼和浩特、西宁、拉萨的中医医院综合竞争力指数贡献度是0，意味着2024年这三个省会城市没有中医医院被评为中医医院标杆。全国各省会城市、计划单列市的社会办医·单体医院综合竞争力指数贡献度整体都偏低，相对而言，厦门的社会办医·单体医院综合竞争力指数贡献度最高，达到21%，其次是西安（18%），全国仍然有14个省会城市社会办医·单体医院综合竞争力指数贡献度为0。说明社会办医·单体医院在省会城市的发展受到一定程度的挤压（见表5）。

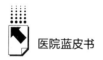

表5　2024年省会（首府）城市、计划单列市医院综合竞争力指数贡献度

单位：%

序号	城市	顶级医院	省单医院	县级医院	中医医院	社会办医·单体医院
1	广州	67	16	0	13	4
2	杭州	64	4	0	25	6
3	武汉	61	12	0	19	9
4	长沙	64	5	6	22	3
5	南京	52	18	0	18	11
6	深圳*	29	53	0	11	7
7	郑州	53	15	3	22	8
8	成都	45	22	8	17	7
9	济南	61	24	0	15	0
10	西安	54	13	0	15	18
11	福州	65	14	3	18	0
12	沈阳	53	28	0	12	6
13	合肥	50	34	4	12	0
14	哈尔滨	51	27	0	22	0
15	厦门*	22	46	0	11	21
16	长春	75	8	0	13	4
17	昆明	47	39	3	10	0
18	石家庄	27	52	0	12	9
19	大连*	54	32	10	0	4
20	兰州	58	17	0	25	0
21	南宁	61	22	0	17	0
22	太原	28	50	0	22	0
23	南昌	66	17	0	17	0
24	宁波*	0	53	27	11	9
25	贵阳	32	25	0	29	15
26	乌鲁木齐	75	0	0	18	7
27	青岛*	54	21	9	16	0
28	海口	0	75	0	14	12
29	银川	57	29	0	13	0
30	呼和浩特	0	100	0	0	0
31	西宁	0	100	0	0	0
32	拉萨	0	0	0	0	0

　　计划单列市中不同层级的医院综合竞争力指数贡献度存在较大差异，比如大连、青岛的顶级医院综合竞争力指数贡献度高达54%，可见这两个计划单列市的顶级医院具有绝对优势。而宁波已连续多年没有医院被评为顶级医院标杆，大连至今没有中医医院被评为中医医院标杆，青岛没有医院被评为社会办医·单体医院标杆，但厦门的社会办医·单体医院综合竞争力指数贡献度高达21%，可见厦门的社会办医·单体医院发展较好。

　　2024年省会（首府）城市、计划单列市医院标杆数量较2023年波动不大，仅长沙、宁波新增2家，西安减少2家，其他省会、计划单列市医院标杆数量波动幅度都不大，趋于稳定（见表6）。对比2023年，省会城市医院综合竞争力指数也相对平稳，退步较明显的是石家庄。计划单列市医院综合竞争力指数进步最多的是大连，其次是宁波。

表6　2024年省会（首府）城市、计划单列市标杆医院标杆数量纵向对比

单位：家

序号	城市	顶级医院		省单医院		县级医院		中医医院		社会办医·单体医院		医院总数		医院总数较上年变化
		2023年	2024年	2023年	2024年	2023年	2024年	2023年	2024年	2023年	2024年	2023年	2024年	
1	广州	9	9	8	7	0	0	5	5	4	4	26	25	-1
2	杭州	5	5	1	1	0	0	5	5	2	2	13	13	0
3	武汉	5	4	1	2	0	0	3	4	3	3	12	13	1
4	长沙	4	4	1	1	2	2	4	4	0	2	11	13	2
5	南京	3	3	3	3	0	0	3	3	3	3	12	12	0
6	深圳*	1	2	10	9	0	0	2	2	3	3	16	16	0
7	郑州	2	3	4	2	1	1	3	3	3	3	13	12	-1
8	成都	2	2	3	3	2	2	2	2	2	3	11	12	1
9	济南	3	3	3	3	0	0	2	2	0	0	8	8	0
10	西安	3	3	3	2	0	0	2	2	5	4	13	11	-2
11	福州	3	3	2	2	1	1	2	2	0	0	8	8	0
12	沈阳	2	2	3	3	0	0	2	2	2	2	9	9	0
13	合肥	2	2	4	4	1	1	1	1	0	0	8	8	0
14	哈尔滨	2	2	2	3	0	0	3	2	0	0	7	7	0
15	厦门*	2	1	4	5	0	0	1	1	4	4	11	11	0

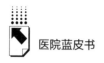

续表

序号	城市	顶级医院		省单医院		县级医院		中医医院		社会办医·单体医院		医院总数		医院总数较上年变化
		2023年	2024年	2023年	2024年	2023年	2024年	2023年	2024年	2023年	2024年	2023年	2024年	
16	长春	3	3	1	1	0	0	1	1	1	1	6	6	0
17	昆明	1	2	5	4	0	1	1	1	0	0	7	8	1
18	石家庄	2	1	3	4	0	0	1	1	2	2	8	8	0
19	大连*	2	2	2	3	2	2	0	0	1	1	7	8	1
20	兰州	2	2	1	1	0	0	2	2	0	0	5	5	0
21	南宁	1	2	3	2	0	0	2	1	0	0	6	5	-1
22	太原	1	1	3	3	0	0	2	2	0	0	6	6	0
23	南昌	2	2	1	1	0	0	1	1	0	0	4	4	0
24	宁波*	0	0	3	4	3	3	0	1	1	1	7	9	2
25	贵阳	1	1	1	1	0	0	2	2	2	2	6	6	0
26	乌鲁木齐	2	2	0	0	0	0	1	1	1	1	4	4	0
27	青岛*	1	1	2	2	1	1	1	1	0	0	5	4	-1
28	海口	0	0	4	4	0	0	1	1	1	1	6	6	0
29	银川	1	1	1	1	0	0	1	1	0	0	3	3	0
30	呼和浩特	0	0	2	2	0	0	1	0	0	0	3	2	-1
31	西宁	0	0	2	2	0	0	0	0	0	0	2	2	0
32	拉萨	0	0	0	0	0	0	0	0	0	0	0	0	0

（三）地级城市医院竞争力分析

从2024年50个地级城市医院综合竞争力指数横向对比分析可以看出，表现优异的地级城市分别是苏州、温州、徐州、无锡和佛山，苏州医院综合竞争力指数是0.191，远高于其他地级城市。值得一提的是，2024年有5家地级城市的医院被新评为顶级医院标杆，分别是苏州大学附属第一医院、温州医科大学附属第一医院、徐州医科大学附属医院、烟台毓璜顶医院、十堰市太和医院，分别隶属于苏州、温州、徐州、烟台、十堰，这充分说明这五个地级城市已拥有优质的顶级医疗资源。数据显示，2024年50个医院综合竞争力比较强的地级城市分布在全国15个省份，其中江苏、广东均有10座地级城市入围，说明这两个省的地级城市医院综合竞争力比较强（见表7）。

表7 2024年50个地级城市医院综合竞争力指数横向对比分析

序号	城市	省份	顶级医院	地级城市医院	县级医院	中医医院	社会办医·单体医院	综合竞争力指数
1	苏州	江苏	0.032	0.073	0.048	0.019	0.018	0.191
2	温州	浙江	0.028	0.056	0.026	0.008	0.007	0.124
3	徐州	江苏	0.027	0.057	0.006	0.009	0.014	0.113
4	无锡	江苏	0.000	0.052	0.019	0.010	0.000	0.081
5	佛山	广东	0.000	0.053	0.000	0.013	0.010	0.076
6	潍坊	山东	0.000	0.023	0.035	0.012	0.005	0.075
7	烟台	山东	0.024	0.041	0.010	0.000	0.000	0.075
8	济宁	山东	0.000	0.053	0.010	0.000	0.008	0.071
9	东莞	广东	0.000	0.039	0.000	0.010	0.019	0.069
10	十堰	湖北	0.021	0.040	0.000	0.000	0.000	0.061
11	临沂	山东	0.000	0.027	0.025	0.009	0.000	0.061
12	常州	江苏	0.000	0.048	0.000	0.012	0.000	0.060
13	金华	浙江	0.000	0.019	0.030	0.000	0.010	0.059
14	汕头	广东	0.000	0.047	0.000	0.000	0.006	0.053
15	湛江	广东	0.000	0.039	0.011	0.000	0.000	0.050
16	襄阳	湖北	0.000	0.034	0.004	0.010	0.000	0.049
17	柳州	广西	0.000	0.037	0.000	0.011	0.000	0.049
18	泰州	江苏	0.000	0.018	0.023	0.007	0.000	0.048
19	泉州	福建	0.000	0.041	0.004	0.000	0.000	0.045
20	新乡	河南	0.000	0.039	0.000	0.000	0.005	0.044
21	江门	广东	0.000	0.020	0.012	0.010	0.000	0.043
22	南通	江苏	0.000	0.027	0.015	0.000	0.000	0.042
23	中山	广东	0.000	0.026	0.000	0.012	0.004	0.041
24	扬州	江苏	0.000	0.038	0.000	0.000	0.003	0.041
25	沧州	河北	0.000	0.027	0.000	0.013	0.000	0.039
26	绍兴	浙江	0.000	0.015	0.022	0.000	0.000	0.036
27	泸州	四川	0.000	0.023	0.000	0.012	0.000	0.035
28	台州	浙江	0.000	0.026	0.009	0.000	0.000	0.035
29	南充	四川	0.000	0.030	0.004	0.000	0.000	0.034
30	茂名	广东	0.000	0.013	0.010	0.009	0.000	0.032
31	宿迁	江苏	0.000	0.000	0.006	0.000	0.024	0.030
32	聊城	山东	0.000	0.027	0.000	0.000	0.000	0.027
33	漳州	福建	0.000	0.019	0.000	0.000	0.009	0.027

续表

序号	城市	省份	顶级医院	地级城市医院	县级医院	中医医院	社会办医·单体医院	综合竞争力指数
34	咸阳	陕西	0.000	0.000	0.000	0.021	0.007	0.027
35	惠州	广东	0.000	0.022	0.005	0.000	0.000	0.027
36	南阳	河南	0.000	0.016	0.004	0.000	0.007	0.027
37	珠海	广东	0.000	0.026	0.000	0.000	0.000	0.026
38	赣州	江西	0.000	0.026	0.000	0.000	0.000	0.026
39	郴州	湖南	0.000	0.025	0.000	0.000	0.000	0.025
40	遵义	贵州	0.000	0.025	0.000	0.000	0.000	0.025
41	唐山	河北	0.000	0.013	0.006	0.000	0.005	0.024
42	梅州	广东	0.000	0.024	0.000	0.000	0.000	0.024
43	盐城	江苏	0.000	0.016	0.008	0.000	0.000	0.024
44	株洲	湖南	0.000	0.013	0.000	0.010	0.000	0.023
45	宜昌	湖北	0.000	0.023	0.000	0.000	0.000	0.023
46	蚌埠	安徽	0.000	0.023	0.000	0.000	0.000	0.023
47	邯郸	河北	0.000	0.022	0.000	0.000	0.000	0.022
48	阜阳	安徽	0.000	0.012	0.011	0.000	0.000	0.022
49	保定	河北	0.000	0.013	0.004	0.000	0.005	0.022
50	淮安	江苏	0.000	0.022	0.000	0.000	0.000	0.022

注：综合竞争力指数是数据标准化之后各层次、各类型医院竞争力加权之和。

2024年50个地级城市医院综合竞争力指数贡献度对比分析数据显示，地级城市医院的综合竞争力指数贡献度呈现"一家独大"的现象比较普遍，比如聊城、珠海、赣州、郴州、遵义、梅州、宜昌、蚌埠、邯郸、淮安10座地级城市医院综合竞争力指数贡献度达到100%，也就是说这10座城市的医院只有地级城市医院被评为标杆。在2024年50个地级城市中，中医医院综合竞争力指数贡献度差异性比较大，比如综合竞争力指数贡献度超过30%的地级城市有咸阳（75%）、株洲（42%）泸州（35%）、沧州（32%），也可以看到仍然有31座地级城市的中医医院综合竞争力指数贡献度为0。此外，50个地级城市的社会办医·单体医院综合竞争力指数贡献度普遍较低，除宿迁由于历史原因社会办医·单体医院比较有优势，贡献度高达 79% 外，社会办医·单体医院综合竞争力指数贡献度超过 20% 的地级城市有漳州（32%）、东莞（28%）、咸阳（25%）、南阳（25%）、保定（22%），在 50 个地级城市中有 32 座地级城市没有医院被评为社会办医·单体医院标杆（见表 8）。

表 8 2024 年 50 个地级城市医院综合竞争力指数贡献度对比分析

单位：%

序号	城市	顶级医院	地级城市医院	县级医院	中医医院	社会办医·单体医院
1	苏州	17	38	25	10	9
2	温州	23	45	21	6	5
3	徐州	24	50	6	8	12
4	无锡	0	64	23	12	0
5	佛山	0	70	0	18	13
6	潍坊	0	31	47	15	6
7	烟台	32	54	13	0	0
8	济宁	0	74	14	0	11
9	东莞	0	57	0	15	28
10	十堰	35	65	0	0	0
11	临沂	0	45	41	14	0
12	常州	0	80	0	20	0
13	金华	0	33	51	0	16
14	汕头	0	89	0	0	11
15	湛江	0	77	23	0	0
16	襄阳	0	70	9	21	0
17	柳州	0	77	0	23	0
18	泰州	0	38	48	15	0
19	泉州	0	91	9	0	0
20	新乡	0	90	0	0	10
21	江门	0	47	29	24	0
22	南通	0	63	37	0	0
23	中山	0	62	0	30	9
24	扬州	0	92	0	0	8
25	沧州	0	68	0	32	0
26	绍兴	0	40	60	0	0
27	泸州	0	65	0	35	0
28	台州	0	74	26	0	0

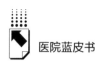
续表

序号	城市	顶级医院	地级城市医院	县级医院	中医医院	社会办医·单体医院
29	南充	0	88	12	0	0
30	茂名	0	40	30	29	0
31	宿迁	0	0	21	0	79
32	聊城	0	100	0	0	0
33	漳州	0	68	0	0	32
34	咸阳	0	0	0	75	25
35	惠州	0	83	17	0	0
36	南阳	0	61	14	0	25
37	珠海	0	100	0	0	0
38	赣州	0	100	0	0	0
39	郴州	0	100	0	0	0
40	遵义	0	100	0	0	0
41	唐山	0	55	27	0	19
42	梅州	0	100	0	0	0
43	盐城	0	67	33	0	0
44	株洲	0	58	0	42	0
45	宜昌	0	100	0	0	0
46	蚌埠	0	100	0	0	0
47	邯郸	0	100	0	0	0
48	阜阳	0	53	47	0	0
49	保定	0	60	18	0	22
50	淮安	0	100	0	0	0

2024年50个地级城市医院标杆数量纵向对比分析显示，被评为地级城市医院标杆的医院总数趋于稳定（见表9）。相较于2023年，漳州、盐城、蚌埠、邯郸、保定属于五个新增的优选地级城市，说明这五个地级城市的医院进步比较大。在50个地级城市中，医院综合竞争力指数进步最大的地级城市是十堰，退步较显著的是赣州和淮安。

表9　2024年50个地级城市医院标杆数量纵向对比

单位：家

序号	城市	顶级医院		地级城市医院		县级医院		中医医院		社会办医·单体医院		医院总数		医院较上年总数变化
		2023年	2024年	2023年	2024年	2023年	2024年	2023年	2024年	2023年	2024年	2023年	2024年	
1	苏州	1	1	3	3	6	6	2	2	3	3	15	15	0
2	温州	1	1	2	2	4	4	1	1	1	1	9	9	0
3	徐州	1	1	2	2	1	1	1	1	2	2	7	7	0
4	无锡	0	0	2	3	2	2	1	1	0	0	5	6	1
5	佛山	0	0	2	3	0	0	1	1	1	1	4	5	1
6	潍坊	0	0	1	1	5	6	1	1	1	1	8	9	1
7	烟台	1	1	1	2	2	2	0	0	0	0	4	5	1
8	济宁	0	0	2	2	2	2	0	0	2	2	6	6	0
9	东莞	0	0	2	2	0	0	1	1	2	2	5	5	0
10	十堰	0	1	2	2	0	0	0	0	0	0	2	3	1
11	临沂	0	0	1	1	4	4	1	1	0	0	3	3	0
12	常州	0	0	2	2	0	0	1	1	0	0	3	3	0
13	金华	0	0	1	1	4	4	0	0	2	2	7	7	0
14	汕头	0	0	2	2	0	0	0	0	1	1	3	3	0
15	湛江	0	0	2	2	2	2	0	0	0	0	4	4	0
16	襄阳	0	0	2	2	1	1	1	1	0	0	4	4	0
17	柳州	0	0	2	2	0	0	1	1	0	0	3	3	0
18	泰州	0	0	1	1	3	3	0	1	0	0	4	5	1
19	泉州	0	0	2	2	1	1	0	0	0	0	3	3	0
20	新乡	0	0	2	2	0	0	0	0	1	1	3	3	0
21	江门	0	0	1	1	2	2	1	1	0	0	4	4	0
22	南通	0	0	1	1	3	3	0	0	0	0	4	4	0
23	中山	0	0	1	1	0	0	1	1	1	1	3	3	0
24	扬州	0	0	2	2	0	0	0	0	0	0	3	3	0
25	沧州	0	0	1	1	0	0	1	1	0	0	2	2	0
26	绍兴	0	0	1	1	3	3	0	0	0	0	4	4	0
27	泸州	0	0	1	1	0	0	1	1	0	0	2	2	0
28	台州	0	0	1	1	1	1	0	0	0	0	2	2	0
29	南充	0	0	2	2	1	1	0	0	0	0	3	3	0
30	茂名	0	0	1	1	1	1	1	1	0	0	3	3	0
31	宿迁	0	0	0	0	1	1	0	0	4	4	5	5	0

续表

序号	城市	顶级医院		地级城市医院		县级医院		中医医院		社会办医·单体医院		医院总数		医院较上年总数变化
		2023年	2024年	2023年	2024年	2023年	2024年	2023年	2024年	2023年	2024年	2023年	2024年	
32	聊城	0	0	1	1	0	0	0	0	0	0	1	1	0
33	漳州	0	0	1	1	0	0	0	0	2	2	3	3	0
34	咸阳	0	0	0	0	0	0	2	2	1	1	3	3	0
35	惠州	0	0	1	1	1	1	0	0	0	0	2	2	0
36	南阳	0	0	1	1	1	1	0	0	1	1	3	3	0
37	珠海	0	0	2	2	0	0	0	0	0	0	2	2	0
38	赣州	0	0	2	2	0	0	0	0	0	0	2	2	0
39	郴州	0	0	1	1	0	0	0	0	0	0	1	1	0
40	遵义	0	0	1	1	0	0	0	0	0	0	1	1	0
41	唐山	0	0	1	1	1	1	0	0	1	1	3	3	0
42	梅州	0	0	1	1	0	0	0	0	0	0	1	1	0
43	盐城	0	0	1	1	1	2	0	0	0	0	2	3	1
44	株洲	0	0	1	1	0	0	1	1	0	0	2	2	0
45	宜昌	0	0	1	1	0	0	0	0	0	0	1	1	0
46	蚌埠	0	0	1	1	0	0	0	0	0	0	1	1	0
47	邯郸	0	0	0	0	1	0	0	0	0	0	2	1	-1
48	阜阳	0	0	0	0	2	2	0	0	0	0	3	3	0
49	保定	0	0	1	1	1	1	0	0	1	1	3	3	0
50	淮安	0	0	1	1	0	0	0	0	0	0	1	1	0

（四）区域均衡性分析

1. 地级城市医院均衡指数分析

本文以医院均衡指数（A/B值）衡量医院分布的均衡性。A/B值中的A是入围地级城市医院标杆第一梯队（100家），第一、第二梯队（300家）或第一、第二、第三梯队（500家）的地级城市数量，B为本省份地级城市总数，A/B值越接近1，表明医疗资源分布越均衡（下文县级医院同理）。

2024年全国27个省（自治区）地级城市医院均衡指数见表10。全国27个省（自治区）总共有301个地级城市，其中有77个地级城市有医院入围医院标杆第一梯队（100家）。2024年全国27个省（自治区）地级城市医院标杆第一梯队（100家）的均衡指数表现尤为亮眼的是江苏、浙江和河北，其中江苏有18家医院入围地级城市医院标杆第一梯队（100家），且分布在11座地级城市，均衡指数达到0.917，浙江和河北有医院入围地级城市医院标杆第一梯队（100家）的城市都是7座，均衡指数分别是0.778和0.700。2024年陕西、山西、吉林、新疆、甘肃、宁夏、海南、青海、西藏共有73座地级城市没有医院入围地级城市医院标杆第一梯队（100家）。

2024年地级城市医院标杆第一、第二梯队（300家）主要分布在全国23个省（自治区）的202个地级城市。2024年，地级城市医院标杆第一、第二梯队（300家）的均衡指数达到1.000的有江苏、浙江、山东、湖北、福建、湖南共6个省份，2024年，全国仍然有4个省份共20个地级城市医院标杆第一、第二梯队（300家）的均衡指数为0。值得一提的是，广东的医院综合竞争力指数虽然连续多年表现出色，但医院均衡指数始终没有得到改善，2024年广东有18家医院入围医院标杆第一梯队（100家），分布在12座地级城市中，均衡指数只有0.632，广东医院标杆第一、第二梯队（300家）的均衡指数为0.842，广东医院标杆第一、第二、第三梯队（500家）的均衡指数0.947，明显可以看出广东的优质医疗资源分布的不均衡性（见表10）。

表10 2024年全国27个省（自治区）地级城市医院均衡指数

单位：个

省（自治区）	地级城市总数	医院标杆第一梯队（100家）所在城市数	医院标杆第一梯队（100家）均衡指数	医院标杆第一、第二梯队（300家）所在城市数	医院标杆第一、第二梯队（300家）均衡指数	医院标杆第一、第二、第三梯队（500家）所在城市数	医院标杆第一、第二、第三梯队（500家）均衡指数
江苏	12	11	0.917	12	1.000	12	1.000
浙江	9	7	0.778	9	1.000	9	1.000
河北	10	7	0.700	9	0.900	10	1.000
广东	19	12	0.632	16	0.842	18	0.947
山东	14	8	0.571	14	1.000	14	1.000

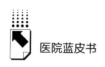
续表

省 （自治区）	地级 城市 总数	医院标杆 第一梯队 （100家） 所在城市数	医院标杆 第一梯队 （100家） 均衡指数	医院标杆 第一、第二 梯队（300家） 所在城市数	医院标杆 第一、第二 梯队（300家） 均衡指数	医院标杆 第一、第二、第三 梯队（500家） 所在城市数	医院标杆 第一、第二、第三 梯队（500家） 均衡指数
湖北	12	6	0.500	12	1.000	12	1.000
福建	7	3	0.429	7	1.000	7	1.000
湖南	13	4	0.308	13	1.000	13	1.000
四川	20	4	0.200	17	0.850	18	0.900
安徽	15	3	0.200	12	0.800	15	1.000
河南	16	3	0.188	15	0.938	16	1.000
辽宁	12	2	0.167	9	0.750	12	1.000
广西	13	2	0.154	9	0.692	12	0.923
贵州	8	1	0.125	6	0.750	8	1.000
江西	10	1	0.100	6	0.600	10	1.000
内蒙古	11	1	0.091	4	0.364	9	0.818
黑龙江	12	1	0.083	3	0.250	9	0.750
云南	15	1	0.067	10	0.667	12	0.800
陕西	9	0	0.000	7	0.778	9	1.000
山西	10	0	0.000	5	0.500	9	0.900
吉林	8	0	0.000	3	0.375	6	0.750
新疆	13	0	0.000	2	0.154	8	0.615
甘肃	13	0	0.000	2	0.154	7	0.538
宁夏	4	0	0.000	0	0.000	3	0.750
海南	3	0	0.000	0	0.000	2	0.667
青海	7	0	0.000	0	0.000	0	0.000
西藏	6	0	0.000	0	0.000	0	0.000

注：＊统计地级城市数量时不包括省会城市、计划单列市。

　　2024年地级城市医院标杆第一、第二、第三梯队（500家）的医院分布比较均衡，主要分布在全国25个省份中的260个地级城市，其中有13个省份均衡指数达到1.000，遗憾的是青海和西藏仍然没有医院入围地级城市标杆第一、第二、第三梯队（500家）。

2. 县级医院均衡指数分析

2024 年全国 28 个省（区、市）县级医院均衡指数见表 11。2024 年县级医院标杆第一梯队（100 家）的整体均衡指数为 0.052，相比 2023 年整体均衡指数有所下降，分布在全国 19 个省（区、市）的 97 个县。县级医院标杆第一梯队（100 家）的均衡指数靠前的省份是江苏、浙江、山东，且这三个省份共有 54 家医院入围县级医院标杆第一梯队（100 家），占比超过一半，其中山东入围县级医院标杆第一梯队（100 家）的县域数量最多，达到 21 个。广东县级医院标杆第一梯队（100 家）的均衡指数只有 0.123，与前三个省份差距明显。县域总数超过 100 个的省份分别是四川（128 个）、河南（103 个）、云南（112 个）、河北（118 个），而这四个省份入围县级医院标杆第一梯队（100 家）的县城个数却只有 12 个，其中四川（5 个）、河南（3 个）、河北（2 个）、云南（2 个），均衡指数分别是 0.039、0.029、0.018、0.017，可见，县级医院发展不平衡不充分的现象非常普遍。全国仍然有海南、陕西、新疆、黑龙江、甘肃、山西、宁夏、青海和西藏 9 个省份没有医院入围县级医院标杆第一梯队（100 家）。

2024 年全国 28 个省（区、市）县级医院标杆第一、第二梯队（300 家）分布在全国 24 个省份的 291 个县，均衡指数保持领先的分别是江苏、浙江、山东、重庆和广东，其中重庆是唯一拥有县的直辖市。数据显示，山西、宁夏、青海和西藏 4 个省份没有医院入围县级医院标杆第一、第二梯队（300 家）（见表 11）。

表 11　2024 年 28 个省（区、市）县级医院均衡指数

单位：个

省 （区、市）	县域 总数	医院标杆 第一梯队 （100 家） 所在县域数	医院标杆 第一梯队 （100 家） 均衡指数	医院标杆 第一、第二 梯队（300 家） 所在县域数	医院标杆 第一、第二 梯队（300 家） 均衡指数	医院标杆 第一、第二、 第三梯队 （500 家） 所在县域数	医院标杆 第一、第二、 第三梯队 （500 家） 均衡指数
江苏	40	17	0.425	35	0.875	39	0.975
浙江	53	16	0.302	31	0.585	34	0.642

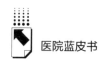
续表

省(区、市)	县域总数	医院标杆第一梯队(100家)所在县域数	医院标杆第一梯队(100家)均衡指数	医院标杆第一、第二梯队(300家)所在县域数	医院标杆第一、第二梯队(300家)均衡指数	医院标杆第一、第二、第三梯队(500家)所在县域数	医院标杆第一、第二、第三梯队(500家)均衡指数
山东	78	21	0.269	44	0.564	61	0.782
广东	57	7	0.123	18	0.316	29	0.509
重庆	12	1	0.083	5	0.417	7	0.583
湖北	64	5	0.078	17	0.266	35	0.547
福建	53	3	0.057	8	0.151	19	0.358
安徽	59	3	0.051	11	0.186	28	0.475
辽宁	41	2	0.049	5	0.122	14	0.341
广西	70	3	0.043	10	0.143	13	0.186
四川	128	5	0.039	22	0.172	31	0.242
湖南	86	3	0.035	15	0.174	26	0.302
河南	103	3	0.029	26	0.252	47	0.456
吉林	39	1	0.026	4	0.103	8	0.205
云南	112	2	0.018	9	0.080	16	0.143
河北	118	2	0.017	12	0.102	22	0.186
贵州	72	1	0.014	4	0.056	11	0.153
江西	73	1	0.014	5	0.068	13	0.178
内蒙古	80	1	0.013	1	0.013	4	0.050
海南	15	0	0.000	1	0.067	3	0.200
陕西	76	0	0.000	3	0.039	6	0.079
新疆	94	0	0.000	3	0.032	8	0.085
黑龙江	67	0	0.000	1	0.015	3	0.045
甘肃	69	0	0.000	1	0.014	4	0.058
山西	91	0	0.000	0	0.000	2	0.022
宁夏	13	0	0.000	0	0.000	0	0.000
青海	37	0	0.000	0	0.000	0	0.000
西藏	66	0	0.000	0	0.000	0	0.000

2024年县级医院标杆第一、第二、第三梯队(500家)分布在全国483个县,整体均衡指数是0.259,均衡指数靠前的依次是江苏、山东、浙江、重庆、湖北,相对而言这5个省(直辖市)的县级医院优质资源的分布比

较均衡，宁夏、青海和西藏3个省份仍然没有医院入围县级医院标杆第一、第二、第三梯队（500家），均衡指数为0。县级医院均衡指数整体靠后的主要是西部地区的省份，与全国整体县级医院的水平尚有差距。

二 "分层分类"医院新质运营分析

年度部门决算报告展示了医院整个年度的收支、资产、负债等内容，是医院运营状况的综合体现。本节结合医院公开的2023年部门决算报告以及艾力彼医院管理研究中心资料库数据，以医院决算收入数据为切入点，分析我国不同层级、不同类型的医院的运营状况。

（一）顶级医院标杆分析

本节对2022年和2023年顶级医院标杆的部门决算数据进行整理和分析，2023年顶级医院标杆总收入中位数为65.24亿元，比上一年提高11%；人均总收入（用总收入/职工人数计算所得）中位数为130.45万元，比上一年提高10%。2022年和2023年顶级医院标杆总收入和人均总收入数据分布见表12。

表12 2022年和2023年顶级医院标杆总收入和人均总收入数据分布

单位：家

项目	范围	2022年机构数	2023年机构数	变化
总收入	≥100亿元	9	15	6
	80亿~100亿元（不含）	16	21	5
	60亿~80亿元（不含）	24	23	-1
	40亿~60亿元（不含）	35	37	2
	<40亿元（不含）	16	4	-12
人均总收入	≥200万元	7	8	1
	150万~200万元（不含）	18	24	6
	100万~150万元（不含）	44	51	7
	<100万元（不含）	31	17	-14

如表 12 所示，2023 年约八成顶级医院标杆总收入在 40 亿~100 亿元（不含）；总收入在 100 亿元及以上的医院共 15 家，比上一年增加 6 家；低于 40 亿元（不含）的医院共 4 家，比上一年减少 12 家。人均总收入方面，接近八成的医院在 100 万~200 万元（不含）；人均总收入在 200 万元及以上的医院共 8 家，比上一年增加 1 家；人均总收入低于 100 万元（不含）的共 17 家，比上一年减少 14 家。顶级医院标杆总收入和人均总收入对比上一年均明显提高，这也说明医院可支配资金增加。

进一步分析 2023 年顶级医院标杆总收入和人均总收入增长率的分布情况见图 1。

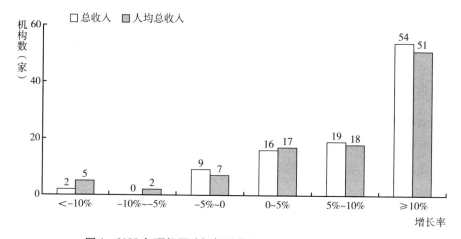

图 1　2023 年顶级医院标杆总收入和人均总收入增长情况

如图 1 所示，2023 年顶级医院标杆总收入与人均总收入的增长率分布情况相似，总收入 2023 年比 2022 年增长的医院共 89 家，其中增长率在 10% 及以上的医院共 54 家；人均总收入 2023 年比 2022 年增长的医院共 86 家，其中增长率在 10% 及以上的医院共 51 家。总收入增长的主要原因是 2023 年医疗业务量普遍增加。总收入下降的医院共 11 家，其中 2 家下降幅度超过 10%，主要原因是医院基建工程完成，相关财政拨款收入减少；另外 9 家降幅在 5% 以内，原因包括疫情防控专项拨款减少、结余分配减少、业务量减缩、支付方式改革导致收入规模下降等。

根据医院部门决算报告，总收入由本年度收入、使用非财政拨款结余、年初结转和结余构成。本年度收入包括八项内容，由于顶级医院标杆国有资本经营预算财政拨款收入、上级补助收入、经营收入、附属单位上缴收入这四项数值几乎全部为零，故本节将本年度收入构成分为三类进行分析：①财政拨款收入，取值为一般公共预算财政拨款收入、政府性基金预算财政拨款、国有资本经营预算财政拨款收入、上级补助收入这四项的和；②事业收入；③其他收入，取值为经营收入、附属单位上缴收入、其他收入这三项的和。2023年顶级医院标杆总收入和本年度收入构成见表13。

表13 2023年顶级医院标杆总收入构成及本年度收入构成

单位：%

项目		总收入构成			本年度收入构成		
		本年度收入/总收入	使用非财政拨款结余/总收入	年初结转和结余/总收入	财政拨款收入/本年度收入	事业收入/本年度收入	其他收入/本年度收入
顶级医院标杆		91.78	1.16	7.06	7.01	89.06	3.97
按地区	东北	93.12	1.52	5.36	4.55	92.78	2.67
	华北	85.33	0.04	14.63	11.56	84.86	3.58
	华东	93.58	0.94	5.48	7.05	88.55	4.40
	华中	91.58	2.66	5.76	4.34	90.57	5.09
	华南	93.66	1.91	4.43	6.66	89.68	3.66
	西北	92.97	1.54	5.49	5.24	91.35	3.41
	西南	92.46	0.39	7.15	6.83	90.20	2.97

先分析顶级医院标杆总收入的构成，本年度收入、使用非财政拨款结余、年初结转和结余的比约为92：1：7（见表13）。在顶级医院标杆中，47家医院使用非财政拨款结余大于0元，其中23家医院大于1亿元，说明这些医院本年度收入与年初结转和结余不能满足支出需要，于是利用以前年度的非财政拨款结余弥补收支差额。在顶级医院标杆中，超八成医院的年初结转和结余大于1亿元，其中13家医院大于10亿元，反映出顶级医院标杆承担了很多专项工作，这与顶级医院以省部级医院为主、科教研任务多的情况

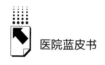

相吻合。

顶级医院标杆本年度收入构成方面，财政拨款收入、事业收入、其他收入的比约为7∶89∶4（见表13）。财政拨款收入占比大于10%的医院共20家、小于5%的医院共40家。事业收入占比大于90%的医院共50家、小于80%的医院共7家。对财政拨款收入占比较高的医院进行梳理分析，发现主要原因是医院正在进行新院区建设等工程，次要原因是专项补助或发展资金下发、专项债券规模上升等。

本节将顶级医院标杆按照七大地区①分类进行对比（见表13），总收入构成方面，顶级医院标杆中，使用非财政拨款结余占总收入比例最高的是华中地区医院，比例最低的是华北地区医院；年初结转和结余占总收入比例最高的是华北地区医院，比例最低的是华南地区医院。对比七大地区医院本年度收入的构成，财政拨款收入占本年度收入比例最高的是华北地区医院，占比最低的是华中地区医院；事业收入占本年度收入比例最高的是东北地区医院，最低的是华北地区医院。总体来看，华北地区医院（共16家，其中13家位于北京）财政拨款较多、承接各种专项工作更多，整体运营状态更良好。

2024年顶级医院标杆中，68家医院同时为转化医学标杆，将这68家医院与其他32家医院的数据进行对比分析见表14。

表14　2024年转化医学标杆与非转化医学标杆的总收入中位数和人均总收入中位数

是否为转化医学标杆	机构数（家）	总收入中位数（亿元）	人均总收入中位数（万元）
转化医学标杆	68	80.91	148.30
非转化医学标杆	32	46.32	103.47

① 本书七大地区划分标准如下：七大地区划分为东北地区、华北地区、华东地区、华中地区、华南地区、西北地区、西南地区。东北地区包括黑龙江、吉林、辽宁；华北地区包括北京、河北、内蒙古、山西、天津；华东地区包括安徽、福建、江苏、江西、山东、上海、浙江；华南地区包括广东、广西、海南；华中地区包括河南、湖北、湖南；西北地区包括甘肃、宁夏、青海、陕西、新疆；西南地区包括贵州、四川、西藏、云南、重庆。

顶级医院标杆中，同时为转化医学标杆的 68 家医院的总收入和人均总收入中位数分别比其余 32 家医院的中位数高 75%、43%，差距明显（见表 14），一方面说明转化医学研究成果可以为医院和员工带来直接的经济收入，另一方面也反映出转化医学研究水平与医院运营能力、综合竞争力息息相关。顶级医院标杆智慧化建设效果良好，更有部分医院开展和参与 AI 研发项目，应用现代科技手段，加速科技成果向新质生产力转化，提升医疗服务质量和效率。

（二）不同层级医院纵横分析

顶级医院标杆以省部级医院为主，是省部级综合医院的标杆。本文选取顶级医院标杆、地级城市医院标杆第一梯队、县级医院标杆第一梯队、中医医院标杆第一梯队进行研究，对比分析不同层级、不同类型标杆医院的差异（见图 2）。

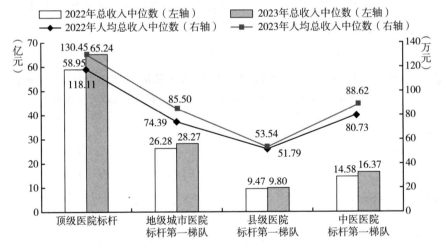

图 2　2022~2023 年顶级医院标杆、地级城市医院标杆第一梯队、县级医院标杆
第一梯队、中医医院标杆第一梯队总收入和人均总收入中位数比较

对比 2023 年顶级医院标杆、地级城市医院标杆第一梯队、县级医院标杆第一梯队、中医医院标杆第一梯队的总收入和人均总收入中位数数据（见图

2），顶级医院优势十分明显。将顶级医院标杆的总收入和人均总收入中位数分别记为1，上述四个层级医院总收入中位数的比为1∶0.43∶0.15∶0.25，人均总收入中位数的比为1∶0.66∶0.41∶0.68，不同层级医院之间总收入中位数的差异大于人均总收入中位数的差异。2023年中医医院标杆第一梯队总收入中位数不到地级城市医院标杆第一梯队总收入中位数的六成，但中医医院标杆第一梯队人均总收入中位数略高于地级城市医院标杆第一梯队人均总收入中位数，体现出中医医院较强的运营效能。县级医院标杆第一梯队明显弱于其他层级，2023年其总收入中位数、人均总收入中位数分别约为地级城市医院标杆第一梯队的四成、六成。

2023年四个层级医院的总收入中位数和人均总收入中位数均有不同程度的增长，其中县级医院标杆第一梯队增长幅度最小（见表15）。层级高的医院在医疗技术、设备、人才等方面更具优势，能够吸引更多患者和医疗资源，从而实现总收入和人均总收入中位数的快速增长，呈现出明显的"马太效应"。县级医院由于资源有限、运营能力偏弱，增长幅度相对较小，这种差距可能会随着时间的推移而进一步扩大。

表15　2023年顶级医院标杆、地级城市医院标杆第一梯队、县级医院标杆第一梯队、中医医院标杆第一梯队总收入、人均总收入中位数的增长率

单位：%

项目	顶级医院标杆	地级城市医院标杆第一梯队	县级医院标杆第一梯队	中医医院标杆第一梯队
总收入中位数	10.45	14.93	3.48	9.77
人均总收入中位数	10.67	7.57	3.38	12.28

对比分析顶级医院标杆、地级城市医院标杆第一梯队、县级医院标杆第一梯队、中医医院标杆第一梯队总收入、本年度收入的构成情况（见表16）。总收入构成方面，不同层级医院使用非财政拨款结余占总收入的比例差异不大，顶级医院标杆和中医医院标杆第一梯队年初结转和结余占总收入的比例大于7%，中医医院标杆第一梯队中不少医院为省部级中医医院，加

上近年中医药发展备受重视，开展了较多专项工作。本年度收入构成方面，事业收入占本年度收入比例最高的是地级城市医院标杆第一梯队，其次是顶级医院标杆；财政拨款收入占本年度收入比例最高的是中医医院标杆第一梯队，其次是顶级医院标杆。

表16　2023年顶级医院标杆、地级城市医院标杆第一梯队、县级医院标杆第一梯队、中医医院标杆第一梯队总收入构成、本年度收入构成

单位：%

不同层级	总收入构成			本年度收入构成		
	本年度收入/总收入	使用非财政拨款结余/总收入	年初结转和结余/总收入	财政拨款收入/本年度收入	事业收入/本年度收入	其他收入/本年度收入
顶级医院标杆	91.78	1.16	7.06	7.01	89.06	3.97
地级城市医院标杆第一梯队	96.36	1.08	2.56	6.33	90.86	2.81
县级医院标杆第一梯队	96.93	1.48	1.59	6.58	88.36	5.06
中医医院标杆第一梯队	91.84	1.05	7.11	10.65	86.50	2.85

事业收入和财政拨款收入是医院最主要的收入来源。《2024中国卫生健康统计提要》的数据显示（见表17），大部分政府办综合医院事业收入占比在80%以上，整体来看，政府办综合医院财政拨款收入占比为12.11%，医院行政级别越高，事业收入占比越高，财政拨款收入占比越低。对比表16和表17不同层级医院的财政拨款收入占比，顶级医院标杆与省属医院接近；地级城市医院标杆第一梯队、县级医院标杆第一梯队都低于同级医院水平，其中一个原因是医院标杆第一梯队综合竞争力较强、医疗收入和科教研项目收入高于同级医院平均水平，从而导致财政拨款收入占比偏低。整体来看，各个层级医院财政拨款收入占比偏低，仍需加大对医疗健康事业的投入以保障人民的健康水平，同时提醒医院重视内部运营管理，特别是发展新质生产力，以更高效的方式提升医疗服务能力和质量。

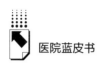

表 17   2023 年政府办综合医院收入

单位：亿元，%

	政府办综合医院	其中：				
		委属	省属	地级市属	县级市属	县属
平均每所医院总收入	5.64	74.79	27.42	10.29	3.28	2.35
财政拨款收入占比	12.11	4.36	8.65	12.41	15.16	16.27
事业收入占比	85.43	91.48	88.66	85.71	82.03	81.51

资料来源：《2024 中国卫生健康统计提要》。

医院收入是医疗技术水平、服务能力、科教研能力等的综合体现，不同层级医院之间收入有差距，这与医院级别、分级诊疗定位相关，但具体到每个层级内部，技术水平和运营能力能否承担起对应层级的任务，是值得深入研究的问题。县级医院是分级诊疗的重要一环，直接影响群众看一般病不出县、降低看病就医负担的目标。我国县级医院数量众多，竞争力参差不齐，需要继续加强县级医院能力建设以保障分级诊疗制度的落实。

2023 年顶级医院标杆、地级城市医院标杆第一梯队、县级医院标杆第一梯队、中医医院标杆第一梯队不同层级之间收入情况有差异，同一层级内部也有差异，计算各个层级内部事业收入与人均事业收入的离散系数见表 18。

表 18   2023 年顶级医院标杆、地级城市医院标杆第一梯队、县级医院标杆第一梯队、中医医院标杆第一梯队事业收入、人均事业收入的离散系数

项目	顶级医院标杆	地级城市医院标杆第一梯队	县级医院标杆第一梯队	中医医院标杆第一梯队
事业收入	44.26	36.46	37.77	62.72
人均事业收入	27.83	21.35	22.59	39.31

如表 18 所示，无论事业收入还是人均事业收入，同一层级内部差异最大的都是中医医院标杆第一梯队，这是由于中医医院标杆第一梯队同时包含

了省部级、市级和区县级的中医医院，不同行政级别的医院在功能定位、技术水平、管理水平等方面都存在差距，综合竞争力拉开较大的距离。整体来看，各个层级医院事业收入的内部差异大于人均事业收入的内部差异。

三 结语

医院高质量发展离不开创新管理，本文通过对全国 31 个省（区、市）、32 个省会（首府）城市、计划单列市以及 50 个地级城市的数据结果进行分析，2024 年省（区、市）中，广东、江苏、浙江、北京、山东表现突出。省会（首府）城市中，广州、杭州、武汉、长沙、南京综合表现尤为突出，广东省和广州市医院综合竞争力指数连续多年保持领先。计划单列市中，深圳、厦门、大连、宁波和青岛综合实力表现优异，地级城市中，苏州、温州、徐州、无锡和佛山同样表现不俗。

2024 年医院标杆第一梯队的数量对比 2023 年部分省（区、市）还是发生了一些明显变化，其中浙江增加 3 家，而河南、四川、陕西的标杆第一梯队的医院数量分别减少了 4 家、4 家、3 家。2024 年漳州、盐城、蚌埠、邯郸、保定五个城市新入围医院综合竞争力指数前 50 个的地级城市中，在 50 个地级城市中，医院综合竞争力指数变化幅度比较大，指数有所提升的地级城市有 25 个，有所下滑的地级城市有 19 个，苏州仍然保持领先。

医院均衡指数反映医疗资源分布状况。2024 年地级城市医院标杆第一梯队（100 家）的均衡指数中，江苏、浙江和河北表现尤为突出，居优势地位，全国仍有 9 个省份的地级城市没有医院入围地级城市医院标杆第一梯队（100 家）。江苏、浙江、山东、湖北、福建、湖南 6 个省份的地级城市医院标杆第一、第二梯队的均衡指数达到 1.000，全国仍然有 4 个省份的地级城市医院标杆第一、第二梯队的均衡指数为 0。相对来说地级城市医院标杆第一、第二、第三梯队的医院分布比较均衡，共有 13 个省份地级城市医院标杆第一、第二、第三梯队的均衡指数达到 1.000。2024 年县级医院标杆第一梯队（100 家）分布在全国 19 个省份的 97 个县，整体均衡指数为 0.052，

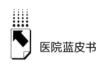
较 2023 年整体均衡指数有所下降。县级医院标杆第一、第二梯队的均衡指数前五位的分别是江苏、浙江、山东、重庆和广东。2024 年县级医院第一、第二、第三梯队整体均衡指数是 0.259，名列前茅的依次是江苏、山东、浙江、重庆、湖北。

顶级医院标杆总收入明显提高，不同地区之间存在差异。总收入构成方面，本年度收入、使用非财政拨款结余、年初结转和结余的比约为 92：1：7；本年度收入构成方面，财政拨款收入、事业收入、其他收入的比约为 7：89：4。大部分位于北京的华北地区医院，财政拨款较多、承接各种专项工作更多，整体运营状态更良好。顶级医院重视转化医学研究、重视智慧化建设和现代科技手段的应用，这些都将加速科技成果向新质生产力转化提升医疗服务质量和效率。

各个层级医院标杆的业务量普遍增加，故业务收入和总收入也增长。少数医院总收入下降，原因是在建工程完成导致财政拨款减少、疫情防控专项拨款减少、结余分配减少、业务量减缩，以及支付方式改革导致收入规模下降等。

不同层级医院标杆的营收能力呈现出"马太效应"。顶级医院标杆、地级城市医院标杆第一梯队、县级医院标杆第一梯队、中医医院标杆第一梯队总收入中位数的比为 1：0.43：0.15：0.25，人均总收入中位数的比为 1：0.66：0.41：0.68。县级医院标杆第一梯队总收入和人均总收入中位数增长幅度小于其他层级医院标杆。我国县级医院众多，竞争力参差不齐，需要继续加强县级医院能力建设以保障分级诊疗制度的落实。

参考文献

［1］庄一强主编《中国医院竞争力报告（2024）》，社会科学文献出版社，2024。

［2］庄一强、廖新波主编《中国医院竞争力报告（2023）》，社会科学文献出版社，2023。

［3］庄一强、王兴琳主编《中国医院竞争力报告（2022）》，社会科学文献出版

社，2022。

［4］庄一强主编《中国医院竞争力报告（2020～2021）》，社会科学文献出版
社，2021。

［5］庄一强、曾益新主编《中国医院竞争力报告（2017）》，社会科学文献出版
社，2017。

［6］庄一强、曾益新主编《中国医院竞争力报告（2016）》，社会科学文献出版
社，2016。

［7］庄一强、廖新波主编《中国智慧医院发展报告（2023）》，社会科学文献出版
社，2023。

［8］庄一强、廖新波主编《中国智慧医院发展报告（2022）》，社会科学文献出版
社，2022。

［9］国家卫生健康委员会编《2024 中国卫生健康统计提要》，中国协和医科大学出
版社，2024。

［10］《以新质生产力打造发展新优势》，人民网，http：//theory. people. com. cn/
GB/n1/2023/1212/c40531-40136757. html。

［11］吴丹麦、田倩倩、许树强等：《新质生产力驱动智慧医院变革创新：理论逻辑
与实施路径》，《中国卫生经济》2025 年第 1 期。

［12］许昌、孙逸凡、董四平等：《智慧医院建设促进公立医院高质量发展的思考》，
《中国医院管理》2023 年第 1 期。

［13］刘晨曦、王茜、姚岚：《新质生产力助力健康中国建设研究》，《中国卫生经济》
2024 年第 7 期。

［14］《国家中医药管理局关于加快推进中医优势专科建设的意见》，中国政府网，
https：//www. gov. cn/zhengce/zhengceku/202412/content_6992017. htm。

分报告

B.3
2024年县级医院竞争力报告*

卓进德　刘兆明　刘嘉豪　谈奕麟**

摘　要：　本文对2024年县级医院标杆第一梯队（100家医院）、第二梯队（200家医院）、第三梯队（200家医院）共500家医院及县级医院专科标杆第一梯队进行分析。研究结果显示，从地域分布比较，东部地区县级医院竞争力要素优势明显，华东地区六省均有医院被评为医院标杆。从竞争力要素比较，西部地区县级医院的人员配置得到加强，其中临床护士人数/实际开放床位数已接近东部地区水平。东部地区县级医院的门诊均次费用增加明显。从近五年的县级医院发展态势来看，在床位数渐趋稳定之际，"年手术量"呈现降低趋势。

关键词：　县级医院　医院竞争力　资源配置

---

* 除特别注明外，本文所有图表均来自艾力彼医院管理研究中心数据库。

** 卓进德，博士，艾力彼医院管理研究中心副主任；刘兆明，博士，艾力彼医院管理研究中心医院认证专家；刘嘉豪，艾力彼医院管理研究中心数据分析部项目副经理；谈奕麟，艾力彼医院管理研究中心区域总监。

一 2024年县级医院标杆第一梯队分析

（一）地域分布分析

1.省（区、市）分布情况

如表1所示，山东、江苏、浙江三省县级医院标杆第一梯队数量仍然保持领先地位。相较于2023年，2024年有少数省份的数据出现变化。其中，县级医院标杆第一梯队中数量增加的省份有山东、江苏、云南，各增加1家。减少的省份中湖南、河北各减少1家，四川减少2家；江西首次有医院进入县级医院标杆第一梯队，可喜可贺！

表1　2023~2024年县级医院标杆第一梯队省（区、市）分布情况

单位：家

指标	年份	山东	江苏	浙江	广东	湖北	四川	湖南	安徽	福建	广西
医院综合竞争力指数	2024	0.205	0.218	0.186	0.084	0.053	0.042	0.029	0.025	0.024	0.023
	2023	0.203	0.210	0.185	0.085	0.053	0.056	0.035	0.024	0.023	0.022
入围机构数	2024	21	19	16	8	5	5	3	3	3	3
	2023	20	18	16	8	5	7	4	3	3	3
指标	年份	河南	河北	辽宁	云南	吉林	贵州	重庆	内蒙古	江西	
医院综合竞争力指数	2024	0.023	0.017	0.015	0.013	0.011	0.011	0.008	0.007	0.006	
	2023	0.023	0.025	0.015	0.007	0.011	0.011	0.008	0.006	—	
入围机构数	2024	3	2	2	2	1	1	1	1	1	
	2023	3	3	2	1	1	1	1	1	—	

2.县域分布情况

如表2所示，10个市的县级医院中，2024年有39家医院入围第一梯队。2024年在县级医院标杆第一梯队里，山东的3个市共有13家医院入围，江苏的3个市共有12家医院入围，浙江的4个市共有14家医院入围。其中，江苏苏州与山东潍坊表现尤为突出，二者均有6家医院跻身县级医院

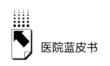
标杆第一梯队。其中山东潍坊曾在 2023 年减少至 5 家，2024 年入围数量回升至 6 家。在全国范围内，拥有 3 家及以上县级医院标杆第一梯队医院的城市主要集中于东部地区。

表 2　2023~2024 年县级医院标杆第一梯队县域分布情况

单位：家

区域	省份	城市	2023 年入围数量	2024 年入围数量
华东	江苏	苏州	6	6
		南通	3	3
		泰州	3	3
	山东	潍坊	5	6
		临沂	4	4
		菏泽	3	3
	浙江	金华	4	4
		温州	4	4
		宁波	3	3
		绍兴	3	3

（二）竞争力要素分析

本文中县级医院标杆评价指标体系涵盖医疗技术要素、资源配置要素以及医院运营要素三个维度，下文将依次对这三个维度展开分析。

1. 医疗技术要素

如表 3 及图 1 所示，2024 年县级医院标杆第一梯队"拥有高级职称的职工人数/全院职工总人数"在东部、中部地区的占比分别为 16.29%、12.47%；西部地区的占比为 14.21%，较 2023 年略微降低，但仍高于中部地区。东部、中部、西部地区县级医院标杆第一梯队的"正高职称医师人数/医师人数"都在持续增加，其中东部地区的占比尤为突出，占比为 11.41%；东部、中部地区县级医院标杆第一梯队的 ICU 床位数占比变化不大，西部地区该项占比增长更为明显，从 2023 年的 4.53%增长为 2024 年的

5.44%；在"年住院病人手术量（含介入治疗）/年出院量"方面，东部、中部、西部地区差别较小，东部、中部地区继续降低，西部地区有所回升。

表3　2023~2024年东部、中部、西部地区县级医院标杆第一梯队医疗技术相关指标中位数对比

单位：%

地区	拥有高级职称的职工人数/全院职工总人数		正高职称医师人数/医师人数		ICU床位数占比		年住院病人手术量(含介入治疗)/年出院量	
	2023年	2024年	2023年	2024年	2023年	2024年	2023年	2024年
东部	16.00	16.29	10.75	11.41	4.44	4.43	28.78	27.76
中部	12.38	12.47	6.62	7.04	3.57	3.64	27.04	26.01
西部	14.44	14.21	7.82	8.92	4.53	5.44	29.19	29.69
中位数	14.93	15.14	9.70	10.11	4.28	4.35	28.74	28.22

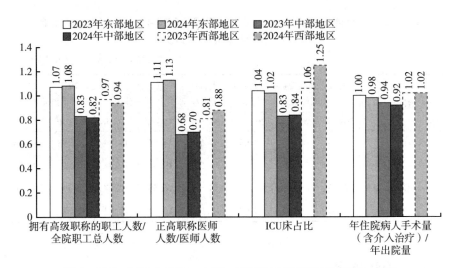

图1　2023~2024年东部、中部、西部地区县级医院标杆第一梯队
医疗技术相关指标中位值对比

注：以县级医院标杆第一梯队中位值为1。

2. 资源配置要素

对东部、中部、西部县级医院标杆第一梯队资源配置进行对比，其

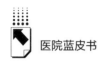

结果如表4、图2所示。就医护人员配置而言,2024年在"医师人数/实际开放床位数"方面,东部地区县级医院显著优于中部和西部地区,中部地区县级医院的医师人数相对较少。在"临床护士人数/实际开放床位数"方面,东部地区县级医院虽领先于中部和西部地区,但西部地区已增长至接近东部地区的水平。从服务量角度分析,东部地区县级医院的"职工总人数/年门急诊量"指标低于中部和西部地区,不过与上一年相比已较为接近。结合前两年的数据,中部和西部地区县级医院的"职工总人数/年门急诊量"指标降低趋势明显减缓,表明年门急诊量的增加水平趋于稳定。在"职工总人数/年出院量"方面,中部地区县级医院的指标相较上年降低幅度较大,东部地区县级医院则明显高于中部和西部地区。

表4　2023~2024年东部、中部、西部地区县级医院标杆第一梯队资源配置相关指标中位数对比

单位：人/张，人/万人次

地区	医师人数/实际开放床位数		临床护士人数/实际开放床位数		职工总人数/年门急诊量		职工总人数/年出院量	
	2023年	2024年	2023年	2024年	2023年	2024年	2023年	2024年
东部	0.43	0.42	0.65	0.65	15.84	17.89	342.98	341.38
中部	0.35	0.35	0.56	0.57	19.41	19.84	305.25	290.87
西部	0.35	0.38	0.60	0.63	16.53	18.37	301.96	304.40
中位数	0.41	0.40	0.62	0.63	16.82	19.53	325.28	326.93

3. 医院运营要素

如表5、图3所示,2024年东部地区县级医院标杆第一梯队医院运营效能颇高,其中"平均住院天数"相较以往进一步缩短,降至7.29天。中部地区县级医院的"平均住院天数"数据也进一步缩短,接近东部地区水平;西部地区略微缩短,但降幅不显著。东部、西部地区县级医院的"床位使用率"与往年基本持平,中部地区县级医院"床位使用率"增加明显,应

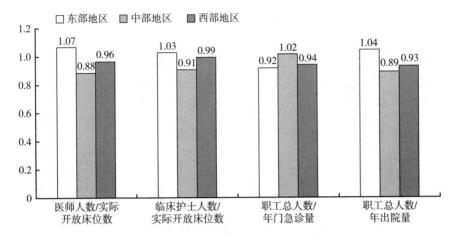

图2 2024年东部、中部、西部地区县级医院标杆第一梯队资源配置相关指标中位值对比

注：以县级医院标杆第一梯队中位值为1。

予以关注。中部、西部地区县级医院的"门诊均次费用"均有略微降低，东部地区却不降反升，同比增长6.78%。同时，东部地区县级医院的"住院均次费用"亦有增加，中部、西部地区县级医院的该项指标虽有增加，但数值较低。其中，中部地区县级医院的该项指标最低，为8186.28元。2024年东部、中部、西部地区县级医院标杆第一梯队"门诊均次费用""住院均次费用"的中位数均有所增加，其中"门诊均次费用"中位数同比增长7.56%、"住院均次费用"中位数同比增长1.84%。

表5 2023~2024年东部、中部、西部地区县级医院标杆第一梯队医院运营相关指标中位数对比

地区	平均住院天数（天）		床位使用率（%）		门诊均次费用（元）		住院均次费用（元）	
	2023年	2024年	2023年	2024年	2023年	2024年	2023年	2024年
东部	7.47	7.29	88.20	89.43	257.71	275.18	9747.29	9932.71
中部	8.25	7.44	88.45	95.10	280.50	278.40	8008.52	8186.28
西部	8.08	8.06	92.70	92.40	241.58	240.01	9011.23	9142.31
中位数	7.57	7.44	88.79	90.30	257.71	277.20	9671.81	9849.90

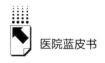

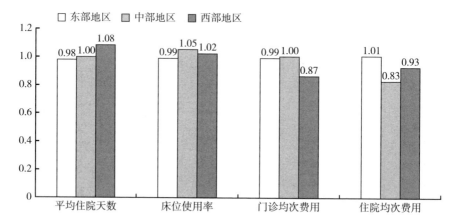

图 3 2024 年东部、中部、西部地区县级医院标杆第一梯队
医院运营相关指标中位值对比

注：以县级医院标杆第一梯队中位值为 1。

二 2020~2024年县级医院标杆第一梯队纵贯分析

（一）地域分布分析情况

如图 4 所示，2020～2024 年各省（区、市）县级医院标杆第一梯队医院的数量变化总体呈平稳态势。江苏、山东、浙江三省表现尤为突出，入围医院数量相对较多。2024 年，江西新增 1 家县级医院进入县级医院标杆第一梯队，至此，华东地区六省均有医院入围县级医院标杆第一梯队。而西北地区目前尚无医院进入县级医院标杆第一梯队。

（二）竞争力要素分析

由图 5 可知，对 2020～2024 年县级医院标杆第一梯队的发展趋势进行比较，"实际开放床位数"的增长态势较为平稳，规模扩张的趋势得到有效控制。在"年门急诊量""拥有高级职称的职工人数"整体逐步增多的同

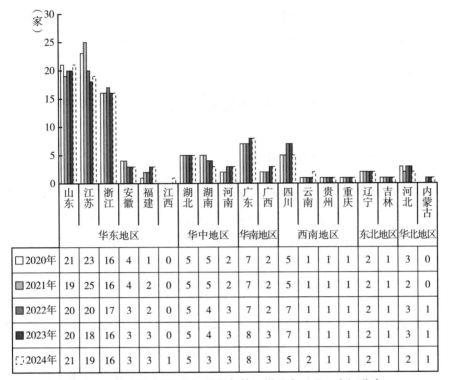

	山东	江苏	浙江	安徽	福建	江西	湖北	湖南	河南	广东	广西	四川	云南	贵州	重庆	辽宁	吉林	河北	内蒙古
□2020年	21	23	16	4	1	0	5	5	2	7	2	5	1	1	1	2	1	3	0
▨2021年	19	25	16	4	2	0	5	5	2	7	2	5	1	1	1	2	1	2	0
▨2022年	20	20	17	3	2	0	5	4	3	7	2	7	1	1	1	2	1	3	1
■2023年	20	18	16	3	3	0	5	4	3	8	3	7	1	1	1	2	1	2	1
⬚2024年	21	19	16	3	3	1	5	3	3	8	3	5	2	1	1	2	1	2	1

图4　2020~2024年县级医院标杆第一梯队省（区、市）分布

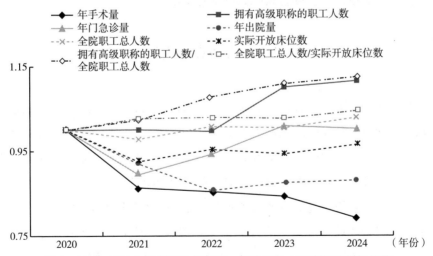

图5　2020~2024年县级医院标杆第一梯队竞争力要素相关指标均值

注：以2020年各指标数据为1。

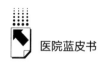

时，"年出院量"亦有小幅提升，"年手术量"却继续降低，这种趋势分离说明更多手术患者前往市级及以上医院治疗，分级诊疗效果执行不力。

三 2024年县级医院标杆各梯队分析情况

（一）七大地区入围机构数

如图6所示，华东地区县级医院标杆第一梯队、第二梯队、第三梯队的数量处于领先地位，且该地区县级医院标杆第一梯队、第二梯队、第三梯队的数量在各方面均全面占优。

（二）2024年县级医院标杆各梯队等级及性质分布

如表6所示，与2023年相比，2024年县级医院标杆第一梯队、第二梯队、第三梯队中三级医院的数量均有所增加，且县级医院标杆第一梯队的医院全部为三级医院。其中一部分第二梯队医院、第三梯队医院在过去两年新晋成为三级医院。社会办医医院数量没有变化。

四 总结和展望

从地域分布方面比较，东部地区县级医院标杆医院数量继续遥遥领先，华东六省均有标杆医院。从竞争力要素方面比较，西部地区县级医院的人员配置得到加强，其中临床护士人数/实际开放床位数已接近东部地区县级医院水平。东部地区县级医院的门诊均次费用增加明显。

从近五年县级医院的发展态势来看，在床位数渐趋稳定的情况下，"年手术量"呈现出降低趋势。究其原因，可能与以下几个方面有关：①生活水平的提高，人民群众对美好生活的向往；②交通越来越便利；③医保政策对患者的进一步放宽；④大医院分院的建设，提高医疗的可及性；⑤省市级

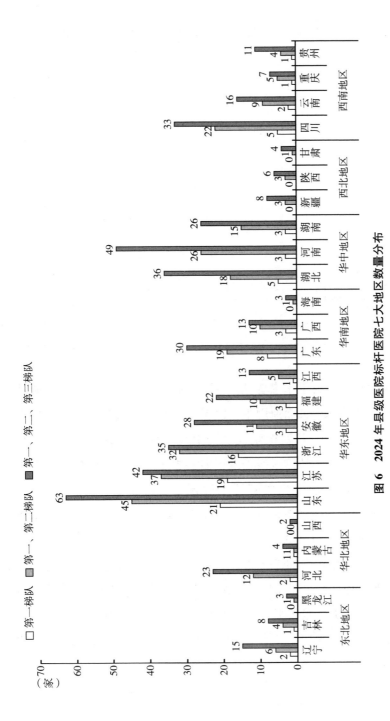

图 6 2024 年县级医院标杆医院七大地区数量分布

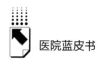

表6 2022~2024年县级医院标杆医院等级及医院性质变化情况

单位：家，%

项目	2022年			2023年			2024年		
	第一梯队	第一、第二梯队	第一、第二、第三梯队	第一梯队	第一、第二梯队	第一、第二、第三梯队	第一梯队	第一、第二梯队	第一、第二、第三梯队
三级医院数量	100	258	341	100	274	405	100	276	426
三级以下医院数量	0	42	159	0	26	95	0	24	74
三级医院占比	100.00	86.00	68.20	100.00	91.33	81.00	100.00	92.00	85.20
社会办医医院数量	2	9	12	2	9	12	2	9	12
公立医院数量	98	291	488		291	488	98	291	488
社会办医医院占比	2.00	3.00	2.40	72.00	3.00	2.40	72.00	3.00	2.40

医院帮扶过程中，将手术患者导入本院实施手术；⑥三级公立医院绩效考核的引导。在这几个方面原因中，医保政策对患者选择医院的导向作用和三级公立医院绩效考核对医院发展的引导作用尤为重要。在医保政策方面，医保报销比例和转诊流程等政策需要更多地向基层倾斜，以匹配分级诊疗的需求。在三级公立医院绩效考核方面，建议分层评价（省、市、县）的同时，减少手术指标的导向。不然，可能存在医院扩大手术指征和盲目扩张手术科室的风险。

分级诊疗政策正在加速推进，"千县工程"进入收官阶段，然而分级诊疗执行效果并不理想。省市级医院医疗资源的下沉，是否真正有利于县级医院医疗能力的提升，是否真正有利于解决医保资金消耗加大的问题，是否真正有利于群众在本地接受高质量医疗服务，是县级医院要思考的，也是政策制定者与全国医院管理者持续研究的重大课题。

参考文献

［1］庄一强主编《中国医院竞争力报告（2022～2023）》，社会科学文献出版社，2023。

［2］庄一强主编《中国医院竞争力报告（2021～2022）》，社会科学文献出版社，2022。

［3］庄一强主编《中国医院竞争力报告（2020～2021）》，社会科学文献出版社，2021。

［4］庄一强主编《中国医院竞争力报告（2019～2020）》，社会科学文献出版社，2020。

［5］庄一强主编《中国医院竞争力报告（2018～2019）》，社会科学文献出版社，2019。

［6］庄一强主编《中国医院竞争力报告（2017～2018）》，社会科学文献出版社，2018。

B.4
2024年地级城市医院竞争力报告[*]

刘先德　蔡光辉　李海贞　刘菲^{**}

摘　要： 本文分别从医疗地理分布、竞争力、资源配置、医疗技术、运营状况等维度对地级城市医院标杆第一梯队（100家医院）、第二梯队（200家医院）、第三梯队（200家医院）共500家医院进行了系统分析，采用年度统计数据，通过定量比较揭示各区域在医疗资源分布与利用效率上的不平衡现象。研究结果显示，东部地区在医疗资源和技术水平上遥遥领先，尤其是在高级职称人员、技术设施和服务效率方面具有显著优势；而西部地区则在优质医疗资源数量、医师人数比例和技术能力等方面相对落后，区域间差距明显，但整体资源均衡分布有所改善。此外，地级城市医院总体规模趋于稳定，运营效率逐步提升，门急诊量增长受到有效抑制，分级诊疗政策初见成效，资源利用呈现更加均衡优化的态势。目前，公立医院在医疗体系中依然占据主导地位，而社会办医的市场竞争力相对较弱。研究指出，需要政策进一步支持和引导，以推动社会医疗资源的统筹发展，增强其在整体医疗服务体系中的作用和竞争力。

关键词： 地级城市医院　资源配置　医院竞争力

---

  * 除特别注明外，本文所有图表均来自艾力彼医院管理研究中心资料库。

** 刘先德，艾力彼医院管理研究中心常务副主任；蔡光辉，艾力彼医院管理研究中心星级认证官；李海贞，艾力彼医院管理研究中心数据分析师；刘菲，艾力彼医院管理研究中心区域总监。

一　医疗地理分布

（一）地区

图 1 显示，从地区来讲，东部、中部和西部地区地级城市医院标杆第一梯队入围机构数分别是 67 家、23 家、10 家。其中，东部地区入围机构数占比超过六成，竞争力指数高达 0.66，持续保持着显著的领先优势；而西部地区入围机构数量最少，竞争力指数仅为 0.11，表现最弱。与上年相比，东部地区地级城市医院标杆第一梯队入围机构数量增加 3 家，中部地区减少 2 家，西部地区减少 1 家。这一变化表明，医院资源集中在东部地区的趋势未变，而中、西部地区的医院资源配置有所波动，尤其是西部地区的入围机构数进一步降低，表明其优质医疗资源的扩展和竞争力的提升依旧面临严峻挑战。

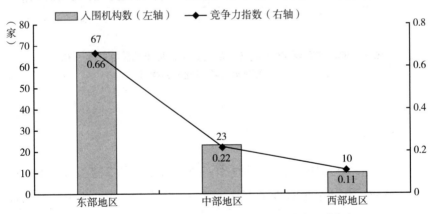

图 1　2024 年东部、中部、西部地区地级城市医院标杆第一梯队入围机构数和竞争力指数

（二）省（自治区）

图 2 显示，地级城市医院标杆第一梯队的入围医疗机构分布在全国 18 个省（自治区），其中陕西已退出行列，因此与 2023 年相比减少了 1 个省

份。江苏和广东两省的入围机构数合计占总数的 36%，且其竞争力指数分别为 0.205 和 0.187，保持明显的领先优势。河北新增了 2 家机构，广东、山东、安徽和广西各新增 1 家，表明部分省份在医院竞争力上有所增强。然而，湖南减少了 2 家，浙江、四川、河南和黑龙江各减少了 1 家，反映出这些省份的医疗资源扩展受限，甚至在一定程度上出现了退步。

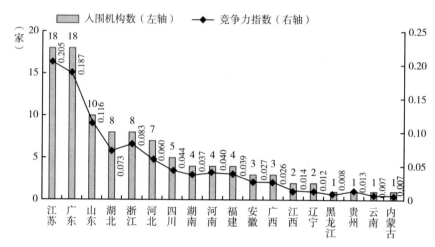

图 2　2024 年全国 18 个省（自治区）地级城市医院标杆第一梯队入围机构数和竞争力指数

（三）城市

图 3 显示，在地级城市医院标杆第一梯队中，入围 2 家及以上医院的城市共有 20 座，相较上年减少了 1 座。其中，华东、华南、华中和西南地区的入围城市数量分别为 10 座、6 座、3 座和 1 座，华东地区的城市数量最多，表明该地区的医疗资源较为集中。从具体城市来看，江苏苏州、无锡以及广东佛山的入围机构数量均为 3 家。与上年相比，华东地区的烟台市为新入围城市，而镇江和华中地区的荆州此次未出现在名单中。同时，华南地区的佛山入围机构数增加了 1 家，反映出该地区部分城市在提升医疗实力方面取得了进展。

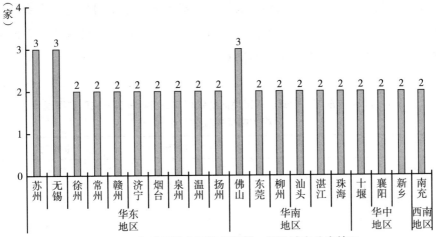

图3　2024年地级城市医院标杆第一梯队城市分布情况

注：此图只显示了入围2家及以上医院的城市。

二　竞争力要素分析

（一）资源配置

表1和图4显示，从医床比来看，各地区的中位数依次为：东部地区（0.43）、西部地区（0.39）、中部地区（0.35），东部地区的医床比相对较高。与上年相比，各地区的中位数均略有提高。在地级城市医院标杆第一梯队十大标杆医床比中位数上，东部地区（0.47）最高，西部地区（0.39）次之，中部地区（0.37）最低。与上年相比，东部地区保持不变，西部地区和中部地区则均略有提高。地级城市医院标杆第一梯队护床比的中位数由高到低依次为东部地区（0.63）、西部地区（0.57）、中部地区（0.54），与上年相比，东部地区和中部地区的中位数有所降低，而西部地区则略有提高。而在地级城市医院标杆第一梯队十大标杆护床比的中位数中，东部地区（0.64）仍居首，西部地区（0.57）次之，中部地区（0.56）位居第三，尽管东部地区略有降低，但西部地区和中部地区的数

值略有提高。总体而言，东部地区的人力资源配置水平明显高于中部地区和西部地区，而西部地区和中部地区的医床比和护床比呈现逐步提升的趋势，与东部地区的差距缩小，但仍有一定差距。

表1 2024年东部、中部、西部地区地级城市医院标杆第一梯队资源配置相关指标中位数对比（一）

	医床比	护床比
东部地区	0.43	0.63
其中：十大标杆	0.47	0.64
中部地区	0.35	0.54
其中：十大标杆	0.37	0.56
西部地区	0.39	0.57
其中：十大标杆	0.39	0.57
地级城市医院标杆第一梯队中位数	0.39	0.59

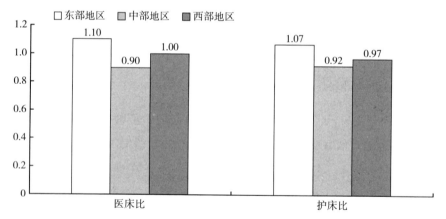

图4 2024年东部、中部、西部地区地级城市医院标杆第一梯队资源配置相关指标中位值对比（一）

注：以地级城市医院标杆第一梯队中位值为1。

表2和图5显示，从全院职工人数/年门急诊量来看，地级城市医院标杆第一梯队中位数为15.95人/万人次，其中，中部地区最高，为18.04人/万人次，其次为西部地区，东部地区则最低，为14.96人/万人次。与上年

相比，各地区中位数均有所下降，其中东部地区降幅最为显著，达到11.37%。在十大标杆中，中部和西部地区的该项指标中位数均为16.54人/万人次，高于东部地区的15.17人/万人次。从全院职工人数/年出院量来看，地级城市医院标杆第一梯队中位数为284.60人/万人次，中位数由高到低依次为西部地区、东部地区和中部地区，呈现出明显的阶梯分布趋势。与上年相比，各地区的全院职工人数/年出院量中位数均有所降低，降幅分别为东部地区9.43%、中部地区7.63%和西部地区5.85%。

从医师日均担负门急诊量来看，地级城市医院标杆第一梯队的中位数为8.0人次，比上年增长了9.59%。各地区地级城市医院标杆第一梯队和十大标杆该指标的中位数由高到低依次为东部地区、中部地区和西部地区。东部地区和中部地区的中位数相比上年显著提高，表明这两个地区的医师工作效率有所提高，而西部地区则略有降低。从医师日均担负住院日来看，地级城市医院标杆第一梯队该指标的中位数为2.1住院床日。在十大标杆中，中部地区医师日均担负住院日的中位数提高至2.9住院床日，增幅为11.54%，而东部地区和西部地区则略有降低。这些变化反映了不同地区在医师工作负担上的差异，并指出西部地区医师在工作上可能面临更大的挑战。

表2 2024年东部、中部、西部地区地级城市医院标杆第一梯队
资源配置相关指标中位数对比（二）

	全院职工人数/ 年门急诊量 （人/万人次）	全院职工人数/ 年出院量 （人/万人次）	医师日均担负 门急诊量 （人次）	医师日均担负 住院日 （住院床日）
东部地区	14.96	296.36	8.0	2.0
其中：十大标杆	15.17	301.82	8.0	2.1
中部地区	18.04	280.10	7.6	2.5
其中：十大标杆	16.54	273.74	7.0	2.9
西部地区	16.54	305.35	6.5	2.2
其中：十大标杆	16.54	305.35	6.5	2.2
地级城市医院标杆第一梯队中位数	15.95	284.60	8.0	2.1

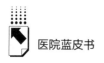

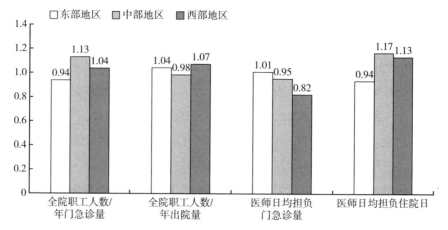

**图5　2024年东部、中部、西部地区地级城市医院标杆第一梯队
资源配置相关指标中位值对比（二）**

注：以地级城市医院标杆第一梯队中位值为1。

（二）医疗技术

表3和图6显示，从拥有高级职称的职工人数/全院职工人数来看，地级城市医院标杆第一梯队的中位数为16.24%，相比上年略有降低。中位数由高到低依次为东部地区（16.59%）、西部地区（16.25%）和中部地区（15.15%）。东部地区中位数相比上年有所降低，中部和西部地区的中位数则略有提高，三者之间的差距有所缩小。在十大标杆中，中部地区的中位数显著低于东部地区和西部地区，反映出中部地区高端人才资源相对匮乏。从医师人数/全院职工人数来看，地级城市医院标杆第一梯队中位数为29.98%，中部和东部地区的医师资源配置相对较高，而西部地区则明显低于前两者，表明西部地区的医师资源相对不足。

从年住院量/年门诊量来看，地级城市医院标杆第一梯队的中位数为4.93%。地区中位数依次为中部地区（6.60%）、东部地区（4.75%）和西部地区（3.79%）。西部地区明显低于中部和东部地区。从ICU床占比来看，地级城市医院标杆第一梯队的中位数为5.48%，相比上年略有提高，表明大多数医院已达到《重症医学科建设与管理指南（2020版）》中床位数的最低配置要求。地区中位数依次为东部地区（5.72%）、西部地区（5.31%）和中部地区（3.91%）。与上年相比，三个地区的 ICU 床占比中位数均有所增长，且差距逐渐缩小，但中部地区的 ICU 床占比仍明显低于东部和西部地区，这反映出区域间重症医学专业资源配置的差距仍需关注。

表3　2024 年东部、中部、西部地区地级城市医院标杆第一梯队
医疗技术相关指标中位数对比（一）

单位：%

	拥有高级职称的职工人数/全院职工人数	医师人数/全院职工人数	年住院量/年门诊量	ICU 床占比
东部地区	16.59	30.35	4.75	5.72
其中：十大标杆	16.16	31.28	6.09	5.68
中部地区	15.15	28.41	6.60	3.91
其中：十大标杆	13.56	29.24	6.59	4.08
西部地区	16.25	27.33	3.79	5.31
其中：十大标杆	16.25	27.33	3.79	5.31
地级城市医院标杆第一梯队中位数	16.24	29.98	4.93	5.48

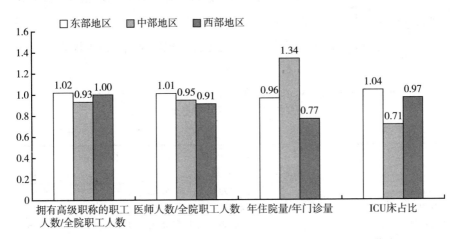

图6　2024 年东部、中部、西部地区地级城市医院标杆第一梯队
医疗技术相关指标中位值对比（一）

注：以地级城市医院标杆第一梯队中位值为1。

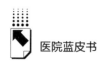

　　表 4 和图 7 显示，从年住院手术量/年出院量来看，地级城市医院标杆第一梯队的中位数为 33.63%，相比上年略有减少。地区中位数依次为西部地区（39.71%）、东部地区（33.98%）和中部地区（29.09%）。在地区十大标杆中，该指标中位数为东部地区（40.07%）、西部地区（39.71%）和中部地区（28.61%），其中中部地区明显低于东部和西部地区。这一现象说明中部地区的医疗技术能力相对较弱。

　　从四级手术占比来看，地级城市医院标杆第一梯队的中位数为 24.47%，相比上年略有提高。地区中位数依次为东部地区（26.65%）、中部地区（24.06%）和西部地区（16.49%），呈现明显的阶梯分布。地区十大标杆中该项指标中位数排序不变，但该项指标东部地区十大标杆的中位数为 31.01%，显著高于中部和西部地区的中位数。从微创手术占比来看，地级城市医院标杆第一梯队的中位数为 23.00%，相比上年略有提高。该项指标地区及其十大标杆的中位数依次为东部地区、西部地区和中部地区。从日间手术占比来看，地级城市医院标杆第一梯队的中位数为 8.65%，相比上年略有减少。该项指标地区及其十大标杆的中位数依次为东部地区、中部地区和西部地区，东部地区和中部地区明显高于西部地区。综合上述指标对比情况，东部地区及其十大标杆在医疗技术水平上明显处于领先地位，尤其是在四级手术占比、微创手术占比和日间手术占比方面表现出较强的技术优势。

表 4　2024 年东部、中部、西部地区地级城市医院标杆第一梯队医疗技术相关指标中位数对比（二）

单位：%

	年住院手术量/年出院量	四级手术占比	微创手术占比	日间手术占比
东部地区	33.98	26.65	25.14	9.67
其中：十大标杆	40.07	31.01	34.19	5.72
中部地区	29.09	24.06	21.19	7.06
其中：十大标杆	28.61	24.47	19.88	5.57
西部地区	39.71	16.49	21.87	4.40
其中：十大标杆	39.71	16.49	21.87	4.40
地级城市医院标杆第一梯队中位数	33.63	24.47	23.00	8.65

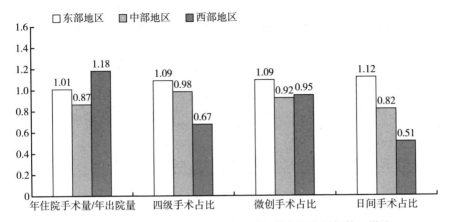

图7　2024年东部、中部、西部地区地级城市医院标杆第一梯队
医疗技术相关指标中位值对比（二）

注：以地级城市医院标杆第一梯队中位值为1。

（三）运营状况

1. 平均住院天数和床位使用率

表5和图8显示，从平均住院天数来看，地级城市医院标杆第一梯队的中位数为6.68天，与上年持平。地区中位数由低向高依次为东部地区（6.50天）、中部地区（6.85天）和西部地区（7.76天）。与上年相比，东部地区的平均住院天数中位数略有缩短，中部地区保持不变，而西部地区的平均住院天数中位数有所延长。西部地区的平均住院天数中位数明显长于东部地区和中部地区，表明西部地区医院在运营效率方面仍有进一步提升的空间。

从床位使用率来看，地级城市医院标杆第一梯队的中位数为85.30%，相比上年增加了5.52个百分点。地区中位数由高向低依次为中部地区（88.77%）、西部地区（85.23%）和东部地区（83.88%）。与上年相比，东部地区没有明显变化，中部地区提高了9.82个百分点，而西部地区则显著提高了43.18个百分点。这一变化反映了西部地区床位资源利用率的明显改善，表明西部地区医院在床位使用方面的效率得到了显著提升。

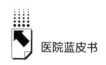

表5 2024 年东部、中部、西部地区地级城市医院标杆第一梯队
运营状况相关指标中位数对比

	平均住院天数（天）	床位使用率（%）	门诊次均费用（元）	住院次均费用（元）
东部地区	6.50	83.88	285.54	13351.73
中部地区	6.85	88.77	303.85	11015.22
西部地区	7.76	85.23	255.44	11309.92
地级城市医院标杆第一梯队中位数	6.68	85.30	276.85	12412.03

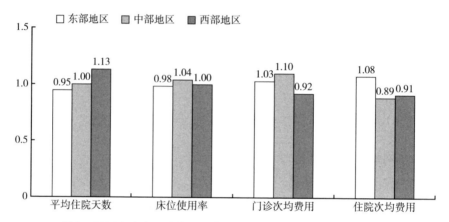

图8 2024 年东部、中部、西部地区地级城市医院标杆第一梯队
运营状况相关指标中位值对比

注：以地级城市医院标杆第一梯队中位值为1。

2. 次均费用变化

表5 和图8 显示，从门诊次均费用来看，地级城市医院标杆第一梯队的中位数为276.85 元，相比上年提高了11.62%。地区中位数由高向低依次为中部地区（303.85 元）、东部地区（285.54 元）和西部地区（255.44 元）。从绝对值来看，西部地区的门诊次均费用中位数明显偏低。与上年相比，中部地区的门诊均次费用中位数增幅为11.05%，西部地区的门诊次均费用中位数由125.93 元显著提高至255.44 元，增幅达102.84%。

从住院次均费用来看，地级城市医院标杆第一梯队的中位数为12412.03元，与上年相比降低了16.24%。地区中位数由高向低依次为东部地区（13351.73元）、西部地区（11309.92元）和中部地区（11015.22元）。与上年相比，东部和中部地区的住院次均费用中位数分别降低了18.43%和20.59%，降幅明显，而西部地区的住院次均费用中位数则逆势提高，增幅高达36.75%。三个地区住院均次费用的中位数差距逐渐缩小，呈现出区域间相对均衡的趋势，这可能表明西部地区在提高医疗服务质量的同时，也面临着相应的成本压力。

三 地级城市医院标杆第一梯队竞争力分析

图9显示，2021年后地级城市医院标杆第一梯队拥有高级职称的职工人数、拥有高级职称的职工人数占全院职工人数比例以及年住院手术量的指标均值持续增长，这可能与人才引进、职称晋升政策的优化以及医疗服务能力建设导向相关。这一趋势反映出医疗行业对高级人才的需求不断增加，并

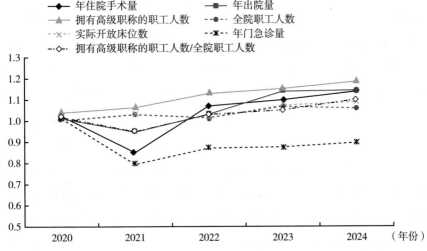

图9　2020~2024年地级城市医院标杆第一梯队竞争力相关指标均值

注：以2020年各指标数据为1。

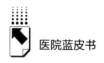

且医疗服务的技术能力和质量得到了持续提升。年门急诊量和全院职工人数的指标均值虽然有所增加，但增幅较小；年出院量的指标均值基本保持稳定，而实际开放床位数略有减少。这一变化表明，地级城市医院的床位规模扩张趋势发生了变化，可能表明资源配置更加合理，床位利用效率有所提升。同时，年门急诊量的指数均值增速受到一定抑制，这与当前医疗改革政策的总体导向相符，部分患者被分流至基层医疗机构，从而有效缓解了市级医院的门急诊压力，进一步优化了医疗资源的使用。

四 地级城市医院标杆第一梯队、第二梯队、第三梯队分布

（一）入围机构

图 10 显示，地级城市医院标杆第一梯队、第二梯队、第三梯队标杆医院的整体分布情况与上年基本一致。从入围机构数量来看，华东地区最多，其次是华中和华南地区。从区域分布来看，第一梯队入围机构数依次为华东地区（45 家）、华南地区（21 家）和华中地区（16 家）；与上年相比，华北地区、华东地区、华南地区各增加 2 家，华中地区减少 3 家，东北地区、西北地区、西南地区各减少 1 家，其中西北地区没有医院入围地级城市医院标杆第一梯队；从省份来看，入围机构数依次为江苏（18 家）、广东（18 家）和山东（10 家），其余省份变化不大。第一、第二梯队入围机构总数依次为华东地区（101 家）、华中地区（54 家）和华南地区（47 家），整体格局稳定；相比上年，西南地区新增 7 家，西北与华南地区分别增加 2 家和 1 家；华东、东北地区各减少 4 家，华北地区减少 2 家；从省份来看，入围机构数依次广东（32 家）、江苏（28 家）和山东（24 家）。医院标杆三个梯队入围机构总数依次为华东地区（155 家）、华中地区（81 家）和华南地区（72 家）；与上年相比，华南、东北、西北地区分别增加 3 家、2 家和 1 家；华北、华东地区各减少 2 家，华中、西南地区各减少 1 家；省份入围机

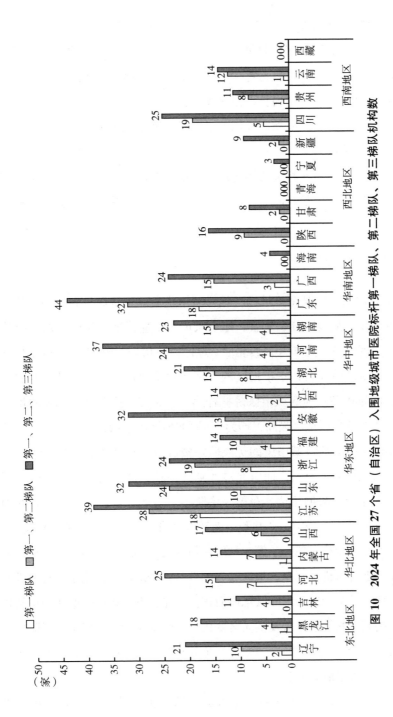

图10 2024年全国27个省（自治区）入围地级城市医院标杆第一梯队、第二梯队、第三梯队机构数

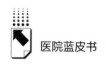

构数依次为广东（44 家）、江苏（39 家）和河南（37 家）。

整体来看，优质医疗资源仍集中于华东、华中、华南等中东部地区，广东、江苏、山东、河南等省份综合实力突出。中西部和边缘地区，如西北、西南、东北地区虽有一定增长，但整体占比仍偏低。青海和西藏连续两年无机构入围三个梯队，海南和宁夏仍未进入第一和第二梯队，医疗资源的区域发展不均衡问题依然突出。建议持续加大区域差异化投入，重点将高水平医院建设、医疗人才培养和医联体协作方面的资源向青海、西藏、海南、宁夏倾斜，推动优质医疗服务向欠发达地区延伸，提升全国医疗服务的公平性与整体水平。

（二）均衡指数

该指数用以反映某个区域内各地级城市优质医疗资源分布的均衡性。

表 6 显示，从地区分布来看，地级城市医院标杆第一梯队的均衡指数均值以华东地区最高，为 0.50，西北地区最低，为 0。对于地级城市医院标杆第一、第二梯队总体而言，华中地区的均衡指数均值最高，达 0.98，西北地区则最低，仅为 0.22。地级城市医院标杆第一、第二、第三梯队总体的均衡指数均值以华东和华中地区最高，均为 1，西北地区则最低，为 0.58。这一结果显示，不同地区在地级城市中的优质医疗资源分布存在明显差异，华东地区的资源分布优势最为突出，而西北地区则存在较为严重的医疗资源分布不均问题。与上年历史数据相比，在第一梯队中，华北、华东和华南地区的均衡指数均值略有提高，华中、西北和西南地区则有所降低，东北地区保持不变。对于地级城市医院标杆第一、第二梯队总体而言，华北、华南、华中和西南地区的均衡指数有所提高，东北地区略有降低，其余地区保持稳定。对地级城市医院标杆第一、第二、第三梯队总体而言，东北、华东和华南地区的均衡指数均值略有提高，其他地区未发生显著变化。这些变化表明了华东地区医疗资源分布优势依旧明显，西北地区的医疗资源分布问题最为严重，其均衡指数均值在各梯队中均处于最低水平。

从省（自治区）分布来看，地级城市医院标杆第一梯队的均衡指数较高的省份依次为江苏、浙江、河北、广东和山东，均衡指数均在 0.5 以上。与上年数据相比，均衡指数为 0 的省（自治区）数从 8 个增至 9 个，新增了陕西。对于地级城市标杆医院第一、第二梯队总体而言，均衡指数达到 1 的省份除江苏、浙江、山东、福建、湖北外，还新增了湖南。与此同时，均衡指数有所提高的省份包括黑龙江、山西、广西、湖南、四川和云南，只有内蒙古的均衡指数均值降低，其余省（自治区）未发生显著变化。地级城市医院标杆第一、第二、第三梯队总体的均衡指数达到 1 的省份除上年的 12 个省份外，新增了江西，除黑龙江、吉林、江西、广西四省（自治区）均衡指数略有提高外，其他省（自治区）不变。整体来看，各省（自治区）地级城市优质资源分布的不均衡性有所减小，但仍需继续关注部分地区的差距。

表6　2024年全国27个省（自治区）地级城市医院标杆第一梯队、
第二梯队、第三梯队均衡指数对比

地区	省（自治区）	第一梯队	第一、第二梯队	第一、第二、第三梯队
东北	黑龙江	0.08	0.25	0.75
	吉林	0	0.38	0.75
	辽宁	0.17	0.75	1
华北	河北	0.70	0.90	1
	内蒙古	0.09	0.36	0.82
	山西	0	0.50	0.90
华东	安徽	0.20	0.80	1
	福建	0.43	1	1
	江苏	0.92	1	1
	江西	0.10	0.60	1
	山东	0.57	1	1
	浙江	0.78	1	1
华南	广东	0.63	0.84	0.95
	广西	0.15	0.69	0.92
	海南	0	0	0.67
华中	河南	0.19	0.94	1
	湖北	0.50	1	1
	湖南	0.31	1	1

续表

地区	省(自治区)	第一梯队	第一、第二梯队	第一、第二、第三梯队
西北	甘肃	0	0.15	0.54
	宁夏	0	0	0.75
	青海	0	0	0
	陕西	0	0.78	1
	新疆	0	0.15	0.62
西南	贵州	0.13	0.75	1
	四川	0.20	0.85	0.90
	西藏	0	0	0
	云南	0.07	0.67	0.80

(三)医院性质分布

图11显示,从医院性质来看,2024年公立医院在医疗服务市场中占据绝对优势,公立医院数量的占比超过90%。对地级城市医院标杆第一梯队以及三个梯队总体而言,2024年社会办医医院的占比保持不变,分别为2.0%和7.0%,但在地级城市医院标杆第一、第二梯队整体中,社会办医医院的占比有所增加,达到了3.3%。这一数据显示,尽管社会办医医院的数量有所增长,但在医疗行业中的竞争力地位仍然较为有限。

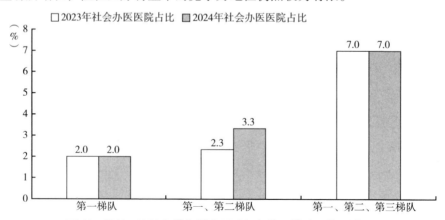

图11 2023~2024年地级城市医院标杆第一梯队、第二梯队、
第三梯队社会办医医院数量占比

五 结语

我国卫生健康事业的高质量发展正在稳步推进，但优质医疗资源的扩容下沉和区域均衡布局的任务依然艰巨。从医疗地理分布来看，地级城市医院标杆第一梯队中，东部地区凭借显著优势遥遥领先，江苏和广东两省入围机构数量最多，体现出强大的医疗资源集中度和竞争力。而西部地区的入围机构数量相对最少，竞争力指数最低，区域间差距仍然明显。地级城市医院标杆第一梯队和三个梯队的整体分布情况，与上年基本一致，全国各省份间优质医疗资源的分布不均现状虽有所改善，但整体变化仍不显著。

在资源配置上，地级城市医院呈现出区域间的梯度差异，部分指标显示出均衡化趋势。东部地区在医床比和护床比方面领先，中部地区在全院职工人数/年门急诊量指标上占优，全院职工人数/年出院量普遍呈下降趋势，其中东部地区降幅最大。医师工作负担在不同地区存在一定差异，东部地区的医师日均担负门急诊量中位数最高，且医师日均担负住院日中位数最低，说明东部地区医师的工作效率最高，同时面临着更大的工作压力。总体来看，医院资源利用效率有所提升，体现了政策优化的成效，但区域差距和资源分布问题仍需进一步改善。

在医疗技术上，地级城市医院总体呈现出区域差异与逐步均衡的趋势。从拥有高级职称的职工人数占全院职工人数的比重来看，东部地区地级城市医院标杆第一梯队的中位数领先，中部和西部地区的中位数略有提升，差距缩小，但中部地区高端人才仍显不足。从医师人数占全院职工人数的比重看，东部地区略高于中部地区，西部地区明显较低，反映出西部地区医师资源相对不足。从年住院量占年门诊量的比重看，中部地区略高于东部地区，西部地区降幅达53.55%，体现出现业务结构变化。从ICU床占比和其他医疗技术指标（如四级手术占比、微创手术占比、日间手术占比）看，东部地区及其十大标杆中位数在此项指标上遥遥领先。总体来看，东部地区医疗技术水平显著高于中部和西部地区，中部地区在部分指标上略有改善，而西

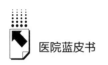

部地区需进一步提升资源与技术能力以缩小区域间差距。

在运营状况上，地级城市医院总体规模未出现显著扩张，运营效率逐步优化但区域差异明显。东部地区平均住院天数中位数最短，效率持续提升，西部地区最长，需进一步改善。床位使用率中位数中部地区最高，西部地区同比增幅为102.69%，利用效率显著提升。西部地区门诊次均费用中位数增幅为102.84%。2020~2024年数据显示，拥有高级职称的职工人数和年住院手术量指数均值增长，说明基层分流减缓门急诊压力，分级诊疗导向作用初步显现，资源利用趋向均衡、优化。

在均衡指数上，华东地区的均衡指数均值最高，西北地区则最低，整体格局变化有限，依然显示出医疗资源分布不均的问题。尽管某些地区有所改善，但区域之间的资源差距仍然显著，医疗资源的均衡分配仍然面临挑战。在医院性质上，公立医院数量在医疗服务市场中仍占据绝对优势，显示出公立医院在整体医疗系统中的主导地位。尽管社会办医医院占比有所提升，但其市场竞争力依然不足，实际影响力有限。因此，需要政策的进一步扶持和引导，以缓解公立医院在提供医疗服务时面临的压力。

参考文献

［1］国家卫生健康委：《重症医学科建设与管理指南（2020版）》。

［2］庄一强主编《中国医院竞争力报告（2019~2020）》，社会科学文献出版社，2020。

［3］庄一强主编《中国医院竞争力报告（2021~2022）》，社会科学文献出版社，2021。

［4］庄一强主编《中国智慧医院发展报告（2022）》，社会科学文献出版社，2022。

［5］庄一强、王兴琳主编《中国医院竞争力报告（2022）》，社会科学文献出版社，2022。

［6］庄一强主编《中国智慧医院发展报告（2023）》，社会科学文献出版社，2023。

［7］庄一强、廖新波主编《中国医院竞争力报告（2023）》，社会科学文献出版社，2023。

B.5
2024年省单医院竞争力报告[*]

刘亦　左亮　翁佳宁[**]

摘　要： 本文从区域和城市入手分析省单医院标杆的发展情况。结果显示，东部地区最强，中部地区相对较弱。在省单医院标杆中，东部地区入围机构数量最多，达64家，其次是西部地区，中部地区最少。深圳、广州、天津、北京的竞争力指数处于领先位置，拉萨没有医院入围省单医院标杆。对"顶级医院标杆+省单医院标杆"进行分析，入围医院数量最多的是北京、上海和广州，且入围医院数量远高于其他城市，可见优质医疗资源集中在北京、上海和广州。

关键词： 省单医院标杆　竞争力指数　入围机构数

一　2024年省单医院标杆分析

本文研究的对象为省单医院：即潜在入围顶级医院标杆的位于省会（首府）城市、直辖市和计划单列市的综合医院，含医学院校附属综合医院，不含中医医院、专科医院和部队医院。

（一）省单医院十大标杆[①]分布情况

华北地区和华东地区入围省单十大标杆医院数量均为4家、华中地

---

* 除特别注明外，本文所有图表均来自艾力彼医院管理研究中心资料库。
** 刘亦，艾力彼医院管理研究中心高级区域总监；左亮，艾力彼医院管理研究中心区域经理；翁佳宁，艾力彼医院管理研究中心数据分析师。
① 十大标杆是艾力彼医院管理研究中心根据相应的评价指标体系和数据评选出的综合实力较强的10家医院。

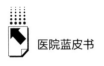

区、西南地区入围较少（1家），而华南地区、东北地区、西北地区均没有医院入围省单标杆的医院。（见图1）。

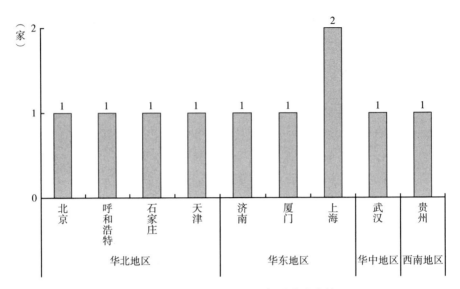

图1　2024年省单医院十大标杆城市分布情况

（二）省单医院标杆分布分析

1. 区域分布情况

东部地区入围省单医院标杆数量最多，达64家，竞争力指数为0.628，远高于西部和中部地区；西部地区入围医院19家，竞争力指数为0.199，入围机构数跟上一年相比减少了4家；中部地区入围的医院最少，仅有17家，竞争力指数也最低，为0.173，入围机构数跟上一年相比增加了1家（见图2）。

将2024年省单医院标杆分为两个组，每组各50家医院。入围医院最多的都是东部地区，其在第一组中占比超过一半，入围了28家，跟上一年相比增加了3家；在第二组中的占比也超过一半，入围了36家，跟上一年持平。而西部地区和中部地区在两组中入围的医院数量远远少于东部地区，但和东部地区不同，两个地区入围第一组的医院数均超过入围第二组的医院数。西部地区入围第一组和第二组的医院数分别为13家和6家，入围医院

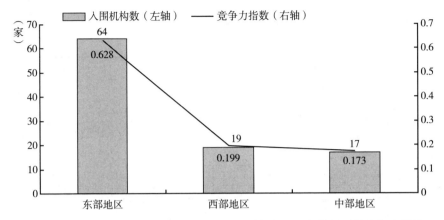

图 2　2024 年东部、中部、西部地区省单医院标杆入围机构数及其竞争力指数

数跟上一年相比均有减少；而中部地区入围第一组和第二组的医院数分别为 9 家和 8 家（见图 3），跟上一年相比，入围第一组医院数略有减少，而入围第二组的医院数略有增加，说明不同区域间省单医院标杆分布存在较大差异，医院发展的不均衡性还是比较明显。

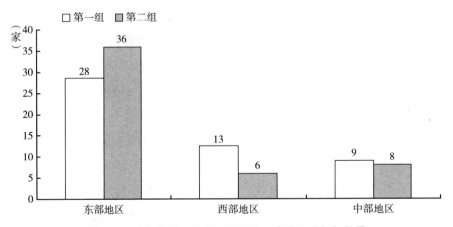

图 3　2024 年东部、中部、西部地区省单医院标杆数量

2. 城市分布情况

2024 年省单医院标杆覆盖 25 个省会（首府）城市、4 个直辖市和 5 个计划单列市，拉萨没有医院入围（见表 1）。

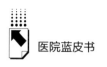
表1 2024年省单医院标杆城市分布

单位：家

城市	深圳**	广州	天津*	北京*	厦门**	石家庄	上海*	海口	宁波**
入围机构数	9	7	5	5	5	4	4	4	4
竞争力指数	0.077	0.063	0.058	0.052	0.046	0.048	0.045	0.039	0.038
城市	昆明	太原	合肥	济南	沈阳	成都	南京	哈尔滨	大连**
入围机构数	4	3	4	3	4	3	3	3	3
竞争力指数	0.037	0.036	0.035	0.033	0.033	0.032	0.032	0.028	0.026
城市	呼和浩特	武汉	郑州	西宁	西安	南宁	福州	贵阳	兰州
入围机构数	2	2	2	2	2	2	2	1	1
竞争力指数	0.026	0.024	0.022	0.020	0.018	0.016	0.016	0.017	0.013
城市	南昌	银川	青岛**	杭州	重庆*	长沙	长春	—	—
入围机构数	1	1	1	1	1	1	1	—	—
竞争力指数	0.012	0.011	0.011	0.010	0.009	0.009	0.008	—	—

注：* 为直辖市，** 为计划单列市。

2024年，入围省单医院标杆最多的城市是深圳，有9家医院入围，竞争力指数达0.077；广州有7家医院入围，竞争力指数为0.063；天津、北京和厦门均有5家医院入围，竞争力指数分别为天津（0.058）、北京（0.052）、厦门（0.046）。入围4家医院的城市有：石家庄、上海、海口、宁波、昆明、合肥、沈阳。入围医院较少的城市是贵阳、兰州、南昌、银川、青岛、杭州、重庆、长沙、长春，分别只有1家医院入围。

将2024年省单医院标杆分为4个方阵，每个方阵25家医院，对4个方阵进行分析（见图4）。结果发现，城市的省单医院标杆数与其竞争力指数成正比，标杆数量最多的深圳（9家）和广州（7家），其竞争力指数同样在众多城市中脱颖而出。在城市的省单医院标杆数相同的情况下，入围第一和第二方阵的医院数越多的城市其竞争力指数则越高。天津、北京和厦门同样有5家医院入围，而天津入围第一和第二方阵的医院数合计是4家，北京是3家，厦门是1家，故天津的竞争力指数高于北京和厦门。同样有4家医

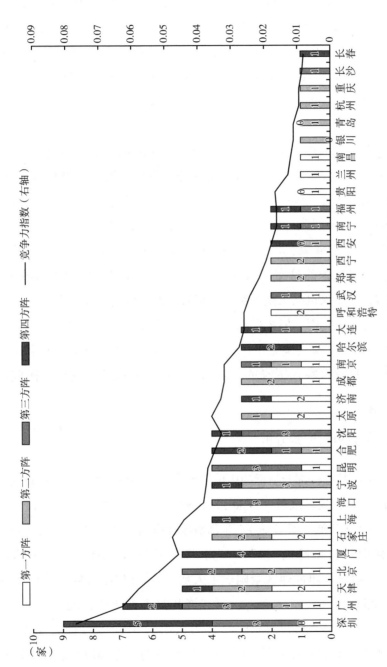

图4 2024年省单医院标杆城市分布情况和竞争力指数

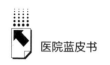

院入围省单医院标杆的城市是：石家庄、上海、海口、宁波、昆明、合肥、沈阳，这七个城市入围第一和第二方阵的医院数量分别是4家、2家、1家、3家、1家、1家、0家，故石家庄的综合竞争力指数最高，沈阳最低。其他入围省单医院标杆总数相同的城市也是因为入围医院所处方阵不同，城市的综合竞争力指数不同。

3.综合分析

位于直辖市、省会（首府）城市和计划单列市的医院标杆包括顶级医院标杆和省单医院标杆，将顶级医院标杆与省单医院标杆进行综合分析，更能完整地反映各个城市的医院发展情况，尤其是优质医疗资源的分布情况。入围顶级医院标杆/省单医院标杆数量最多的是北京（13家/5家），其次上海（10家/4家）和广州（9家/7家），可见北京、上海和广州是优质医疗资源最集中的城市。深圳虽然入围省单医院标杆的机构数量（9家）最多，有2家机构入围顶级医院标杆，医院综合竞争力与北京、上海和广州仍有一定差距，但数量跟上一年相比增加了1家。贵阳有1家入围顶级医院标杆，1家入围省单医院标杆。海口、宁波、呼和浩特和西宁跟上年一样，只有医院入围省单医院标杆，而没有医院入围顶级医院标杆（见图5）。

（三）竞争力要素分析

从省单医院标杆部分指标的中位数来看，中部地区实际开放床位数最高（2700张），东部地区最低（1800张）；西部地区全院职工人数最高（3296人），东部地区最低（2781人）；东部地区拥有高级职称的职工人数在全院职工人数中的占比略高（17.24%），西部地区（16.06%）和中部地区（15.93%）接近；西部地区全院职工人数/实际开放床位数（1.57人/张）略高于东部地区（1.55人/张），且二者均显著高于中部地区（1.32人/张）。东部地区年门急诊量最高（171万人次），中部地区最低（152万人次）；年住院量最高的是西部地区（8.94万人次），东部地区最低（6.60万人次）。事业收入西部地区略多于东部地区，中部地区最低；事业收入/全院

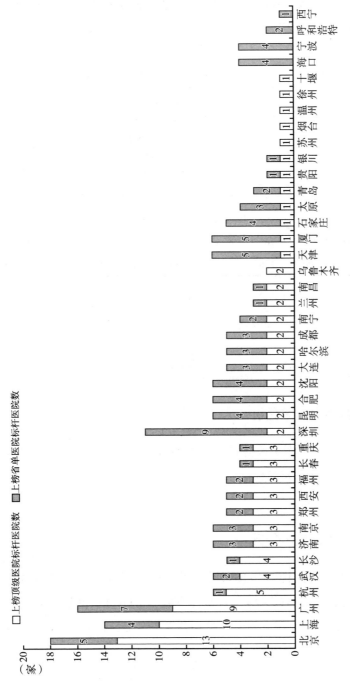

图 5 2024 年顶级医院标杆和省单医院标杆城市交叉情况

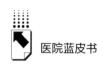

职工人数和事业收入/实际开放床位数均为东部地区最高，西部地区次之，中部地区最低（见表2）。

表2　2024年东部、中部、西部地区省单医院标杆部分指标中位数

指标	实际开放床位数（张）	全院职工人数（人）	年门急诊量（万人次）	年住院量（万人次）	全院职工人数/实际开放床位数（人/张）	拥有高级职称的职工人数/全院职工人数（%）	事业收入（亿元）	事业收入/全院职工人数（万元/人）	事业收入/实际开放床位数（万元/张）
东部地区	1800	2781	171	6.60	1.55	17.24	20.91	74.69	106.35
中部地区	2700	3200	152	7.97	1.32	15.93	18.22	60.62	74.39
西部地区	2199	3296	168	8.94	1.57	16.06	21.27	62.46	91.60
中位数	2000	3009	166	7.45	1.50	17.14	20.59	68.78	93.13

二　结语

（一）竞争力地区分析

2024年东部地区省单医院标杆入围医院最多（64家），竞争力指数为0.628，远高于中部和西部地区。中部地区入围医院最少（17家），竞争力指数也最低（0.173）。

（二）竞争力城市分析

入围省单医院标杆最多的城市是深圳（9家），竞争力指数也最高（0.077），其次是广州（7家），竞争力指数（0.063）；贵阳、兰州、南昌、银川、青岛、杭州、重庆、长沙、长春共9个城市只有1家医院入围；拉萨没有医院入围。

（三）综合分析

入围顶级医院标杆/省单医院标杆数量较多的是北京、上海和广州。说明北京、上海和广州是优质医疗资源最集中的城市。

（四）竞争力要素分析

西部和东部地区省单医院标杆中全院职工人数/实际开放床位数均高于中部地区，事业收入/全院职工人数与事业收入/实际开放床位数东部地区最高，西部地区次之，中部地区最低。

参考文献

［1］庄一强主编《中国医院竞争力报告（2024）》，社会科学文献出版社，2024

［2］庄一强、廖新波主编《中国医院竞争力报告（2023）》，社会科学文献出版社，2023。

［3］庄一强、王兴琳主编《中国医院竞争力报告（2022）》，社会科学文献出版社，2022。

［4］庄一强主编《中国医院竞争力报告（2020～2021）》，社会科学文献出版社，2021。

［5］庄一强主编《中国医院竞争力报告（2019～2020）》，社会科学文献出版社，2020。

B.6
2024年顶级医院竞争力报告[*]

姚淑芳　田　宾　蔡光辉　刘嘉豪[**]

摘　要： 本文从医疗技术、资源配置、医院运营、学术科研、智慧医院建设和诚信服务六个维度对 2024 年顶级医院标杆数据进行分析。采用加权 TOPSIS 法对中国大陆地区的最佳综合医院进行定量分析，遴选出"2024 年顶级医院标杆"。同时将顶级医院标杆按顺序分成 4 组，选取医疗技术要素、资源配置与医院运营要素、学术科研要素对 4 组医院的重点指标数据中位值对比分析。研究结果显示，2024 年顶级医院标杆第一组的医疗技术实力远高于第四组，学术科研水平明显高于其他组。顶级医院十大标杆[①]的科研能力国内领先，并获得国际认可。各省（区、市）顶级医院标杆分布不均衡，海南、内蒙古、青海、西藏无医院入围，天津、河北、宁夏、陕西仅 1 家医院入围。2024 年，6 家医院新入围顶级医院标杆。

关键词： 顶级医院标杆　评价指标　竞争力指数

本文中的顶级医院研究范围是中国大陆地区的最佳综合医院，不包含部队医院、专科医院和中医医院。顶级医院标杆评价指标包含 6 个维度：医疗技术、资源配置、医院运营、学术科研、智慧医院建设和诚信服务。本文以

---

　*　除特别注明外，本文所有图表均来自艾力彼医院管理研究中心资料库。

**　姚淑芳，博士，艾力彼医院管理研究中心常务副主任；田宾，艾力彼医院管理研究中心区域总监；蔡光辉，艾力彼医院管理研究中心认证官；刘嘉豪，艾力彼医院管理研究中心数据分析部项目副经理。

①　十大标杆是艾力彼医院管理研究中心根据相应的评价指标体系和数据评选出的综合实力较强的 10 家医院。

2024 年顶级医院标杆为研究对象，重点分析顶级医院标杆的变化、区域分布、十大标杆的变化、医院所属"双一流"学科建设高校及其竞争力指数、竞争力核心要素等，从而知晓顶级医院标杆的发展趋势。

一　顶级医院标杆区域分布与入围医院变化

（一）顶级医院标杆区域分布

如图 1 所示，2024 年顶级医院标杆在七大地区分布的数量如下：华东地区入围医院总数 34 家，同比减少 2 家；华北地区次之，有 16 家入围，同比减少 3 家；华南地区入围 13 家，同比增加 2 家。此外，华中地区入围 12 家、东北地区入围 9 家、西南地区入围 8 家、西北地区入围 8 家，值得一提的是西南地区入围数量同比增加 2 家，且总数与西北地区持平。第一组医院主要分布于华东地区（10 家）、华中地区（5 家）、华北地区（4 家）、华南地区（4 家），东北和西南地区各有 1 家医院入围，西北地区无医院入围第一组。第二组医院主要分布于华东地区（10 家）、华北地区（6 家），华中地区、华南地区、东北地区和西南地区各有 2 家医院入围，西北地区有 1 家医院入围。按照东部、中部、西部地区入围医院总数统计，东部地区 60 家、中部地区 22 家、西部地区 18 家，其中东部地区同比减少 4 家，西部地区同比增加 3 家，但东部地区的入围医院超过中部和西部地区的总和，保持绝对领先优势。

如图 2 所示，从 2024 年顶级医院标杆省（区、市）分布情况来看，北京、广东、上海入围医院数量较多，分别为：13 家、11 家、10 家；入围医院数量 5 家及以上的省（区、市）有浙江（6 家）、江苏（5 家）、山东（5 家），而海南、内蒙古、青海、西藏持续无医院入围。第一组医院主要集中于上海、北京和广东，分别为：5 家、4 家和 4 家，浙江、江苏、湖北、湖南四省各入围 2 家，四川、山东、辽宁、河南四省各入围 1 家。第二组医院主要集中于北京（5 家）和上海（3 家）。

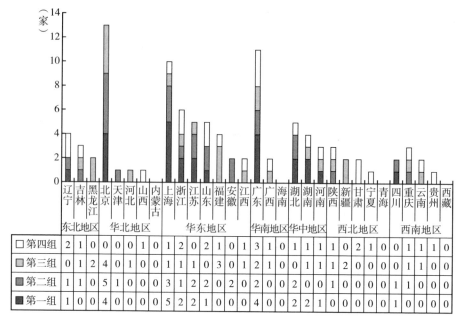

图 1　2024 年顶级医院标杆七大地区分布情况

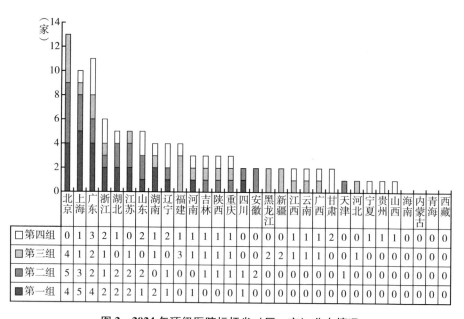

图 2　2024 年顶级医院标杆省（区、市）分布情况

（二）顶级医院标杆入围医院变化

2024 年顶级医院标杆省（区、市）入围医院变化如下：广东、河南、广西、云南、重庆各新增 1 家医院，上海、福建、湖北、河北各有 1 家医院掉出，天津变化最大，有 2 家医院掉出。值得关注的是 2024 年新入围顶级医院标杆的医院有 6 家医院，分别是：云南省第一人民医院、广西壮族自治区人民医院、郑州市中心医院、重庆大学附属三峡医院、北京大学深圳医院、十堰市太和医院（湖北医药学院附属医院）。

二　顶级医院十大标杆的竞争力分析

（一）顶级医院十大标杆区域分布

如表 1 所示，2024 年顶级医院十大标杆集中在上海（3 家）、北京（2 家）、武汉（2 家）、杭州（2 家）、成都（1 家）5 个城市，均为知名大学或医学院直属附属医院。从七大地区入围医院数量来看，华东地区有 5 家，华中、华北地区各有 2 家，西南地区 1 家，而华南、东北和西北地区没有医院入围。北京协和医院、四川大学华西医院和复旦大学附属中山医院均表现优异，华中科技大学同济医学院附属协和医院进入十大标杆。

表 1　2024 年顶级医院十大标杆情况

医院名称	地区	省份	城市
北京协和医院	华北	北京	北京
四川大学华西医院	西南	四川	成都
复旦大学附属中山医院	华东	上海	上海
上海交通大学医学院附属瑞金医院	华东	上海	上海
华中科技大学同济医学院附属同济医院	华中	湖北	武汉
浙江大学医学院附属第一医院	华东	浙江	杭州
浙江大学医学院附属第二医院	华东	浙江	杭州
北京大学第三医院	华北	北京	北京
复旦大学附属华山医院	华东	上海	上海
华中科技大学同济医学院附属协和医院	华中	湖北	武汉

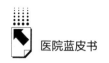

（二）顶级医院十大标杆科研能力

顶级医院十大标杆的科研能力在国内领先，并获得国际认可。如表2所示，本文选取3个权威机构的研究成果对比分析，具体情况如下：①从中国科学技术信息研究所发布的《2024年中国科技论文统计报告》和2024年自然指数—医疗机构年度榜单来看，2024年顶级医院十大标杆中有4家医院进入"2024年国内论文被引用次数较多医院排序"前10位，4家进入"2024年中国卓越科技论文较多的医疗机构排序"前10位，7家进入"2024年度中国医院科技量值（综合）排序"前10位；②2024年顶级医院十大标杆中有6家进入"2024年国际论文被引用篇数较多的医疗机构排序"前10位，9家进入"自然指数—国际医疗机构排序"前100位；③权威机构评估包含医疗机构论文数量与质量、专利申请与授权数量、科研项目数量等，客观反映医疗机构的科研能力。特别是四川大学华西医院在"2024年国际论文被引用篇数较多的医疗机构排序"、"2024年中国卓越科技论文较多的医疗机构排序"和"2024年度中国医院科技量值（综合）排序"中遥遥领先，在"自然指数—国际医疗机构排序"中也名列前茅。

表2　2024年顶级医院十大标杆科研能力比较

序号	医院名称	2024年国内论文被引用次数较多医院排序*	2024年国际论文被引用篇数较多的医疗机构排序*	2024年中国卓越科技论文较多的医疗机构排序*	2024年度中国医院科技量值（综合）排序	自然指数—国际医疗机构排序**
1	北京协和医院	3	3	3	2	80
2	四川大学华西医院	2	1	1	1	14
3	复旦大学附属中山医院	—	9	10	3	35
4	上海交通大学医学院附属瑞金医院	—	15	20	12	44

序号	医院名称	2024年国内论文被引用次数较多医院排序*	2024年国际论文被引用篇数较多的医疗机构排序*	2024年中国卓越科技论文较多的医疗机构排序*	2024年度中国医院科技量值(综合)排序	自然指数—国际医疗机构排序**
5	华中科技大学同济医学院附属同济医院	7	6	5	4	58
6	浙江大学医学院附属第一医院	—	4	17	6	48
7	浙江大学医学院附属第二医院	—	14	30	13	39
8	北京大学第三医院	6	—	11	7	104
9	复旦大学附属华山医院	—	—		16	83
10	华中科技大学同济医学院附属协和医院	18	8	7	5	72

注：＊中国科学技术信息研究所发布的《2024年中国科技论文统计报告》。＊＊自然指数网站（Nature Index）2024年自然指数—医疗机构年度榜单。

（三）顶级医院十大标杆的学科建设

学科建设是医院高质量发展的核心，学科实力是医院核心竞争力的直接体现。医学院校学科建设对直属医院的综合实力提升起着至关重要的作用。如表3所示，入围2024年顶级医院十大标杆的医院中有7家是高校的直属附属医院，其中浙江大学、复旦大学和华中科技大学各有2家附属医院入围。从教育部第四轮一级学科评估结果—临床医学来看，7所高校的临床医学学科实力均位居前列，其中浙江大学和上海交通大学的临床医学学科获得A+，北京协和医学院和复旦大学的临床医学学科获得A，四川大学、华中科技大学和北京大学的临床医学学科获得A-；而在国际临床医学学科建设中，复旦大学、上海交通大学、北京大学的表现比较出色。在美国U. S. News全球大学临床医学学科排名中，复旦大学、上海交通大学、北京大学3所高校进入前100名且在同一区间，其他4所高校位于第101~200名且较上一届的结果明显提高。综合5个国内和国际评估

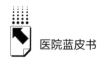

（排名）结果，复旦大学、上海交通大学的临床医学的学科综合实力具有明显领先优势。

表3　2024年顶级医院十大标杆所属高校学科建设比较

高校	医院数（家）	教育部第四轮一级学科评估结果—临床医学*	美国U.S.News全球大学临床医学学科排名**	英国T.H.E.全球大学临床医学学科排名***	英国Q.S.全球大学临床医学学科排名****	软科GRAS全球大学临床医学学科排名*****
北京协和医学院	1	A	109	—	—	101~150
四川大学	1	A-	155	201~250	167	201~300
复旦大学	2	A	61	36	64	101~150
上海交通大学	1	A+	63	52	83	101~150
华中科技大学	2	A-	111	166	144	201~300
浙江大学	2	A+	123	47	96	151~200
北京大学	1	A-	66	13	36	101~150

注：＊教育部学位与研究生教育发展中心2016年开展第四轮一级学科评估。＊＊《美国新闻与世界报道》2024年全球大学临床医学学科（Clinical Medicine）排名。＊＊＊英国泰晤士高等教育2025年全球大学临床医学学科（Clinical, pre-clinicl & health）排名。＊＊＊＊英国Quacquarelli Symonds 2024年全球大学临床医学学科（Medicine）排名。＊＊＊＊＊软科2024年全球大学临床医学学科排名。

三　顶级医院标杆竞争力要素分析

本文根据加权TOPSIS法对中国大陆地区的最佳综合医院进行定量分析，评选出"2024年顶级医院标杆"。将顶级医院标杆按顺序分成四组，并选取医疗技术要素、资源配置与医院运营要素、学术科研要素对4组医院的重点指标数据中位值指标进行对比分析。

（一）医疗技术要素

顶级医院标杆医疗技术评价二级指标主要包括国家卫健委临床重点专科数量、国家疑难病症诊治中心数量、国家区域医疗中心试点输出医院数量，用以评价医院提供医疗服务的能力。如图3所示，在国家卫健委临床重点专科数量、国家区域医疗中心试点输出医院数量（中位值）上，第一组领先优势特别明显，该两项指标在第一组至第四组的中位值呈现递减趋势。其中，第一组国家卫健委临床重点专科数量（中位值）远高于其他三个组，是第四组的 5 倍多。国家区域医疗中心试点输出医院数量（中位值）主要集中于第一和第二组；在国家疑难病症诊治中心数量（中位值）方面，第一组指数中位值高于其他组，是第四组的近 2 倍。由此可见，顶级医院标杆第一与第四组的医疗技术实力存在显著性差异。

从政策层面来看，截至 2024 年底，全国已有 125 个国家区域医疗中心试点输出医院建设项目落地，全面覆盖医疗资源薄弱且跨省就医流出集中地区，其中中西部地区项目数量占比超过 75%，区域龙头医院虹吸疑难危重病人的数量将减少。建议顶级医院标杆明确功能定位，积极配合推动分级诊疗政策。

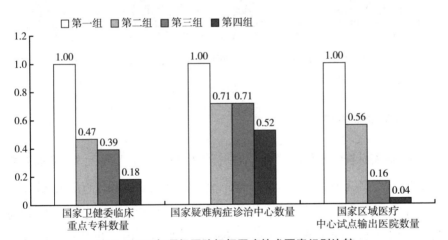

图 3　2024 年顶级医院标杆医疗技术要素组别比较

（二）资源配置与医院运营要素

顶级医院标杆资源配置与医院运营评价二级指标主要包括全院职工人数、实际开放床位数、全院职工人数/床位数、年出院量/床位数，用以评价医院提供医疗服务的质量和运营效率。如图 4 所示，第一组至第四组的全院

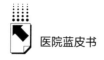

职工人数、实际开放床位数、全院职工人数/床位数、年出院量/床位数中位值呈现出递减趋势，后 2 个指标在第二、第三、第四组间差异很小。与 2023 年相比，第三与第四组的实际开放床位数中位值有减少的趋势，年出院量/床位数中位值无明显变化，说明合理控制规模提高运营效率有助于提升顶级医院综合竞争力。

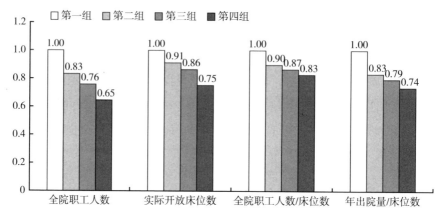

图 4　2024 年顶级医院标杆资源配置与医院运营要素组别比较

（三）学术科研要素

顶级医院标杆学术科研评价二级指标主要包括院士人数、学术领袖人数、国家临床医学研究中心数量、"双一流"医学类学科建设高校直属附属医院数量，用以评价医院在医学研究、技术创新和临床诊疗方面的能力。如图 5 所示，在院士人数、学术领袖人数、国家临床医学研究中心数量和"双一流"医学类学科建设高校直属附属医院数量中位值上第一组有绝对领先的优势。由此可见，顶级医院标杆第一组与其他组间的学术科研水平差距非常大。

在顶级医院标杆中，有 27 家医院是"双一流"医学类学科建设高校直属附属医院。如表 4 所示，按 14 所"双一流"医学类学科建设高校及其各项竞争力指数进行分析，上海交通大学、浙江大学、北京大学、中山大学的直属附属医院在竞争力指数上表现突出，均处于较高水平，都有 3 家及以上

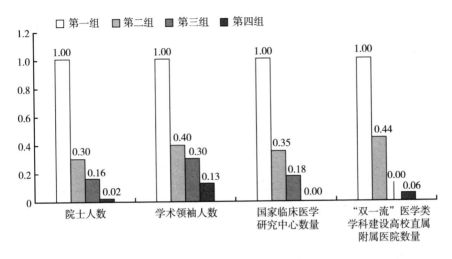

图 5　2024 年顶级医院标杆学术科研要素组别比较

医院入围顶级医院标杆，说明其直属附属医院的综合实力强。与 2023 年相比，天津医科大学直属附属医院的入围顶级医院标杆数量和竞争力指数均明显变少；从单家医院的平均竞争力指数来看，北京协和医学院、四川大学和复旦大学表现尤为突出，虽然入围医院数量少，但单家医院的平均竞争力指数位居前列。

表 4　2024 年顶级医院标杆所属"双一流"医学类学科建设高校及其竞争力指数

单位：家

"双一流"医学类 学科建设高校*	顶级医院标杆 入围机构数	竞争力指数	平均竞争力指数
上海交通大学	4	0.0483	0.0121
浙江大学	3	0.0375	0.0125
北京大学	3	0.0372	0.0124
中山大学	3	0.0346	0.0115
复旦大学	2	0.0266	0.0133
华中科技大学	2	0.0262	0.0131
武汉大学	2	0.0205	0.0103
广州医科大学	2	0.0182	0.0091

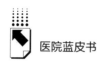

续表

"双一流"医学类 学科建设高校*	顶级医院标杆 入围机构数	竞争力指数	平均竞争力指数
北京协和医学院	1	0.0137	0.0137
四川大学	1	0.0136	0.0136
山东大学	1	0.0124	0.0124
郑州大学	1	0.0119	0.0119
东南大学	1	0.0100	0.0100
天津医科大学	1	0.0100	0.0100

注：*2017年教育部发布《关于世界一流大学和一流学科建设高校及建设学科名单的通知》，公布世界一流大学和一流学科（简称"双一流"）建设高校及建设学科名单。

四　结语

2024年顶级医院标杆分布不均衡，海南、内蒙古、青海、西藏仍然无医院入围。在七大区域中，华东地区有34家医院入围顶级医院标杆，同比减少2家，其中第一组有10家。从省（区、市）分布看，北京、广东、上海入围医院数量较多，整体表现较为突出，天津变化最大，有2家医院掉出。

从2024年顶级医院标杆的竞争力要素来看，第一组的医疗技术实力远超第四组，第三与第四组的实际开放床位数中位值有减少的趋势，第一组的学术科研水平远高于其他组。

2024年顶级医院十大标杆的科研能力在国内领先，并获得国际认可。华中科技大学同济医学院附属协和医院有进一步提升，中山大学附属第一医院有待提高。

参考文献

［1］庄一强、刘先德、姚淑芳主编《中国医院竞争力报告（2024）》，社会科学文

献出版社，2024。

［2］庄一强、廖新波主编《中国医院竞争力报告（2023）》，社会科学文献出版社，2023。

［3］庄一强、王兴琳主编《中国医院竞争力报告（2022）》，社会科学文献出版社，2022。

［4］庄一强主编《中国医院竞争力报告（2020～2021）》，社会科学文献出版社，2021。

［5］庄一强主编《中国医院竞争力报告（2019～2020）》，社会科学文献出版社，2020。

［6］庄一强主编《中国医院竞争力报告（2018～2019）》，社会科学文献出版社，2019。

［7］庄一强主编《中国医院竞争力报告（2017～2018）》，社会科学文献出版社，2018。

［8］庄一强、曾益新主编《中国医院竞争力报告（2017）》，社会科学文献出版社，2017。

［9］国家卫生健康委员会编《2023中国卫生健康统计年鉴》，中国协和医科大学出版社，2024。

［10］中华人民共和国教育部：《教育部　财政部　国家发展改革委关于公布世界一流大学和一流学科建设高校及建设学科名单的通知》，2017年9月。

［11］中国科学技术信息研究所：《2024年中国科技论文统计报告发布》，https：//www.istic.ac.cn/html/1/284/338/2149891904917729733.html，2024年9月。

［12］美国新闻和世界报导－教育网（U.S. News Education）：www.usnews.com/education。

［13］英国泰晤士高等教育网（Times Higher Education）：www.timeshighereducation.com。

［14］英国Q.S.世界大学排行网（Quacquarelli Symonds Top Universities）：www.topuniversities.com。

B.7
2024年中医医院竞争力报告[*]

蔡华 梁竞涛 田宾 周韫涛[**]

摘 要： 本文采用分层分类的分析方法，对中医医院标杆第一梯队（100家）、第二梯队（200家）、第三梯队（200家）共500家医院进行了归纳分析。分析角度包括地理分布、竞争力指数、均衡指数、政策环境等多个方面。分析结果显示，近年来，在国家政策的积极推动下，中医医院呈现出快速发展态势。但中医医院竞争力在各区域、各省份间不平衡现象依旧显著。表明中医医院的发展不仅要注重数量的扩充，更要重视资源的平衡布局。在人才与资源配置上，中部与西部地区虽然人员与床位规模较大，但人床比较低，高端技术人才相对不足，应注重人床比的合理配置，进一步加强高层次人才队伍建设。此外，社会办中医医院与特色民族中医医院的发展仍相对缓慢，中医医院信息化建设水平与综合西医医院相比仍有差距。未来，中医医院应借助国家出台的一系列支持性政策，实现跨越式发展。

关键词： 中医医院标杆 竞争力指数 均衡指数

---

[*] 本文研究对象为各级中医药管理局管辖的综合性中医医院，含中西医结合医院和民族医院，不含专科医院和部队医院。除特别注明外，本文所有图表均来自艾力彼医院管理研究中心资料库。

[**] 蔡华，艾力彼医院管理研究中心副主任；梁竞涛，艾力彼医院管理研究中心助理咨询师；田宾，艾力彼医院管理研究中心区域总监；周韫涛，艾力彼医院管理研究中心数据分析师。

一 2024年中医医院标杆第一梯队分析

（一）地理分布分析

1. 各地区入围机构数与竞争力指数分析

从2024年中医医院标杆第一梯队三大地区的入围机构数来看：东部地区继续保持领先地位，共有59家机构入围；中部地区有21家机构入围，西部地区有20家机构入围（见图1）。与上年相比，东部地区的入围机构增加了3家，中部地区减少了1家，西部地区则减少了2家。

从2024年中医医院标杆第一梯队三大地区入围机构的竞争力指数来看，东部地区的中医医院标杆第一梯队入围机构的竞争力指数为0.600，明显高于中部地区（0.207）和西部地区（0.193）。与上年相比，东部地区的竞争力指数提高了0.023，而中部和西部地区的竞争力指数则分别下降了0.012和0.011。

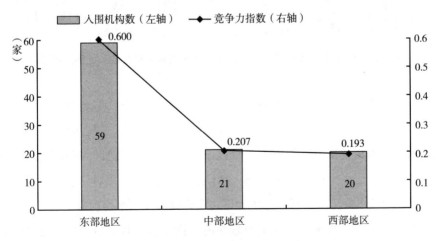

图1 2024年中医医院标杆第一梯队东部、中部、西部地区入围机构数和竞争力指数

从七大区域分布情况来看，2024年中医医院标杆第一梯队入围的机构数量与竞争力指数呈现出明显的区域差异，其中华东地区在这两项指标上显著优于其他地区。由图2直观可见，华东地区的入围机构数与竞争力指数（34家，0.336）均远高于其他地区，华北、华南和华中地区的入围机构数分别为17家、16家和13家，竞争力指数分别为0.180、0.152、0.125，入围机构数与竞争力指数均较接近。西北、西南和东北地区的入围机构数均低于10家，竞争力指数均低于0.1，其中东北地区的入围机构数与竞争力指数（4家，0.048）均较低。

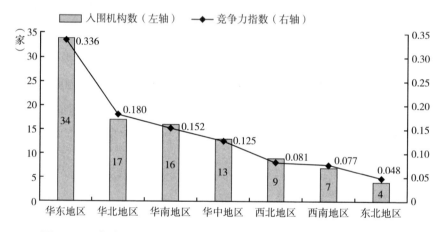

图2　2024年中医医院标杆第一梯队七大区域入围机构数和竞争力指数

综合分析2024年中医医院标杆第一梯队的地理分布（三大地区与七大区域）以及相关的竞争力指数，可以明显看出，东部地区，尤其是华东地区，在入围机构数和竞争力指数上都占有显著优势；而中部地区与西部地区，尤其是东北地区，在中医医院标杆第一梯队竞争力指数上相对落后。可见，优质中医医疗资源在七大区域、三大地区之间存在分配不平衡现象。

此外，尽管东部地区已经拥有较多的入围机构，且竞争力指数也高，但其入围机构数与竞争力指数仍在增加，而中部、西部地区则在减少。这表明东部地区的中医医院发展速度较快，而中部、西部地区中医医院的发展相对滞后，导致区域间的发展不平衡现象进一步加剧。

2.各省（区、市）入围机构数与竞争力指数分析

表 1 显示，入围 2024 年中医医院标杆第一梯队的机构分布在 29 个省（区、市），这表明优质中医医疗资源在全国范围内具有较高的覆盖率。与上一年对比分析发现，2024 年中医医院标杆第一梯队的入围机构数及竞争力指数居前的省份与 2023 年保持一致，分别是广东、江苏、北京、上海和浙江。其中，广东的入围机构数和竞争力指数与 2023 年持平，依旧以超过 10 家的入围机构数和 0.1 以上的竞争力指数，成为唯一一个在这两项指标上均领跑的省份；江苏入围机构数从 8 家增加至 9 家，竞争力指数也从 2023 年的 0.074 上升至 0.082；北京相对稳定，入围机构数维持在 8 家，竞争力指数也保持在 0.095；上海和浙江两个省份的入围机构数均增加 1 家，达到 7 家，竞争力指数也同步上升，上海从 0.068 增长至 0.075，浙江则从 0.063 提升至 0.070，均增加 0.007。

表 1　2024 年中医医院标杆第一梯队各省（区、市）入围机构数及竞争力指数

单位：家

省（区、市）	广东	江苏	北京	上海	浙江	湖南	湖北	山东	陕西	天津
入围机构数	12	9	8	7	7	5	5	5	5	4
竞争力指数	0.116	0.082	0.095	0.075	0.070	0.047	0.047	0.047	0.046	0.041

省（区、市）	四川	河南	福建	广西	河北	黑龙江	安徽	贵州	甘肃	山西
入围机构数	3	3	3	3	2	2	2	2	2	2
竞争力指数	0.036	0.031	0.031	0.029	0.023	0.022	0.020	0.019	0.019	0.016

省（区、市）	辽宁	重庆	吉林	江西	新疆	云南	海南	内蒙古	宁夏	
入围机构数	1	1	1	1	1	1	1	1	1	
竞争力指数	0.014	0.013	0.012	0.012	0.012	0.010	0.007	0.007	0.005	

除中医医院发展较好的省（区、市）外，与上一年相比变动较大的省（区、市）有：湖北的入围机构数从 4 家增加至 5 家，竞争力指数从 0.042 上升至 0.047；黑龙江、江西、内蒙古的入围机构数均减少 1 家，竞争力指数分别下降 0.009、0.007、0.006。此外，陕西的入围机构数不变且竞争力指数略微上升。

从地理分布的角度来看，中医医院发展较好的省份（5个）均属于东部地区，而在竞争力指数靠前的省份（10个）中，东部地区占据了七个席位。相比之下，中部和西部地区分别仅有两个、一个省份。此外，青海省和西藏自治区这两个西部地区的省份没有任何中医医院入围2024年的中医医院标杆第一梯队。这反映出我国中部、西部地区，特别是西部地区的中医发展与东部地区相比仍存在差距，说明不同地区之间中医医院的发展仍存在显著的不平衡性。

3. 城市分布与均衡指数分析

根据表2所提供的信息，2024年，有6个城市有3家及以上机构入围中医医院标杆第一梯队，且所在城市均为省会城市，这反映出优质的中医医疗资源高度集中在省会城市。其中，杭州市和广州市的入围机构数较多，各有5家；武汉市和长沙市也各有4家机构入围。

表2　2024年有多家机构入围中医医院标杆第一梯队的城市

单位：家

地区	省份	城市	入围机构数
华中	湖北	武汉	4
	湖南	长沙	4
	河南	郑州	3
华东	浙江	杭州	5
	江苏	南京	3
华南	广东	广州	5

注："多家"指3家及以上。

从地域分布上看，2024年6个有多家机构入围中医医院标杆第一梯队的城市集中分布在华中、华东、华南地区。相较前两年，其入围机构数呈逐年增长趋势，有集中化的发展态势；而东北地区与华北地区已没有入围机构数达到3家的城市（2023年较2022年变化，华北地区山西太原入围机构数减少至3家以下；2024年较2023年变化：东北地区黑龙江哈尔滨入围机构数也减少至3家以下）。

根据《中华人民共和国乡镇行政区划简册2024》，我国共有333个地级区划（以下简称"地级城市"）。在2024年中医医院标杆第一梯队中，入围的100家机构共分布在25个省（自治区），51个地级城市。其中，在入围城市数方面，广东省有7个城市，江苏省有6个城市，山东省有4个城市；在均衡指数①方面，江苏省的均衡指数为0.462，广东省为0.333，陕西省为0.300，这些省份的表现较为显著。

与上一年相比，变化明显的省（自治区）如下：江苏省的入围城市数从5个增加至6个，均衡指数从0.385上升至0.462；浙江省入围城市数增加1个，均衡指数提升了0.091；江西省与内蒙古自治区入围城市数均减少1个，均衡指数分别下降0.091、0.084。

从地区分布上看，综合入围城市数与均衡指数，在均衡指数靠前的省份（10个）中，有7个省份位于东部地区，3个省份位于西部地区。

表3　2024年中医医院标杆第一梯队各省（自治区）入围城市数及均衡指数

单位：个

省（自治区）	江苏	广东	陕西	浙江	山东	海南	福建	广西	宁夏
入围城市数	6	7	3	3	4	1	2	3	1
均衡指数	0.462	0.333	0.300	0.273	0.250	0.250	0.222	0.214	0.200

省（自治区）	河北	湖北	湖南	安徽	贵州	吉林	四川	江西	山西
入围城市数	2	2	2	2	1	1	2	1	1
均衡指数	0.182	0.154	0.143	0.125	0.111	0.111	0.095	0.091	0.091

省（自治区）	内蒙古	黑龙江	甘肃	辽宁	新疆	云南	河南		
入围城市数	1	1	1	1	1	1	1		
均衡指数	0.083	0.077	0.071	0.071	0.071	0.063	0.059		

（二）竞争力要素分析

医院竞争力要素评价包括人才梯队建设、资源配置情况、医疗技术能

---

① 均衡指数能够反映医疗资源在地理分布上的广泛程度，由各省（自治区）拥有入围中医医院标杆第一梯队机构的地级城市数量除以该省（自治区）地级城市总数计算得出。

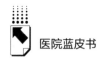

力、医院运营效率、智慧医院建设、学术研究能力、区域影响力等多个方面。本文仅选取人才梯队建设与资源配置情况两个要素，对各地区中医医院竞争力进行简要分析。

全院职工人数和实际开放床位数是衡量医院服务能力的重要指标，其合理配置对于提高医院运营效率和医疗质量具有重要意义，是保证医院高质量发展的前提。由表4提供的数据分析可得，2024年东部、中部、西部地区中医医院标杆第一梯队入围机构的全院职工人数指标均值：西部地区>东部地区>中部地区；实际开放床位数指标均值：中部地区>西部地区>东部地区。虽然西部地区中医医院标杆第一梯队入围机构的全院职工人数指标均值最大，中部地区的实际开放床位数指标均值最大，但从人床配置角度上看，东部地区的人床比指标均值达1.478，高于中部地区（1.010）和西部地区（1.261），说明东部地区中医医院的人员配置相对较为充足。

从技术人才配备上看，2024年东部、中部、西部地区中医医院标杆第一梯队入围机构的高级职称人数占比指标均值呈现出东部地区>中部地区>西部地区的态势，且中部与西部地区的高级职称人数及高级职称人数占比指标均值均低于各指标中医医院标杆第一梯队平均值。这说明东部地区在医疗人才资源方面较为集中，而中西部地区则相对匮乏，需要进一步加强人才培养和引进工作，以提高中西部地区在高端技术人才方面的竞争力。

表4　2024年东部、中部、西部地区中医医院标杆第一梯队入围机构部分指标均值

指标	全院职工人数 （人）	实际开放床位数 （张）	高级职称人数 （人）	高级职称人数占比 （%）
东部地区	2304	1559	439	20.05
中部地区	2140	2119	357	17.26
西部地区	2393	1898	395	16.97
第一梯队平均值	2292	1743	412	18.88

根据图3数据，从2022年到2024年，中医医院标杆第一梯队的入围机构全院职工人数指标均值和实际开放床位数指标均值上均显示出逐年增长的

趋势，尤其在 2024 年出现了显著的增长。具体来看，全院职工人数指标均值由 2022 年的 2006 人增至 2024 年的 2292 人，三年复合增长率为 6.89%，其中 2024 年增长率达到了 9.40%。同时，实际开放床位数指标均值也从 2022 年的 1532 张增至 2024 年的 1743 张，三年复合增长率为 6.66%，2024 年增长率为 9.35%。这些数据表明，中医医院在扩大规模和提升服务能力方面持续努力，以适应不断增长的医疗服务需求。

从人床比上看，2024 年中医医院标杆第一梯队的人床比指标均值较 2023 年变化不大，从 1.314 升至 1.315，人力资源配置状态保持稳定（见图 4）。人床比指标均值的合理配置对医院运营至关重要，它影响到医疗服务的效率和质量。一个合理的人床比可以确保医院有足够的人力资源来为患者提供高质量的医疗服务，同时也能够提高医院工作人员的工作效率，避免过度劳累。

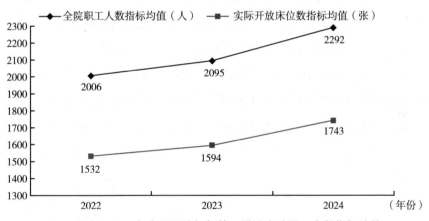

图 3 2022~2024 年中医医院标杆第一梯队全院职工人数指标均值及实际开放床位数指标均值变化

人才资源是推动医院持续卓越发展的关键要素。在医疗领域，医院作为技术和知识的集散地，其核心竞争力在很大程度上取决于人才队伍的素质和能力。因此，人才战略在医院的长远发展规划中占据着举足轻重的地位。此外，对杰出人才的有效吸纳与培育是实现医院高质量发展的核心措施，而吸引和留住高端人才则是迅速增强医院薄弱环节能力的有效手段。

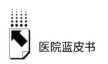

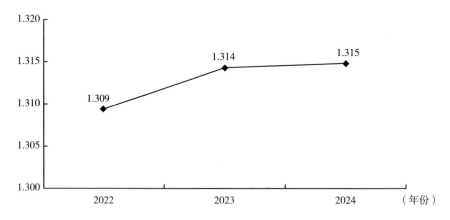

图4　2022~2024年中医医院标杆第一梯队人床比指标均值变化

　　根据图5的数据，从2022年到2024年，中医医院标杆第一梯队的高级职称人数指标均值及其占比指标均值均呈现逐年增长的趋势，由高级职称人数均值355人增加到了412人，高级职称人数占比指标均值从17.83%上升到了18.88%。这反映了中医医院标杆第一梯队在高层次人才方面持续发力，这不仅有助于推动医院向更高质量、更高层次的方向发展，而且表明国家在促进中医药事业发展方面所做的努力正在取得积极成果。此外，随着中医药健康服务能力的增强，患者有望享受到更优质的中医医疗服务。

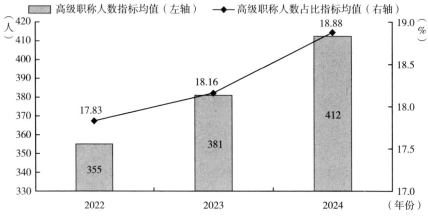

图5　2022~2024年中医医院标杆第一梯队高级职称
人数指标均值及其占比指标均值变化

从三大地区的高端技术人才发展上看，2024 年中医医院标杆第一梯队的高级职称人数指标均值：东部地区>西部地区>中部地区；高级职称人数占比指标均值：东部地区>中部地区>西部地区。与 2023 年相比，三大地区的高级职称人数指标均值都有所增加，东部和西部地区的高级职称人数占比指标均值分别上升了 0.84 个百分点、0.94 个百分点，但中部地区下降了 0.11 个百分点。这一现象表明，东部地区在高层次人才数量及占比指标均值上仍稳定地占据三大地区首位，但中西部地区尤其是中部地区在吸引和留住高端技术人才方面处于劣势地位，需要进一步加强高层次人才队伍建设来提升医疗服务水平。

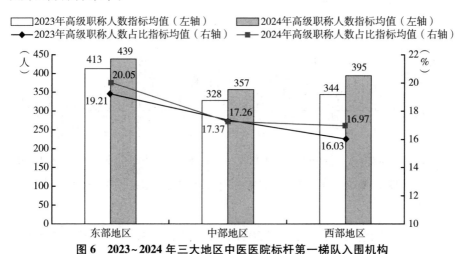

图 6　2023~2024 年三大地区中医医院标杆第一梯队入围机构
高级职称人数指标均值及其占比指标均值变化

二　中医医院标杆各梯队分析

（一）地理分布分析

图 7 的数据显示，2024 年中医医院标杆第一、第二梯队（共 300 家）遍布全国七大区域，并覆盖了 31 个省（区、市）。从地域分布上看，华东

地区在入围机构数量上领先，共有 109 家机构入围，与 2023 年相比增加了 10 家。从省份分布来看，江苏省在 2024 年拥有较多机构入围，共有 33 家机构入围，包括 30 家中医医院和 3 家中西医结合医院；广东省有 31 家机构入围，涵盖 23 家中医医院和 8 家中西医结合医院。此外，浙江省、山东省和四川省也表现突出，各有 20 家或以上的中医机构入围。

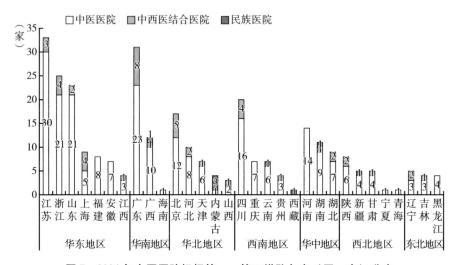

图 7　2024 年中医医院标杆第一、第二梯队各省（区、市）分布

与上一年相比，北京市入围 2024 年中医医院标杆第一、第二梯队的机构数量从 14 家增加至 17 家；江苏省和浙江省均增加 3 家中医医院入围，其中江苏省实现三年持续增长（2022~2024 年：28 家→30 家→33 家）。

图 8 展示了 2024 年中医医院标杆（即第一、第二、第三梯队共 500 家）在七个区域的分布情况，其中华东地区共有 173 家机构入围，西南地区和华中地区也有较多的入围机构，分别为 76 家和 71 家。此外，华南地区有 66 家入围机构，华北地区有 56 家，东北地区有 30 家，西北地区有 28 家。这些数据表明，高质量的中医医疗资源在华东地区更为集中。

从各省份的分布情况分析，中医医院标杆（500 家）中，入围机构数量较多的省份分别为广东（47 家）、江苏（46 家）、四川（39 家）、山东（38

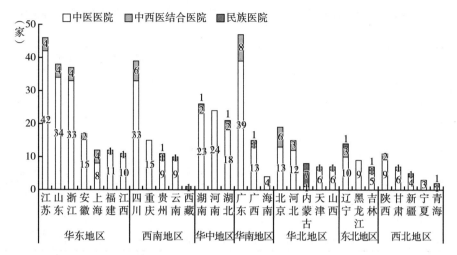

图8　2024年中医医院标杆第一、第二、第三梯队各省（区、市）分布

家）、浙江（37家）、湖南（26家）、河南（24家）、湖北（21家）、北京（19家）以及安徽（17家），这些省份的入围机构总数为314家，占到了总入围机构数量的62.8%。这一数据揭示了优质中医资源主要集中在少数几个发达的省份，同时也凸显了我国中医卫生事业在不同地区的发展尚存在差异，存在不平衡性。

（二）均衡度分析

根据表5的数据，2024年中医医院标杆第一、第二梯队的分布覆盖了27个省（自治区），涉及140个城市。相较于上一年，虽然省（自治区）的数量没有变化，但城市数量减少了12个。这一变化趋势显示出中医医院标杆第一、第二梯队的分布正趋于集中，全国范围内中医医院分布的均衡性有所减弱。

从均衡指数的角度来看，指数较高的省份依次是江苏省、浙江省、山东省，均衡指数分别为0.923、0.909、0.813，这三个省的省内中医发展的均衡性明显优于其他省（自治区），其中江苏省13个地级城市与浙江省11个地级城市均只有一个城市无中医医院入选中医医院标杆第一、第二梯队。

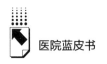
表5 2024年中医医院标杆第一、第二梯队各省（自治区）入围城市数及均衡指数

单位：个

省（自治区）	江苏	浙江	山东	广东	广西	四川	福建	陕西	河北
入围城市数	12	10	13	14	9	12	5	5	5
均衡指数	0.923	0.909	0.813	0.667	0.643	0.571	0.556	0.500	0.455
省（自治区）	河南	湖北	云南	湖南	贵州	安徽	甘肃	内蒙古	海南
入围城市数	7	5	6	5	3	5	4	3	1
均衡指数	0.412	0.385	0.375	0.357	0.333	0.313	0.286	0.250	0.250
省（自治区）	吉林	辽宁	新疆	宁夏	江西	黑龙江	西藏	青海	山西
入围城市数	2	3	3	1	2	2	1	1	1
均衡指数	0.222	0.214	0.214	0.200	0.182	0.154	0.143	0.125	0.091

从入围城市数的角度来看，入围城市数达10个及以上的省份有5个，分别是广东省（14个）、山东省（13个）、江苏省（12个）、四川省（12个）、浙江省（10个）。其中广东省的入围城市数较多，但其均衡指数仅为0.667；四川省的入围城市数为12个，其均衡指数仅为0.571。说明广东省与四川省下辖的地级城市较多，而较高水平的中医医院仅集中在部分城市，仍有少部分城市的中医发展较为滞后。

综上所述，尽管部分省份的入选城市数量在中医医院标杆第一、第二梯队中占据优势，但均衡指数揭示了中医资源在省内分布的均衡性。这表明，中医医院的发展不仅需要关注数量的增长，还需要关注资源的均衡分布，以实现更全面的高质量发展。

根据表6的信息，2024年拥有4家及以上机构入围中医医院标杆第一、第二梯队的地级城市共有12个，较2023年减少了一个城市。拥有4家及以上机构入围的城市及其入围机构数的变化如下：广州市表现突出，有9家入围机构；南京市有8家机构入围，较上一年增加3家机构；成都市有7家机构入围，较上一年增加2家机构；绍兴市跻身拥有4家及以上入围机构的城市之列，而哈尔滨市和沈阳市则退出了该城市行列。

表6 2024年有多家机构入围中医医院标杆第一、第二梯队的城市

单位：家

地区	省份	城市	入围机构数
华东	江苏	南京	8
		苏州	6
	浙江	杭州	7
		绍兴	4
	山东	济南	5
华中	河南	郑州	7
	湖南	长沙	6
	湖北	武汉	4
华南	广东	广州	9
		深圳	5
西南	四川	成都	7
华北	河北	石家庄	4

注："多家"指4家及以上。

从区域分布的角度分析，在中医医院标杆第一、第二梯队中，华东地区在拥有4家及以上入围机构的城市数量上依旧处于领先地位。值得注意的是，较上一年，2024年东北、西北地区没有城市达到4家及以上机构入围中医医院标杆第一、第二梯队的标准。

根据表7的数据，2024年中医医院标杆（500家）覆盖了27个省级行政区和228个地级城市。其中，有9个省份至少有10个地级城市的中医机构入选中医医院标杆（500家），分别是：四川省（19个城市）、广东省（17个城市）、山东省（16个城市）、湖南省（14个城市）、河南省（14个城市）、江苏省（13个城市）、湖北省（13个城市）、浙江省（11个城市）和广西壮族自治区（11个城市）。从均衡指数来看，山东、湖南、湖北、江苏和浙江这五个省份的均衡指数都达到了1，这说明这些省份的地级城市均有中医医院成功入围中医医院标杆（500家）；此外，还有7个省份的均衡指数达到了0.8或更高。

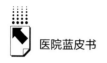

表 7　2024 年中医医院标杆各省（自治区）入围城市数及均衡指数

单位：个

省（自治区）	山东	湖南	湖北	江苏	浙江	四川	福建	河南	河北
入围城市数	16	14	13	13	11	19	8	14	9
均衡指数	1.000	1.000	1.000	1.000	1.000	0.905	0.889	0.824	0.818
省（自治区）	江西	广东	陕西	广西	贵州	海南	安徽	云南	辽宁
入围城市数	9	17	8	11	7	3	9	9	7
均衡指数	0.818	0.810	0.800	0.786	0.778	0.750	0.563	0.563	0.500
省（自治区）	内蒙古	黑龙江	吉林	宁夏	甘肃	山西	新疆	西藏	青海
入围城市数	6	6	4	2	5	3	3	1	1
均衡指数	0.500	0.462	0.444	0.400	0.357	0.273	0.214	0.143	0.125

由表 8 可见，拥有 5 家及以上机构入围中医医院标杆（500 家）的城市主要集中在华东地区。从省份分布上看，江苏省表现最为突出，共有 4 个城市拥有 5 家及以上机构入围。从城市分布上看，共有 13 个城市拥有 5 家及以上机构入围中医医院标杆（500 家），其中成都市与广州市较多，均达 12 家。

表 8　2024 年有多家机构入围中医医院标杆的城市

单位：家

地区	省份	城市	入围机构数
华东	江苏	南京	8
		苏州	6
		南通	5
		泰州	5
	浙江	杭州	9
		绍兴	5
	山东	济南	6
华南	广东	广州	12
		深圳	6
华中	河南	郑州	7
	湖南	长沙	6
西南	四川	成都	12
东北	辽宁	沈阳	5

注："多家"指 5 家及以上。

与上一年相比，拥有 5 家及以上机构入围中医医院标杆（500 家）的城市及其入围机构数变化如下：苏州、南通、杭州减少 1 家，成都增加 1 家；此外，徐州退出该城市行列，而东北地区的沈阳则进入了该行列。

（三）其他特征

医院等级：2024 年，在中医医院标杆第一、第二梯队（300 家）中，三甲医院有 276 家，占比为 92.0%。在中医医院标杆（500 家）中，三级医院有 476 家（含 57 家中西医结合医院和 17 家民族医院），占比为 95.2%。

医院属性：2024 年，在中医医院标杆（500 家）中，社会办医院仅有 8 家且比上年减少 1 家。其中华东地区 3 家，华北与华南地区各 2 家，华中地区 1 家。

医院类型：2024 年，在中医医院标杆（500 家）中，中医医院、中西医结合医院、民族医院分别占 85.0%、11.6%、3.4%。

三　结语

随着人口老龄化的加剧和生活方式的改变，中医医疗服务的需求不断增长，国家对中医发展的重视程度也在不断提升。近年来，国家出台了一系列政策来支持中医事业的持续发展：2024 年 12 月国家中医药局发布的《关于加快推进中医优势专科建设的意见》（国中医药医政发〔2024〕9 号），同年 8 月发布《关于加快推进县级中医医院高质量发展的意见》（国中医药医政发〔2024〕7 号），同年 7 月制定了《关于促进数字中医药发展的若干意见》（国中医药综发〔2024〕6 号），同年 6 月印发《中医药标准化行动计划（2024—2026 年）》（国中医药法监函〔2024〕116 号）……2023 年 10 月国家中医药局发布的《"十四五"中医药人才发展规划》、9 月国家中医药局等三个部门发布的《健康中国行动中医药健康促进专项活动实施方案》、3 月国务院发布的《"十四五"中医药发展规划》。

其中，《关于加快推进中医优势专科建设的意见》（国中医药医政发〔2024〕9 号）中指出，将从国家级、省级和市县级多个层面进行中医优势

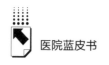

专科建设，通过各层级中医优势专科逐级带动、层层辐射、协同发展，构建"纵向成集、横向成群"的中医优势专科集群发展模式，从而帮助中医优质专科资源进一步扩容，布局更加合理。

这与艾力彼医院管理研究中心对中医医院标杆第一梯队、第二梯队、第三梯队进行分层分类分析的思路不谋而合，但结合本文的综合分析发现，尽管国家大力支持中医医院的发展，但在当前阶段仍存在以下问题。

第一，中医医院竞争力在各区域、各省份间不平衡现象依旧显著。东部地区尤其是华东地区在入围机构数和竞争力指数上优势明显，且在中医医院标杆第一、第二梯队中仍在增加，发展较好的中医医院更加集中；而中西部尤其是东北与西北地区的中医医院发展则相对落后。省份分布上，中医医院标杆第一梯队入围机构数及竞争力指数靠前的省份（5个）均位于东部地区（广东、江苏、北京、上海、浙江），而青海和西藏两个西部地区的省份无中医医院进入。此外，在中医医院标杆第一、第二、第三梯队中，入围机构数较多的均是广东省和江苏省，明显高于其他省份。

第二，高水平中医医院在各省份间及各省份内的均衡性存在差异性。入围三个标杆梯队城市数较多的省份主要分布在华东、华南、华中地区，以广东、江苏、山东居多。但中医医院的发展，不仅要注重数量的扩充，更要重视资源的平衡布局，从而推动整体向高质量迈进。在中医医院标杆（500家）中，江苏、浙江、山东、湖南、湖北五省的均衡指数均达1，而广东仅为0.810，西部地区省份的均衡指数则更低。此外，拥有多家机构入围中医医院标杆第一、第二、第三梯队的城市均以省会城市为主。

第三，近年来，头部中医医院在扩大服务能力与培育、吸引、留住高端中医人才上持续发力。中医医院标杆第一梯队在人员与床位规模、高层次人才数量与占比上呈逐年增长态势，且2024年出现了显著增长，对中医医院高质量发展形成有效助力。但地区间的发展仍存在差异：东部地区的高级职称人数占比指标均值明显高于中西部地区，且人床配置更加充足；中部与西部地区虽然人员与床位规模较大，但人床比指标均值较低，高端技术人才相对匮乏。

第四，中医医院整体竞争力不断提高，但社会办中医医院的发展相对缓慢。《关于加快推进中医优势专科建设的意见》（国中医药医政发〔2024〕9号）提出，根据社会办中医医院意愿和专科基础，可将其纳入各层级中医优势专科建设。但在中医医院标杆（500家）中，社会办中医医院仅8家，且较上一年减少1家，与三级公立中医医院相比竞争力不足。此外，在西部地区，可发挥中医和民族医药特色，形成特色民族中医。

数字化赋能中医药高质量发展。尽管中医医院在国家政策的积极推动下呈现出快速的发展态势，但在信息化建设方面仍与综合西医医院存在较大差距。未来，信息化建设将是中医医院发展的重要一环，需以打造"数智中医药"为目标，努力提高信息化水平，将大数据、人工智能等新兴数字技术逐步融入中医药传承创新发展的各个环节中。

参考文献

［1］庄一强、刘先德、姚淑芳主编《中国医院竞争力报告（2024）》，社会科学文献出版社，2024。

［2］庄一强、廖新波主编《中国医院竞争力报告（2023）》，社会科学文献出版社，2023。

［3］中华人民共和国民政部编《中华人民共和国乡镇行政区划简册2024》，中国社会出版社，2024。

［4］国务院办公厅印发的《中医药振兴发展重大工程实施方案》，国办发〔2023〕3号。

［5］国务院办公厅印发的《"十四五"中医药发展规划》，国办发〔2023〕5号。

［6］国家中医药管理局发布的《关于加快推进中医优势专科建设的意见》，国中医药医政发〔2024〕9号。

［7］国家中医药局联合人力资源社会保障部、国家卫生健康委、国家医保局、国家药监局发布的《关于加快推进县级中医医院高质量发展的意见》，国中医药医政发〔2024〕7号。

［8］国家中医药局、国家数据局印发的《关于促进数字中医药发展的若干意见》，国中医药综发〔2024〕6号。

［9］国家中医药局印发的《中医药标准化行动计划（2024—2026年）》，国中医药法监函〔2024〕116号。

专题报告

B.8
2024年智慧医院·AI潜力标杆
研究报告[*]

陈培钿　刘先德　陈家伟　任耀辉[**]

摘　要： 本文针对 2024 年智慧医院·AI 潜力标杆（以下简称"AI 标杆"）从地域分布、医院等级、医院人财物方面投入，以及基础建设、AI 应用等方面情况进行数据分析，为我国智慧医院及医疗 AI 建设提供参考。经分析发现，AI 标杆整体投入近年来略有下降，这些 AI 标杆所在区域分布、规模级别、建设投入等方面的差距进一步拉大，其中 AI 及算力建设逐步受到部分顶级医院重视，这将为我国医院逐步迈进"数智时代"奠定坚实基础。

关键词： 信息化建设　智慧医院　AI 潜力

* 除特别注明外，本文所有图表均来自艾力彼医院管理研究中心资料库。

** 陈培钿，艾力彼医院管理研究中心智慧医院 HIC 专家；刘先德，艾力彼医院管理研究中心常务副主任；陈家伟，艾力彼医院管理研究中心智慧医院 HIC 专家；任耀辉，艾力彼医院管理研究中心副主任。

一 智慧医院·AI潜力标杆分析

（一）地域分布分析

1.区域分布

如表1、图1所示，2024年AI标杆数量按区域划分，华东地区包含省份最多，且大部分为经济人口大省，AI标杆数量较上年增加15家，已达244家。从区域格局来看，西南、西北地区较上年分别减少3家，近年来，东西部地区的整体差距较往年继续拉大。

表1 2024年AI标杆在各区域的分布情况

单位：家

区域	省(区、市)	第一梯队	第二梯队	第三梯队	总计
华东	江苏	7	35	35	77
	浙江	10	16	15	41
	山东	3	15	20	38
	上海	11	12	14	37
	福建	5	13	8	26
	安徽	3	3	12	18
	江西	2	3	2	7
	区域总计	41	97	106	244
华南	广东	16	25	20	61
	广西	0	5	1	6
	海南	0	0	2	2
	区域总计	16	30	23	69
华北	北京	13	8	5	26
	河北	1	5	5	11
	内蒙古	2	3	4	9
	山西	1	2	2	5
	天津	0	3	2	5
	区域总计	17	21	18	56

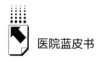
续表

区域	省(区、市)	第一梯队	第二梯队	第三梯队	总计
华中	河南	4	9	13	26
	湖北	5	7	6	18
	湖南	1	7	2	10
	区域总计	10	23	21	54
西南	四川	3	3	6	12
	云南	0	5	5	10
	重庆	0	2	2	4
	贵州	0	0	3	3
	西藏	0	0	1	1
	区域总计	3	10	17	30
西北	新疆	5	2	4	11
	甘肃	2	1	2	5
	陕西	1	2	1	4
	宁夏	0	2	1	3
	青海	0	1	1	2
	区域总计	8	8	9	25
东北	辽宁	3	7	3	13
	黑龙江	0	2	3	5
	吉林	2	2	0	4
	区域总计	5	11	6	22

2. 省(区、市)分布

如表1、图1所示，2024年AI标杆第一梯队的医院集中分布在21个省（区、市），较上一年度增加了陕西、甘肃，少了天津。其中，广东（16家）、北京（13家）、上海（11家）、浙江（10家）、江苏（7家）的总数累计为57家，覆盖了多个主要省级行政区域。同时，云南、广西、天津、黑龙江、重庆、贵州、宁夏、青海、海南、西藏10个省（区、市）没有医院入围第一梯队。

综合AI标杆数量分析，江苏（77家）、广东（61家）、浙江（41家）、山东（38家）、北京（26家）、福建（26家）、河南（26家）、湖北（18

家)、安徽(18家)等共331家。同时综合数据进一步分析,吉林、陕西、重庆、贵州、宁夏、青海、海南、西藏等地AI标杆数量少于5家,西藏地区首次有医院被评为AI标杆。

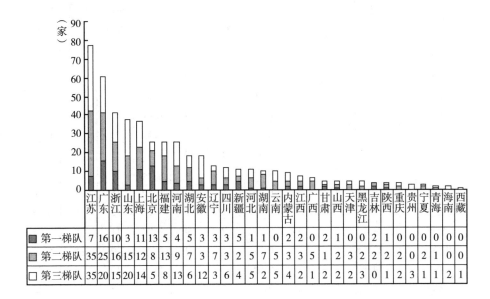

图1　2024年AI标杆在各省(区、市)的分布情况

3.城市分布

针对AI标杆的散列分布情况,本文引入"均衡指数"进行分析,均衡指数=AI标杆所分布的地级城市数量/该省(自治区,不包括直辖市)的地级城市总数量,如:AI标杆数量第二多的广东,入围医院标杆的61家医院分布在14个地级城市,相比广东全省21个地级城市,均衡指数为14/21=0.67;通过此指标分析,江苏不仅AI标杆数量最多(见图1),同时在地区发展方面最为均衡(见表2);同时福建地区均衡发展进步明显;广东医院标杆较上年减少6家,2024年分布城市减少1个。

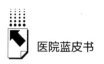

表2 2024 年 AI 标杆所在各省（自治区）的均衡指数

单位：个，家

省 （自治区）	地级 城市 数	第一梯队			第一、第二梯队			第一、第二、第三梯队		
		医院 数量	分布 城市 数	均衡 指数	医院 数量	分布 城市 数	均衡 指数	医院 数量	分布 城市 数	均衡 指数
江苏	13	7	5	0.38	42	13	1.00	77	13	1.00
福建	9	5	2	0.22	18	7	0.78	26	8	0.89
山东	16	3	3	0.19	18	8	0.50	38	14	0.88
浙江	11	10	3	0.27	26	7	0.64	41	9	0.82
河南	17	4	1	0.06	13	6	0.35	26	12	0.71
广东	21	16	3	0.14	41	12	0.57	61	14	0.67
湖北	13	5	2	0.15	12	5	0.38	18	8	0.62
安徽	16	3	2	0.13	6	3	0.19	18	8	0.50
河北	11	1	1	0.09	6	3	0.27	11	5	0.45
新疆	14	5	3	0.21	7	4	0.29	11	6	0.43
内蒙古	12	2	2	0.17	5	3	0.25	9	5	0.42
湖南	14	1	1	0.07	8	4	0.29	10	5	0.36
贵州	9	0	0	0.00	0	0	0.00	3	3	0.33
陕西	10	1	1	0.10	3	2	0.20	4	3	0.30
辽宁	14	3	2	0.14	10	2	0.14	13	4	0.29
山西	11	1	1	0.09	3	2	0.18	5	3	0.27
云南	16	0	0	0.00	5	2	0.13	10	4	0.25
海南	4	0	0	0.00	0	0	0.00	2	1	0.25
黑龙江	13	0	0	0.00	2	1	0.08	5	3	0.23
广西	14	0	0	0.00	5	2	0.14	6	3	0.21
宁夏	5	0	0	0.00	2	1	0.20	3	1	0.20
四川	21	3	1	0.05	6	3	0.14	12	4	0.19
江西	11	2	1	0.09	5	2	0.18	7	2	0.18
甘肃	14	2	1	0.07	3	1	0.07	5	2	0.14
西藏	7	0	0	0.00	0	0	0.00	1	1	0.14
青海	8	0	0	0.00	1	1	0.13	2	1	0.13
吉林	9	2	1	0.11	4	1	0.11	4	1	0.11

注：均衡指数主要分析医院标杆的城市分布，北京、上海、天津、重庆为直辖市不作分析。

（二）医院等级分析

如表 3 所示，AI 标杆第一梯队中的医院全部为三级医院，其中三级甲等医院 98 家，三级乙等医院 1 家，三级未定等医院 1 家。而 AI 标杆的 500家医院中三级医院数量达 489 家，仅有 10 家二级甲等医院和 1 家二级未定等医院。

表 3　AI 标杆的医院等级与数量分析

单位：家

AI 标杆	三级甲等	三级乙等	三级未定等	二级甲等	二级乙等	二级未定等	合计
第一梯队	98	1	1	0	0	0	100
第二梯队	185	8	7	0	0	0	200
第三梯度	131	20	38	10	0	1	200
总计	414	29	46	10	0	1	500

（三）交叉分析

如表 4 所示，综合 2022～2024 年 AI 标杆与其他医院标杆交叉分析情况，顶级医院标杆中有 96 家医院被评为 AI 标杆，有 4 家医院未出现在此次名单中；省单医院标杆、地级城市医院标杆作为建设主力军，在 AI 标杆中的占比一直保持在 40% 左右；县级医院标杆在 AI 标杆中的占比呈波动状态，不管资金投入还是人员配置，县级医院都无法和众多顶级、省单、地级城市医院标杆比拟，但值得关注的是，还有 3 家县级医院进入了 AI 标杆第一梯队。

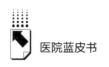

表4 2022~2024年AI标杆与其他医院标杆交叉分析

单位：家

AI标杆	顶级医院标杆			省单医院标杆		
	2022年	2023年	2024年	2022年	2023年	2024年
第一梯队	51	52	58	8	10	9
第二梯队	35	35	32	35	30	27
第三梯队	13	3	6	19	15	22
合计	99	90	96	62	55	58
AI标杆	地级城市医院标杆			县级医院标杆		
	2022年	2023年	2024年	2022年	2023年	2024年
第一梯队	18	16	12	4	2	3
第二梯队	51	58	68	15	12	11
第三梯队	69	55	50	21	42	32
合计	138	129	130	39	56	46

如表5所示，综合2022~2024年AI标杆与中医医院标杆交叉分析情况，2024年中医医院在AI标杆中较上一年度增加7家，在AI标杆第一梯队中增加2家。

表5 2022~2024年AI标杆与中医医院标杆交叉分析

单位：家

AI标杆	中医医院标杆		
	2022年	2023年	2024年
第一梯队	4	5	7
第二梯队	20	19	15
第三梯队	26	16	25
总计	50	40	47

如表6所示，根据国家发展改革委、国家卫生健康委、国家中医药局等部门公布的名单中，2024年在拥有国家医学中心的25家主体医院中，相较2023年有2家未入AI标杆第一梯队，有5家未入AI标杆；在89家国家区

域医疗中心输出医院中,相较2023年有3家医院新入AI标杆第一梯队。在广东省高水平重点建设医院中,相较2023年有3家医院新入AI标杆第一梯队。综合来看,在国家区域医疗中心输出医院、广东省高水平重点建设医院中仍有29家医院未进入AI标杆。

表6 2023~2024年AI潜力医院标杆与国家医学中心主体医院、国家区域医疗中心输出医院、广东省高水平重点建设医院交叉分析

单位:家

AI潜力医院标杆	国家医学中心 主体医院(25家)			国家区域医疗中心 输出医院(89家)			广东省高水平重点 建设医院(50家)		
	2023年	2024年	变化	2023年	2024年	变化	2023年	2024年	变化
第一梯队	12	10	-2	41	44	+3	12	15	+3
第二梯队	6	8	+2	25	21	-4	21	17	-4
第三梯队	1	2	+1	6	10	+4	6	3	-3
未入标杆医院	6	5	-1	17	14	-3	11	15	+4

二 智慧医院·AI潜力标杆指标分析

(一)智慧医院建设投入

1.资金投入

如表7所示,资金投入占比均值=智慧医院建设的资金投入/医院总收入,资金投入为2022~2024年在软件、硬件和系统运维等方面资金投入的平均值,范围包括机房设备、网络设备和信息安全等,不包含基础建筑、装修、弱电、信息人员成本。综合数据来看,资金投入占比均值整体仍维持在1%左右,受整体经济基本面影响,较上一年均有所下降;但值得注意的是,其中AI应用及相关算力设施投入均值逐步受到关注,该项在AI标杆第一梯队中的均值达782.39万元。

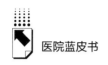

表 7　2022~2024 年 AI 标杆建设资金投入

单位：%，万元

AI 标杆	资金投入占比均值			AI 标杆	AI 应用及相关算力设施投入均值
	2022 年	2023 年	2024 年		
第一梯队	0.96	0.98	0.87	第一梯队	782.39
第二梯队	1.10	1.24	1.19	第二梯队	332.19
第三梯队	1.05	1.53	1.28	第三梯队	101.93

2. 人员投入

如表 8 所示，工程师人均服务床位数＝开放床位数/工程师数量，其中工程师数量是信息部门和厂商长期驻点人数之和。综合数据来看，2024 年 AI 标杆第一梯队工程师人均服务床位数较上一年度整体上有所减少，表明工程师人员得到补充。

表 8　2022~2024 年 AI 标杆人员投入

单位：床/人

AI 标杆	工程师人均服务床位数		
	2022 年	2023 年	2024 年
第一梯队	73.94	71.29	66.4
第二梯队	79.64	80.57	74.31
第三梯队	74.41	80.78	83.21

（二）智慧医院建设应用

1. 软件建设

软件建设包括基础系统、医疗业务系统、运营管理系统三大部分。其中，2024 年 AI 标杆中，上线率达到 80% 的系统模块超过 55 个，相关的医疗业务系统继续得到加强，上线率均已超 90%；目前教学管理系统上线率达 74.2%，放射治疗系统上线率达 66.8%，病历微缩系统上线率达 62.6%。

2. AI 应用

持续创新是当下智慧医院建设保持领先的基础，也是未来医院发展的重要动力。2023 年是生成式 AI 大模型在多个行业深度落地的重要时期，如国外 ChatGPT、Gemini，国内的 KIMI、讯飞星火等已经从概念和尝试阶段转向实际生产阶段。随着大模型在医疗领域落地发展，未来智慧医院建设创新将不再局限于服务、管理模式上的融合创新，以及智能化应用在局部领域应用，创新技术对于医疗水平的提升将产生重要影响。如表 9 所示，部分相对成熟的 AI 应用系统在 AI 标杆第一梯队中取得了一定成效。为未来医疗 AI 大模型的发展奠定了重要基础。

表 9　2024 年 AI 标杆中部分 AI 应用系统上线率

单位：%

AI 标杆	AI 影像辅助诊断 系统上线率	AI 医生辅助诊断 系统上线率	AI 病历质控 系统上线率
第一梯队	91	78	74
第二梯队	74.5	42.5	34
第三梯队	66	36	24

（三）行业影响力

行业影响力主要包括医院通过信息化评级、公开发布相关学术论文，以及相关学术任职等指标。如表 10 所示，2024 年 AI 标杆中通过电子病历系统应用水平分级评价（五级以上）的医院较上一年度增加 162 家，达 394 家，接近综合医院标杆总数量的 80%；而通过医院互联互通标准化成熟度测评（四级以上）的医院已达 429 家，综合医院标杆覆盖率超过 80%；同时通过两个评审的医院数量近两年大幅提升。综合来看，在国家系列政策的支持和推动下，国家的相关信息化评审对各地智慧医院建设工

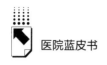
作有明显的促进效果，将为后续智慧医院、医疗 AI 建设发展继续发挥重要作用。

表 10　2022～2024 年 AI 标杆行业影响力情况

单位：家

AI 标杆	电子病历系统应用水平分级评价（五级以上）			医院互联互通标准化成熟度测评（四级以上）			同时通过两个评审的医院		
	2022 年	2023 年	2024 年	2022 年	2023 年	2024 年	2022 年	2023 年	2024 年
第一梯队	86	95	99	92	95	98	53	90	97
第二梯队	107	146	175	158	185	191	30	135	167
第三梯队	17	71	120	116	89	140	0	26	79
总计	210	232	394	366	369	429	83	251	343

三　结语

在国家政策的持续引导下，通过信息化评级的 AI 标杆数量显著增长，电子病历系统应用水平分级评价（五级以上）和医院互联互通标准化成熟度测评（四级以上）的覆盖率均超 80%。在区域分布方面，华东地区 AI 标杆数量增至 244 家，占比近半，较上年增加 15 家；而西南、西北地区则各减少 3 家，东西部差距进一步拉大。在省份分布方面，江苏、广东、浙江等省份共有 AI 标杆数量 368 家，占比 73.6%，福建发展均衡且进步明显，西藏首次有医院被评为 AI 标杆，但仍有 8 个省（区、市）的 AI 标杆数量不足 5 家。智慧医院建设资金投入占比均值稳定在 1% 左右，AI 应用及相关算力设施投入均值逐步受到医院关注。2025 年初 DeepSeek 掀起各行业的 AI 热潮，全国已有数百家医院宣布接入 DeepSeek 各个版本的大模型。而随着 AI 在医疗领域的应用不断深化，医疗服务质量与效率将得到有效提升，并加快各级医院智慧化建设进程，引领我国医院迈进"数智时代"。

参考文献

［1］庄一强、增益新主编《中国医院竞争力报告（2016）》，社会科学文献出版社，2016。

［2］吴庆洲、曹晓均、陈培钿、庄一强：《智慧医院及智慧医院评价的未来发展》，载《中国医院评价报告（2020）》，社会科学文献出版社，2020。

［3］陈培钿、王文辉、吴庆洲、徐权光、刘欣：《2022年智慧医院HIC》。

［4］陈培钿、刘先德、陈家伟、徐权光、姚淑芳、李启渊：《2023年智慧医院HIC 500强研究报告》，载《中国智慧医院发展报告（2023）》，社会科学文献出版社，2023。

B.9
2024年智慧医院·AI潜力
标杆分层分类研究报告*

陈家伟　刘先德　陈培钿　刘　欣**

摘　要： 本文针对智慧医院·AI潜力标杆进行分层分类研究［分层：顶级智慧医院标杆（共50家）、省单智慧医院标杆（共50家）、地级城市智慧医院标杆（共50家）、县级智慧医院标杆（共50家）；分类：中医智慧医院标杆（共50家）、专科智慧医院标杆（共50家）、社会办医智慧医院标杆（共30家）］，并对各类AI潜力标杆的地域分布、信息化投入等情况进行研究，从而探索医院未来信息化及AI应用发展方向。另外梳理医院竞争力和信息化能力之间的关系。通过对整体的趋势数据分析发现，强弱分布趋势较往年并无较大变化，但从具体医院标杆数值来看，医院的信息化水平均有所提升。

关键词： 智慧医院　医院信息化　AI医疗

一　智慧医院分层分析

（一）地域分布分析

本文对艾力彼发布的2024年智慧医院·AI潜力标杆（以下简称"AI

---

* 除特别注明外，本文所有图表均来自艾力彼医院管理研究中心资料库。

** 陈家伟，艾力彼医院管理研究中心智慧医院专家；刘先德，艾力彼医院管理研究中心常务副主任；陈培钿，艾力彼医院管理研究中心智慧医院HIC专家；刘欣，艾力彼医院管理研究中心数据分析师。

标杆"）进行分层：顶级智慧医院标杆（共 50 家）、省单智慧医院标杆（共 50 家）、地级城市智慧医院标杆（共 50 家）、县级智慧医院标杆（共 50 家），并按照全国七大区域划分，对各 AI 标杆进行分层统计分析，具体分布见表 1、图 1。按七大区域分析，华东地区 AI 标杆数量最多，共计 102 家医院，超过其他六大区域 AI 标杆总和（98 家）。从省（区、市）层面来看，江苏、广东、浙江、山东、福建 AI 标杆较多（合计数量相同的医院以医院层级区分），天津、重庆、西藏、陕西无 AI 标杆。

表 1　2024 年 AI 标杆分层按地域分布情况

单位：家

区域	省（区、市）	顶级智慧医院标杆（共 50 家）	省单智慧医院标杆（共 50 家）	地级城市智慧医院标杆(共 50 家)	县级智慧医院标杆（共 50 家）	合计
华东	江苏	2	3	16	13	34
	浙江	6	5	3	9	23
	山东	2	3	5	9	19
	福建	3	4	4	0	11
	上海	4	1	0	0	5
	安徽	1	2	0	4	7
	江西	1	1	0	1	3
	区域小计	19	19	28	36	102
华南	广东	7	8	9	1	25
	广西	0	0	1	0	1
	海南	0	1	0	0	1
	区域小计	7	9	10	1	27
华北	北京	7	3	0	0	10
	内蒙古	0	2	3	1	6
	河北	0	3	0	0	3
	山西	0	2	1	0	3
	天津	0	0	0	0	0
	区域小计	7	10	4	1	22

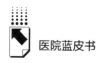

续表

区域	省(区、市)	顶级智慧医院标杆(共50家)	省单智慧医院标杆(共50家)	地级城市智慧医院标杆(共50家)	县级智慧医院标杆(共50家)	合计
华中	河南	3	1	2	5	11
	湖北	3	1	3	2	9
	湖南	1	0	0	1	2
	区域小计	7	2	5	8	22
西南	四川	2	2	0	0	4
	云南	0	1	1	0	2
	贵州	0	0	0	2	2
	重庆	0	0	0	0	0
	西藏	0	0	0	0	0
	区域小计	2	3	1	2	8
东北	辽宁	3	5	0	0	8
	吉林	1	0	0	0	1
	黑龙江	0	0	0	1	1
	区域小计	4	5	0	1	10
西北	新疆	2	0	2	1	5
	甘肃	2	0	0	0	2
	宁夏	0	1	0	0	1
	青海	0	1	0	0	1
	陕西	0	0	0	0	0
	区域小计	4	2	2	1	9

（二）医院信息化建设投入

　　智慧医院的建设属于复杂的系统性工程，涵盖临床诊疗、患者服务以及运营管理等领域，几乎涉及医院内的全部业务流程，这意味着医院需要进行长期且不间断的资源投入。本节将着重从人员、资金以及设备三个维度，分别对顶级智慧医院标杆（共50家）、省单智慧医院标杆（共50家）、地级城市智慧医院标杆（共50家）、县级智慧医院标杆（共50家）在智慧医院建设过程中的投入状况展开深入剖析（见表2）。

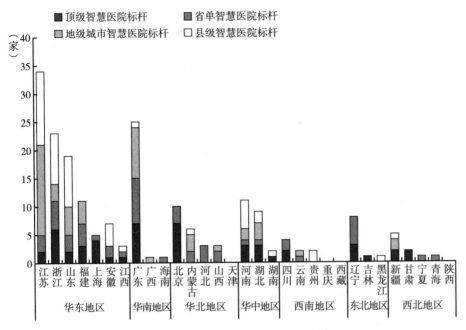

图 1　2024 年 AI 标杆分层按地域分布情况

在人员投入方面，各 AI 标杆在每百床配备的信息人员数量均值均在 1 人以上。在资金投入方面，顶级智慧医院标杆（共 50 家）的信息化资金投入均值最高，省单智慧医院标杆（共 50 家）和地级城市智慧医院标杆（共 50 家）的信息化资金投入均值较为接近，县级智慧医院标杆（共 50 家）的信息化资金投入均值相对较小。整体而言，信息化资金投入均值符合医院分层定位，层级越高、投入越大。另外近年受国家及地方政策影响，各类国家和省级区域医疗中心建设、千县工程建设及各地医院新院区建设项目陆续完工交付，相关地区的信息化配套建设促使医院加大了信息建设方面的投入，相较于往年数据，2024 年各 AI 标杆的"信息化资金投入均值"均有所上升。在设备投入方面，县级智慧医院标杆终端设备占比均值为 0.93 台/人，顶级、省单、地级城市智慧医院标杆均超过了 1 台/人。

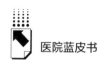

表2　2022~2024年AI标杆分层信息化建设投入情况

AI标杆	人员投入		资金投入		设备投入
	每百床配备的信息人员数量均值（人）	人均服务床位数均值（床/人）	信息化资金投入均值（万元）	信息化投入资金占比均值（%）	终端设备占比均值（台/人）
顶级智慧医院标杆（共50家）	1.31	76.16	3409.95	0.65	1.13
省单智慧医院标杆（共50家）	1.21	82.64	2946.67	1.34	1.07
地级城市智慧医院标杆（共50家）	1.23	81.3	2665.4	1.74	1.09
县级智慧医院标杆（共50家）	1.12	89.39	1270.42	1.28	0.93

二　智慧医院分类分析

（一）地域分布分析

本文对艾力彼发布的2024年AI标杆进行分类：中医智慧医院标杆（共50家）、专科智慧医院标杆（共50家）、社会办医智慧医院标杆（共30家），具体地域分布见表3、图2。从数据上看，华东地区AI标杆有70家，数量最多；西北、东北地区AI标杆数量均未超过5家。按省（区、市）来看，江苏、广东、浙江、上海、北京AI标杆数相对较多。

表3　2024年AI标杆分类按地域的分布情况

单位：家

区域	省（区、市）	中医智慧医院标杆（共50家）	专科智慧医院标杆（共50家）	社会办医智慧医院标杆（共30家）	合计
华东	江苏	10	5	11	26
	浙江	7	3	1	11

区域	省(区、市)	中医智慧医院标杆(共50家)	专科智慧医院标杆(共50家)	社会办医智慧医院标杆(共30家)	合计
	山东	3	3	2	8
	福建	2	3	3	8
	上海	5	6	0	11
	安徽	1	0	3	4
	江西	1	1	0	2
	区域小计	29	21	20	70
华南	广东	8	7	1	16
	广西	1	0	0	1
	海南	0	0	0	0
	区域小计	9	7	1	17
华北	北京	4	5	2	11
	内蒙古	0	1	1	2
	河北	2	0	1	3
	山西	0	0	0	0
	天津	0	1	0	1
	区域小计	6	7	4	17
华中	河南	1	3	1	5
	湖北	2	1	2	5
	湖南	0	2	0	2
	区域小计	3	6	3	12
西南	四川	1	2	0	3
	云南	1	1	0	2
	贵州	0	0	1	1
	重庆	0	1	0	1
	西藏	0	0	0	0
	区域小计	2	4	1	7
东北	辽宁	0	2	0	2
	吉林	1	1	0	2
	黑龙江	0	0	0	0
	区域小计	1	3	0	4

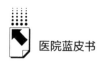

续表

区域	省(区、市)	中医智慧医院标杆(共50家)	专科智慧医院标杆(共50家)	社会办医智慧医院标杆(共30家)	合计
	新疆	0	1	1	2
	甘肃	0	1	0	1
西北	宁夏	0	0	0	0
	青海	0	0	0	0
	陕西	0	0	0	0
	区域小计	0	2	1	3

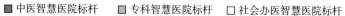

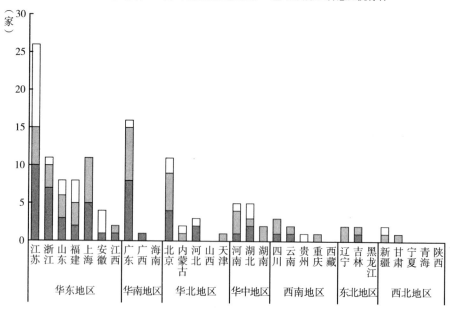

图2　2024年AI标杆分类按地域的分布情况

（二）医院信息化建设投入

如表4所示，通过对中医智慧医院标杆（共50家）、专科智慧医院标杆（共50家）、社会办医智慧医院标杆（共30家）的研究发现，在人员投入方面专科智慧医院标杆配置较为充足，每百床配备的信息人员数量均值超过2人，其他类型AI标杆1.5人左右，但分层AI标杆人员投入整体高于分类AI标杆人员投入，这主要是因为分类AI标杆大多是"大专科、小综合"，床位数有限，未形成规模效应，而IT基础岗位人员配置就需要5~8人，导致此类医院往往看起来IT人员配比"充足"。在资金投入方面，专科智慧医院标杆在资金投入上领先，但社会办医智慧医院标杆的信息化投入资金占比均值最高。在设备投入方面，仅中医智慧医院标杆超过了1台/人的终端设备占比均值，达到了1.17台/人，而社会办医智慧医院标杆和专科智慧医院标杆终端设备占比均值均为0.96台/人。

表4　2022~2024年AI标杆分类信息化建设投入情况

AI标杆	人员投入		资金投入		设备投入
	每百床配备的信息人员数量均值（人）	人均服务床位数均值（床/人）	信息化资金投入均值（万元）	信息化投入资金占比均值（%）	终端设备占比均值（台/人）
中医智慧医院标杆（共50家）	1.36	73.62	1768.85	0.91	1.17
专科智慧医院标杆（共50家）	2.31	43.34	2125.24	1.52	0.96
社会办医智慧医院标杆（共30家）	1.62	61.87	1561.91	1.85	0.96

三　交叉分析

本节将艾力彼医院竞争力标杆［顶级医院标杆（共100家）、省单医院标杆（共100家）、地级城市医院标杆（共500家）、县级医院标杆（共500家）、中医医院标杆（共500家）、社会办医·单体医院标杆（共500家）］

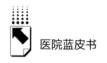

与 AI 分层分类标杆（以下简称"AI 分层/分类标杆"）〔顶级智慧医院标杆（共 50 家）、省单智慧医院标杆（共 50 家）、地级城市智慧医院标杆（共 50 家）、县级智慧医院标杆（共 50 家）、中医智慧医院标杆（共 50 家）、社会办医智慧医院标杆（共 30 家）〕交叉比对，从而研究医院竞争力与智慧医院建设之间的关系。

交叉分析主要从以下几个维度开展：

· 交叉医院数：医院竞争力标杆医院同时入选 AI 分层/分类标杆的医院数量。

· 采纳率=交叉医院数/医院竞争力医院标杆总数 * 100%。

· 分布率=各分段交叉医院数/AI 标杆总数 * 100%（反应智慧医院·AI 潜力分层分类标杆在对应医院竞争力标杆中的分布情况）。

（一）AI 分层标杆交叉分析

AI 分层标杆交叉分析包括顶级、省单医院标杆与顶级、省单智慧医院标杆对比；地级城市与县级医院标杆和地级城市与县级智慧医院标杆对比（见表 5、表 6）。

在进行交叉分析时可以发现，采纳率呈明显的正相关。具体表现为，医院竞争力标杆中越是靠前的梯队，其采纳率就越高，这清晰地表明医院的信息化程度与医院竞争力呈正相关，即信息化程度高的医院往往具备更强的竞争力。

从分布率的角度来看，鉴于顶级、省单智慧医院标杆共 100 家，其范围相对较小，并且这些顶级、省单智慧医院在各个区域以及专业领域通常都属于头部医院，所以它们在信息化方面的差距并不显著。这就导致其最终的分布率的高低主要受到标杆区间内医院总数量的影响，呈现出逐步递增的态势。与之相反的是，地级城市智慧医院标杆和县级智慧医院标杆的分布率在表 6 呈现指数级下降的趋势，这充分反映出地级城市智慧医院和县级智慧医院的信息化能力并不均衡。

表5　2024年AI标杆与顶级、省单医院标杆的交叉分析

单位：家，%

医院竞争力相应标杆	顶级智慧医院标杆(共50家)			省单智慧医院标杆(共50家)		
	交叉医院数量	采纳率	分布率	交叉医院数量	采纳率	分布率
第一梯队(10家)	9	90.00	18.00	8	80.00	16.00
第二梯队(40家)	21	52.50	42.00	27	67.50	54.00
第三梯队(50家)	20	40.00	40.00	15	30.00	30.00

表6　2024年AI标杆与地级城市、县级医院标杆的交叉分析

单位：家，%

医院竞争力相应标杆	地级城市智慧医院标杆(共50家)			县级智慧医院标杆(共50家)		
	交叉医院数量	采纳率	分布率	交叉医院数量	采纳率	分布率
第一梯队(100家)	37	37.00	74.00	32	32.00	64.00
第二梯队(200家)	10	5.00	20.00	12	6.00	24.00
第三梯队(200家)	3	1.50	6.00	6	3.00	12.00

（二）AI分类标杆交叉分析

AI分类标杆交叉分析主要由中医医院标杆、社会办医·单体医院标杆（各500家）分别和中医智慧医院标杆（共50家）、社会办医智慧医院标杆（共30家）进行比对（见表7）。

表7　2024年AI分类标杆的交叉分析

单位：家，%

医院竞争力相应标杆	中医智慧医院标杆(共50家)			社会办医智慧医院标杆(共30家)		
	交叉医院数量	采纳率	分布率	交叉医院数量	采纳率	分布率
第一梯队(100家)	41	41.00	82.00	25	25.00	83.33
第二梯队(200家)	9	4.50	18.00	5	2.50	16.67
第三梯队(200家)	0	0.00	0.00	0	0.00	0.00

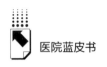

整体看来，分类标杆交叉的采纳率和分布率都集中在相应的医院竞争力标杆第一梯队范围内，而中医医院、社会办医·单体医院标杆第三梯队中均无医院进入相应的 AI 标杆。其中中医医院、社会办医智慧医院标杆中约80%的医院分布在相应医院竞争力标杆第一梯队中。

四 行业影响力

近年来"互联网+"的深度普及，信息技术被深入应用到各行业的业务和管理运营中。在此背景下，各级医院的信息化建设取得了一定成果。

2024 年 2 月 8 日，国家卫生健康委办公厅发布《关于印发 2022 年度全国三级公立医院绩效考核国家监测分析情况的通报》，报告显示，2022 年，全国三级公立医院电子病历系统应用水平分级评价参评率达到 99.0%，电子病历系统应用水平全国平均级别达 4 级（见图 3），个别医院已达到 8 级。

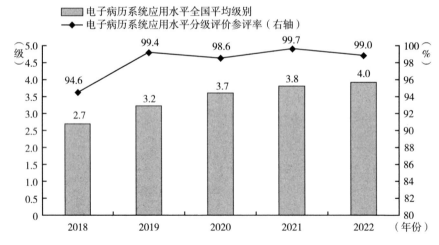

图 3　2018~2022 年全国三级公立医院电子病历系统应用水平分级评价参评情况

资料来源：《关于印发 2022 年度全国三级公立医院绩效考核国家监测分析情况的通报》。

整体来看，全国三级公立医院电子病历系统应用水平 4 级普及的任务已基本完成，部分省份已开始推动电子病历系统应用水平 5 级工作，针对省内已达到电子病历系统应用水平4级，但连续3年未申报5级的医院予以降级处理。另外，2023年4月国家已启动了电子病历系统分级评价标准修订工作，新的标准或更名为"智慧医疗分级评价"，旨在推动电子病历、智慧服务和智慧管理的"三位一体"融合建设，目前标准尚未正式发布，但可以预见在不久的将来，新评价体系将全面替代现有的电子病历系统应用水平分级评价。为能综合客观地评价医院信息化竞争力，艾力彼结合"电子病历系统应用水平分级评价"（仅列出通过高等级评级，即5级及以上）和"医院信息互联互通标准化成熟度测评"（仅列出高成熟度评级，即4级及以上）的数据对标杆医院进行分析，详见表8。

表8 2024年AI标杆分层分类信息化评审情况

单位：家，%

AI标杆	电子病历系统应用水平分级评价（5级及以上）	医院信息互联互通标准化成熟度测评（4级及以上）	获得两个评审结果	
			数量	通过比例
顶级智慧医院标杆（共50家）	50	50	50	100.00
省单智慧医院标杆（共50家）	36	49	35	70.00
地级城市智慧医院标杆（共50家）	50	49	49	98.00
县级智慧医院标杆（共50家）	34	35	24	48.00
中医智慧医院标杆（共50家）	31	43	26	52.00
专科智慧医院标杆（共50家）	50	49	49	98.00
社会办医智慧医院标杆（共30家）	9	22	6	20.00

从表8中可以看出，顶级、地级城市、专科智慧医院标杆中的成员医院两项评级均通过的比例较高，均达到或接近100.00%；而省单智慧医院标杆相对落后，主要在高等级电子病历系统应用方面落后于上述3类医院标杆，两项通过率为70.00%；而县级智慧医院、中医智慧医院标杆两项通过率仅50.00%左右，反映出基层医院信息化投入或重视度仍有不足；社会办医智慧医院标杆的两项通过率仅20.00%，这主要与医院信息化建

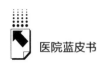

设成本较高有关，且社会办医·单体医院信息化建设资金来源基本是自筹，因此资金压力较大，当然其中也有一部分是因为医院对信息化的重视和认知程度不足。

综合数据来看，各分层分类 AI 标杆的两项通过率均有较大的提升。总体看来各医院的信息化水平在逐年稳步提升。

五 医院 AI+应用展望

2024 年 3 月的《政府工作报告》正式提出了"AI+"行动，那么在国家级新战略布局的背后，医疗行业也将面临业务"AI+"的挑战，如何应对将成为医院必须面对的问题。

目前医疗 AI 已在众多领域取得应用成果。但国内尚无公开的医院 AI 应用情况数据。艾力彼结合自有数据库数据从 AI 辅助决策、智能导诊、AI 病历质控等较成熟的产品维度对 AI 分层分类标杆的 AI 建设情况进行分析（见表 9）。

表 9　2024 年 AI 分层分类标杆的 AI 建设情况

单位：%

AI 标杆	AI 辅助决策	智能导诊	AI 病历质控	AI 影像诊断
顶级智慧医院标杆(共 50 家)	91.67	100.00	91.67	100.00
省单智慧医院标杆(共 50 家)	82.32	84.21	64.00	100.00
地级城市智慧医院标杆(共 50 家)	66.67	85.71	47.62	68.42
县级智慧医院标杆(共 50 家)	57.89	68.42	33.84	52.42

从数据来看，顶级智慧医院标杆的 AI 建设投入充足，覆盖面广，而向下层级受医院规模、资金等限制，AI 建设覆盖面逐步降低。从整体数据来看，AI 建设工作已在各层各类 AI 标杆铺开。整体趋势符合国家"AI+"战略规划。

在医院 AI 建设热潮中，依然存在大量"跟风"项目。结合艾力彼近年来信息化现场辅导经验来看，地级城市和县级医院普遍存在信息化有效利用率较低的问题，大量系统只是跟风或者评审需要，并未有效使用。因此从未来医院 AI 竞争力角度来看，AI 建设不等于 AI 竞争力，只有 AI 有效应用才能切实提升医院综合竞争力。未来，医院不但要重视 AI 建设，也要注重 AI 有效应用。

六　结语

第一，结合 AI 分层分类各标杆数据分析，各层级 AI 标杆中华东地区 AI 标杆数量均遥遥领先，东北地区最少，医院分布与区域经济及人口密度基本一致。

第二，智慧医院建设资源投入方面。资金投入相较往年数据有所增加；人员投入方面均有所下降，每百床配备的信息人员数量均值相较上年下降 0.2~0.3 人；设备投入方面与上年变化不大。综合来看，近年来各级区域医疗中心、新院区建设项目陆续交付，导致相关信息化配套支出增加，但信息化人员配置并未及时补充。

第三，交叉分析方面，医院竞争力标杆与 AI 分层/分类标杆之间存在着紧密的关联性。具体而言，整体呈现出一种规律，即越是靠前的梯队，在 AI 标杆中的采纳率就越高。这反映出医院综合竞争力与医院信息化能力成正比。换言之，如今智慧医院的信息化建设已然化作医院攀登竞争力高峰的关键"助力"。

第四，各分层分类 AI 标杆的高等级信息化评审率通过率在稳步上升。通过历史数据对比分析可见，2024 年顶级智慧医院标杆（共 50 家）成员医院第一次 100.00% 通过了两项高等级信息化评审，地级城市智慧医院标杆（共 50 家）和专科智慧医院标杆（共 50 家）两项高等级信息化评审通过率也达到了 98.00%，其余分层分类 AI 标杆通过率也有较大提升，由此可以肯定我国医疗信息化改革正在稳定、有效地推动医院综合竞争力的提升。

第五，"AI+"作为国家战略，医院的 AI 建设起步并不落后。如何真正

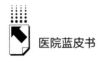
将 AI 转换为医院竞争力才是医院未来主要挑战。未来的 AI 竞争中，有 AI 只是基础，用 AI 才是关键。

参考文献

［1］庄一强、廖新波主编《中国智慧医院发展报告（2023)》，社会科学文献出版社，2023。

［2］庄一强、刘先德、姚淑芳主编《中国医院竞争力报告（2024）》，社会科学文献出版社，2024。

2024年地级城市、县级医院标杆运营管理分析*

卓进德　罗芸　刘兆明　陈慧卉**

摘　要： 本文根据2018~2024年艾力彼地级城市、县级医院标杆（以下简称"地/县级医院标杆"）的数据，分析医院标杆的竞争优势与需要改进的方面。地/县级医院标杆需要重视专科建设、提升医疗服务质量，需要从规模扩张向质量效益转型、提高患者满意度、真正做到大病不出地/县。分析结果显示，地/县级医院标杆床位数近3年持续缩减。人力资源的合理配置是保证医院高质量发展的前提，2024年，地/县级医院标杆职工人数略有回升，医师、护士和医技人员数量均在微增。中高级职称人数和硕士学历人数有所增加，博士人数进一步下跌，需政策扶持以促进人才下沉。2024年地/县级医院标杆医疗服务量有所减少，年门急诊量和年住院手术量均降至近七年的低谷，医院生存依旧面临挑战。

关键词： 地/县级医院标杆　医疗技术　资源配置　医院运营

本文对"地级城市医院标杆第一、第二梯队（共300家）"与"县级医院标杆第一、第二梯队（共300家）"2018~2024年的数据，展开深度研究与精细分析。从资源配置、医疗技术、医院运营三个关键维度，对医院

---

　* 除特别注明外，本文所有图表均来自艾力彼医院管理研究中心资料库。

　** 卓进德，博士，艾力彼医院管理研究中心副主任；罗芸，艾力彼医院管理研究中心量化咨询专家；刘兆明，博士，艾力彼医院管理研究中心医院认证专家；陈慧卉，艾力彼医院管理研究中心助理咨询师。

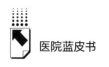
竞争力展开全面评估。其主要任务是深度挖掘地/县级医院标杆现有的优势，并提出具有可持续性的改进建议，为相关层级医疗单位的进一步发展提供强有力的数据支撑与决策参考。本文的目标在于有效推动地/县级医院标杆的可持续发展，帮助医院在服务质量与运营效率上实现显著提升，进而大幅提高其核心竞争力。为决策者提供科学、全面的依据，推动整个医疗体系朝着卓越的方向大步迈进。

一 地/县级医院标杆：床位数持续收缩，引导质量增益

（一）床位数下降趋势持续

图1显示，2024年地/县级医院标杆实际开放床位数均值为1764张，增长率为-0.50%，持续三年呈现负增长。2022年国家卫生健康委发布的《医疗机构设置规划指导原则（2021—2025年）》指导各地在"十四五"期间合理设置医疗机构，以满足人民健康需求并推动医疗服务体系的高质量发展。国家严格控制医院建设规模和床位设置，旨在合理配置医疗资源，提高服务质量和效率。病区床位不超过50张，县办、地市办综合医院床位分别控制在600~1000张、1000~1500张，引导资源均衡分布。2021年地/县级医院标杆的实际开放床位数均值到达峰值1863张后，随后连续三年持续呈现下降趋势。2022~2023年的实际开放床位数均值更是显著减少至1773张，较上年增幅降至-3.58%。虽2024年的实际开放床位数均值增幅小幅回升至-0.50%，但实际开放床位数仍减少至1764张。这与国家要求的标准仍有距离，医院床位的规划和配置合理化的进程依然在继续。

2021年地/县级医院标杆床位使用率锐减到90.0%（见图2）。受医院床位数调整影响，2023年地/县级医院标杆床位使用率下滑至85.6%，不过在2024年强劲反弹，回升至89.3%。同一时期，患者平均住院天数也在持续缩短，减至7.6天。当前，地/县级医院标杆正积极推动发展模式的转型，从以往单纯的规模扩张，转向着重提升质量与效益。这一转变有力促进了医

疗服务体系的升级优化，推动医疗资源得以更合理地分配。医院始终将提高患者满意度作为核心追求，全力确保各类严重疾病在本地就能得到有效治疗，助力实现"大病不出地/县"的目标。

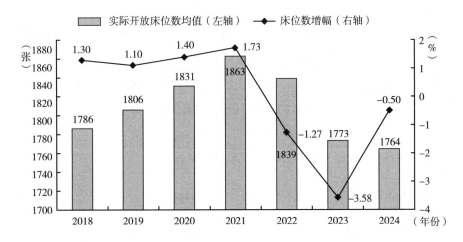

图1 地/县级医院标杆床位数均值（2018~2024年）

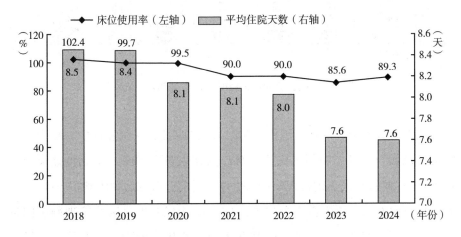

图2 地/县级医院标杆床位使用率和平均住院天数（2018~2024年）

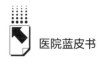

（二）职工总人数稳中略升，医疗人员需求增长

2023 年地/县级医院标杆职工总人数自 2022 年后逐年回升，2024 年达到 2377 人。医疗人员需求在近两年持续增长（见图 3），反映了地/县级医院标杆在人员配置上的优化和扩张。2022 年中共中央办公厅、国务院办公厅印发的《关于推进以县城为重要载体的城镇化建设的意见》强调推进县城建设，加强其与周边城市的联系配合。县级医院的发展也为地/县级城市建设提供了医疗保障，促进了区域经济社会的协调发展。

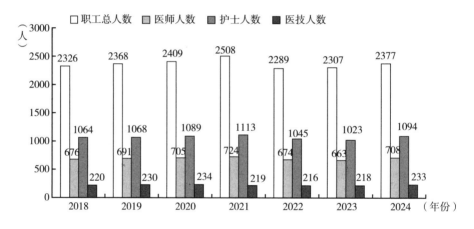

图 3 地/县级医院标杆人员配置数据（2018~2024 年）

从人力资源配置的视角剖析，2024 年的地/县级医院标杆中，护士占全院员工总数的 48%；医师占比达 31%；医技人员占 10%；工勤技能岗位人员占 6%；而管理人员则占 5%（见图 4）。当前，医院后勤服务正向社会化、专业化方向发展，国务院办公厅发布的《关于建立现代医院管理制度的指导意见》明确指出，要完善后勤管理制度，积极探索并实施医院"后勤一站式"服务模式，以推动公立医院后勤服务的社会化进程。根据《医疗机构专业技术人员岗位结构比例原则》的规定，卫生技术人员应至少占医院总人数的 70%。而在地/县级医院标杆中，专业卫生技术人员的占比高达

89%，远超规定标准。图5的数据进一步显示，与2018年相比，2024年医师占比增加了0.7个百分点，护士占比则增加了0.3个百分点。

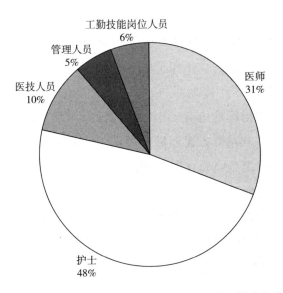

图4　2024年地/县级医院标杆医院人员构成（按岗位分）

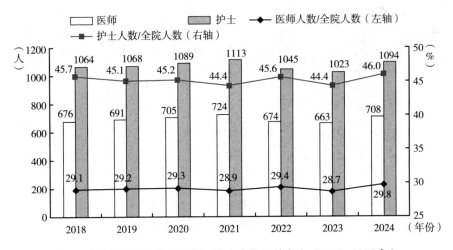

图5　地/县级医院标杆医师、护士人数及其占比（2018~2024年）

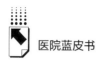

（三）"双高"（硕博高学历、高级职称）人数回升，中级职称人数增速明显

2024 年，地/县级医院标杆在人才引进方面展示出积极的一面，在人员配置上呈现出一定的优化和扩张（见图 6）。其中，"双高"人数指标均值整体上在 2023 年降低后再次回升，员工整体水平提升明显。同时，中级职称人数指标均值有一个较大的跃升。但在高层次人才（博士学历人才）的引进和培养方面还需要时间的积累和政策的扶持。尽管近年来国家在持续推进分级诊疗制度和医联（共）体的构建方面取得了显著进展，推动了优质医疗资源向基层延伸，但要真正实现"大病不出地/县"的目标，除确保大多数民众能在当地获得高质量的医疗服务外，还依赖于医疗技术的进步以及吸引更多高层次医疗人才至地/县级医院工作。

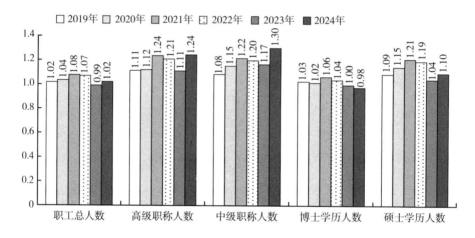

图 6　地/县级医院标杆人员配置指标均值（2019~2024 年）
（以 2018 年数据为 1）

二 地/县级医院标杆：2024年服务量持续下降

（一）2024年医疗服务量持续下降，年门急诊量/年住院手术量创近七年新低

地/县级医院标杆近三年业务量波动明显。2024年，年门急诊量同比下降4.4%，年住院手术量同比略降2.6%，均为2018年以来新低，年出院量回升6.4%（见表1）。但总医疗服务量持续减少，这与大环境息息相关，经济因素会让患者更加选择谨慎就医。此外，随着社区医疗水平的提高，许多小问题在社区卫生服务中心就能解决，无须再去综合性医院。而在线医疗咨询的平台发展，可为患者提供便捷、专业的医疗服务，部分人觉得可以替代去医院就诊。

表1 地/县级医院标杆医疗服务量（2018~2024年）

单位：人次

年份	年门急诊量	年出院量	年住院手术量
2018	1477058	74416	28311
2019	1481324	76669	27646
2020	1518505	79577	28435
2021	1385364	73922	28008
2022	1436360	75259	28242
2023	1314806	70108	24978
2024	1256937	74595	24321

（二）年出院量比例有所上升，年住院手术量比例呈下降趋势

从功能定位看，地/县级医院标杆年住院手术量占年出院量比例、年出院量占年门急诊量的比例每年都在发生变化。如图7所示，年住院手术量占年出院量的比例从2018年的38.04%下降到2024年的32.60%，年出院量占

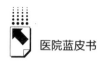

年门急诊量的比例从 2018 年的 5.04% 增加到 2024 年的 5.93%,说明手术病人数量在减少,地/县级医院标杆需进一步发展内科"外科化"。

年住院手术量/年出院量从 2018 年的 38.04% 开始,2021 年达到最高点 37.89%,之后逐年下降,至 2024 年降至 32.60%。而年出院量/年门急诊量从 2018 年逐年小幅上升,2024 年达到 5.93%。整体来看,虽然在 2021 年和 2022 年有轻微波动,但整体趋势是稳步上升的。这些数据表明,地/县级医院标杆手术量在逐渐减少,可能是因为医院在提高手术效率或增加非手术住院治疗方式,但患者手术意愿和需求变化也是重要因素。医院需要及时调整医院资源分配及相关策略。

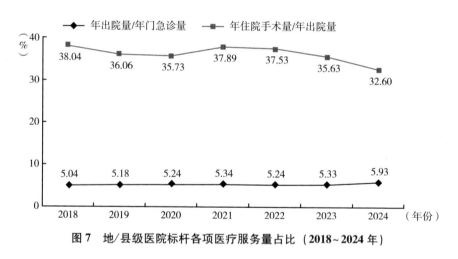

图 7　地/县级医院标杆各项医疗服务量占比（2018~2024 年）

（三）2024年临床医师工作量总体下降

2018~2024 年,地/县级医院标杆的年门急诊量和医师人均门急诊服务量呈现出一定的起伏趋势（见图 8）。而这两个指标在近三年连续下降。尽管医院的年出院量在 2020 年达到高峰,但整体趋势在 2021 年后呈现下降。医师人均年出院量在 2020 年达到最高,之后虽有波动,但整体保持在 105人次左右（见图 9）。这可能反映了医院在提高医疗服务效率和医师工作效率方面的努力,以及可能受到外部因素的影响。

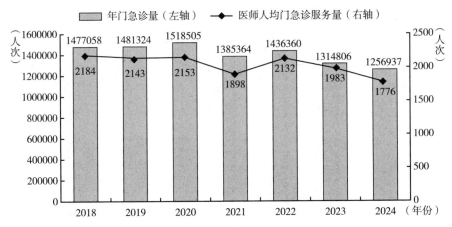

图 8　地/县级医院标杆年门急诊量和医师人均门急诊服务量（2018~2024 年）

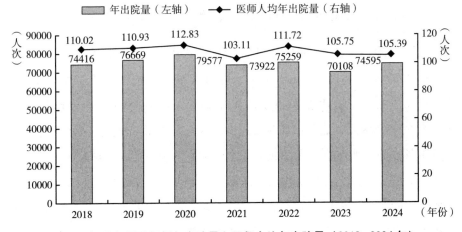

图 9　地/县级医院标杆年出院量和医师人均年出院量（2018~2024 年）

　　图 10 显示，2024 年地/县级医院标杆在住院手术方面呈现出年住院手术量和医师人均年住院手术量双双下降的趋势，年住院手术量较 2023 年下降至 24321 人次。医师人均年住院手术量为 34.36 人次，这一趋势自 2022 年达到最高点 41.92 人次后，连续两年下降。医院在未来可能需要进一步优化手术流程和提高医疗服务质量，以应对手术量下降的挑战。

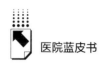

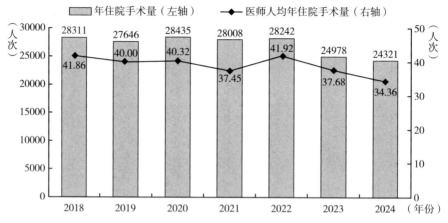

图10　地/县级医院标杆年住院手术量和医师人均年住院手术量（2018~2024年）

（四）门诊费用微降，住院费用稳增

2024年地/县级医院标杆患者门诊均次费用较2023年略微下跌至313元，自2021年突破300元后，指标未曾有大幅度下跌（见图11）。相比之下，患者住院均次费用相对稳定，从2018年的11835元逐年小幅增长至2024年的11901元，显示出住院费用的增长较为平稳。地/县级医院标杆在门诊服务方面可能面临更大的成本压力或更高的服务需求，导致患者门诊均次费用的增长。而患者住院均次费用相对稳定，反映出医院在住院服务方面的成本控制和资源配置较为有效。医院在未来可能需要进一步优化门诊服务流程和成本控制，以应对门诊费用的增长趋势。

（五）科研指标为近七年新低

图12显示，地/县级医院标杆在SCI上发表文章数经历了先增后减的趋势，尤其是在2021年达到高峰后有所回落。2024年发表量是近七年新低点，未来，医院可能需要进一步优化科研管理，提升学术产出，以保持在学术界的竞争力。

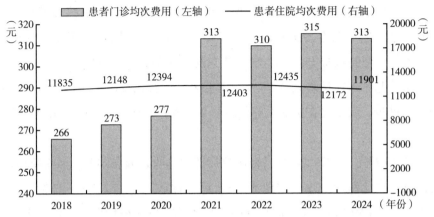

图11 地/县级医院标杆患者门诊、住院均次费用对比（2018~2024年）

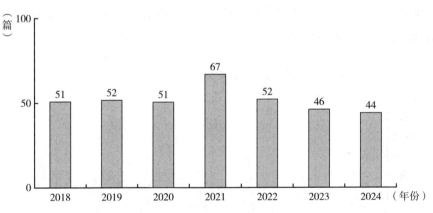

图12 地/县级医院标杆SCI上文章发表量（2018~2024年）

三 地/县级医院标杆：业务量下降，医疗收入回升，负债率高，运营风险大

（一）2024年医疗收入回升

《深化医药卫生体制改革规划"十四五"》强调，全国公立医院医疗费用增长幅度需要稳定在合理水平，增长幅度力争降到10%以内。2024年4

175

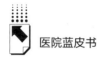

月，国家医保局发布2023年医疗保障事业发展统计快报。其中，截至2023年底，基本医疗保险参保人数达133386.9万人，参保覆盖面稳定在95%以上，参保质量持续提升。参加职工基本医疗保险人数37093.88万人。参加城乡居民基本医疗保险人数96293.02万人。该数据反映了中国在医疗保障领域的进步，特别是在扩大医疗保障覆盖面和控制医疗费用增长方面所做的努力。

图13显示，2024年地/县级医院标杆的总收入和各项收入较2023年均有回升。同比医疗总收入增加3.3%，门急诊收入增加2.9%，住院收入增加3.0%（见图14）。国家医疗保障支付改革，按病种付费（DRG）和按病种分值付费（DIP）的实施，有助于医院控本提效。这可能促进医院优化服务流程，减少患者不必要的住院和检查，从而降低业务量，但由于服务效率的提升，医疗收入得以增加。

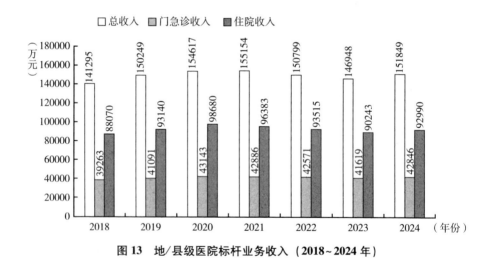

图13 地/县级医院标杆业务收入（2018~2024年）

（二）优化药占比，控费促进收入结构均衡

为了优化药物使用结构，确保医院药物使用的合理性，并严格管理公立医院药品费用的占比，同时针对药品价格虚高问题，地/县级医院标杆采取

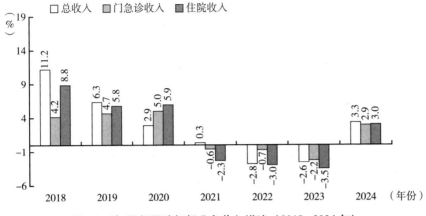

图14　地/县级医院标杆业务收入增速（2018~2024年）

取消药品加成政策，以此促使公立医院加强对药品合理使用的重视。《关于城市公立医院综合改革试点的指导意见》中指出，公立医院药占比（不含中药饮片）总体控制在30%，为控制药价虚高取消药品加成。随着国家实施药品集中采购与带量采购的管理新规，药品经历了前所未有的大幅度降价，此举有效降低了药品成本，进而有助于缩减药品费用占比。2019年国家绩效考核关键绩效指标中将门诊次均药品费用增幅和住院次均药品费用增幅均列入国家重点考核范围，引导公立医院重视药品的合理使用。

图15显示，药品收入呈现波动趋势，从2018年的43706万元逐渐下降到2024年降至38041万元。医院在药品销售方面的收入减少，与国家药品集中采购政策、药品价格降低以及控制药占比的措施息息相关。在公立医院药品收入占比下降的背景下，检查收入占比也呈现下降趋势。2024年，地/县级医院标杆检查收入占比为13.0%，与过去数年基本持平。面对变革，医院采取了多元化策略以增强整体收益能力，具体措施包括扩大检查和检验服务的范围，并提升中药饮片在收入中的比例。这些适应性调整不仅协助医院顺利融入新的财务生态，而且通过不断推进精细化管理进程，医院的收入结构正稳步迈向均衡。医院精细化管理策略的实施已初见成效，彰显出其在面对财务挑战时的灵活应变力，以及通过高效管理手段逐步达成财务平衡与稳定的决心和能力。

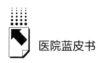

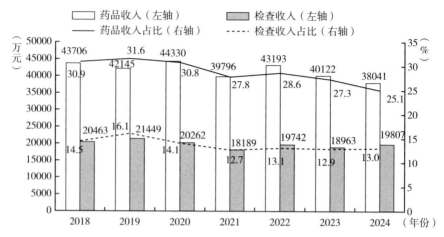

图 15　地/县级医院标杆药品收入和检查收入及其占比（2018~2024 年）

（三）医院净利润回升，负债局面依旧严峻

图 16 显示，地/县级医院标杆在 2023 年净利润（结余均值）达到 6984 万元后，2024 年下滑至 5034 万元，利润率也降至 3.31%，利润率与净利润（结余均值）的增长趋势相吻合。带量采购政策的落地执行，使得药品和耗材价格大幅下降，医院的药品耗材加成收入减少，进而影响了整体收入。

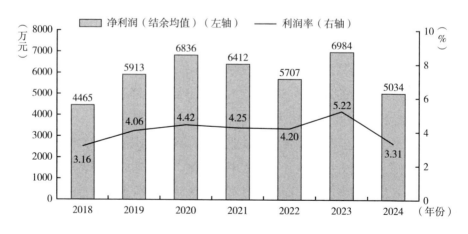

图 16　地/县级医院标杆净利润及利润率（2018~2024 年）

2024 年 DRG 2.0 政策促使医疗设备耗材使用量减少，同时带量采购政策加速执行，导致医院对医疗设备的采购更加谨慎、高价低值耗材使用量也进一步减少，影响了医院的相关收入。医院在未来可能需要继续优化运营策略以应对利润率下降的挑战，并寻求新的增长点。

2024 年，地/县级医院标杆负债占比为 45%、净资产占比为 55%（见图 17）。在我国公立医院的运营中，高负债的情况较为普遍。有 11.40% 的医院负债率超过 70%，而负债率超过 50% 的医院比例更是高达 36.27%（见图 18）。这一现象在一定程度上反映了公立医院在追求规模扩张和设备更新的过程中，往往需要通过举债来实现，这可能导致医院负债压力的累积。

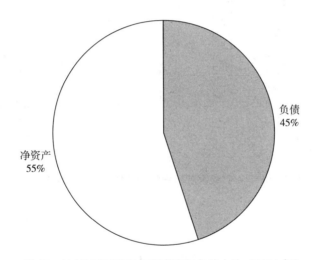

图 17　地/县级医院标杆净资产与负债占比（2024 年）

公立医院负债原因复杂多样，涵盖地方财政支持匮乏、医院运营效率欠佳及医疗服务能力因素等。具体而言，公立医院为扩张规模、引进尖端设备，常需承担巨额资本性支出，这些支出往往依赖于借贷资金。若医院运营所得无法充分覆盖债务本息，则负债率攀升在所难免。同时，公立医院的负债困境亦与其收入结构紧密相关。医院收入主要由医疗服务费与政府财政补助构成。随着药品零加成等政策的推行，医疗费用增速虽得到了有效控制，却可能削弱了公立医院对运营成本的合理补偿能力，这导致成本上升，从而

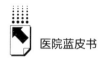

加剧了负债情况。

针对公立医院的负债问题，有关方面亟须加快改革进程，大力推进"降本增效"。具体措施包括强化内部控制体系，严格控制医院的无序扩张行为，并明确禁止通过举债方式采购大型医疗设备，以此来缓解负债负担等。此外，公立医院还需争取政府在财政资助和政策扶持上投入更大力度，为医院的稳健、长远发展提供坚实支撑，共同推动公立医疗体系的健康可持续发展。

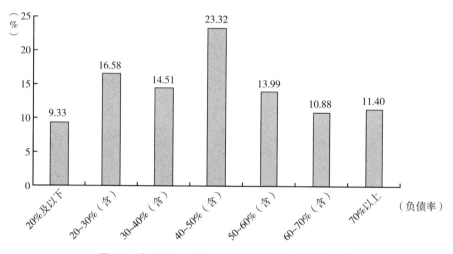

图18　地/县级医院标杆负债情况分布（2024年）

四　结语

当下中国医疗体系正处于转型的关键时期，地/县级医院标杆也迎来了全方位的深刻变革。医疗改革不断深入，分级诊疗制度逐步落地，在此背景下，这些医院对床位数量进行了动态调整，床位数量呈逐步减少的趋势。地/县级医院标杆更是积极转变发展策略，不再依赖过去以规模扩张为主的发展模式，而是将重点放在提升医疗服务的质量与效率上，走内涵式发展道路。在这个过程中，人才队伍建设成为核心工作。越来越多的具有高级职称的医疗人员和拥有硕博学位的高端人才加入，持续充实医疗团队的力量。这不仅提高了团队整体的专业素养，还显著增强了医院的诊疗能力，推动了科研水平的提升。为积极响应"千县工程"的政策导向，切实满足地/县居民的医疗需求，本文通过深入分析地/县级医院标杆的一系列数据，力求为该层级医院的高质量发展提供有力的数据参考，助力其在转型浪潮中实现更好的发展。地/县级医院标杆的特点如下。

1. 医院规模与运行：床位数持续下降，已触及近七年来的最低水平。这一变化标志着该层级医院开始着手控制规模的无序扩张，转而聚焦于内涵建设，即通过缩减床位规模，实现从数量增长向质量效率提升的转型，提供高效优质的医疗服务。

2. 人才梯队：地/县级医院标杆积极引才，人员配置升级扩容，高级职称与硕士学历人才人数增多，博士人才仍然处于稀缺状态。分级诊疗与医联（共）体建设成效初显，但要实现"大病不出地/县"，仍要合理规划人力资源分配及更多高端人才下沉。

3. 医疗服务：2024年地/县级医院标杆医疗服务量下滑，年门急诊量、年住院手术量均减少，科研与医师工作负荷亦趋降，凸显医疗系统适应新需求的挑战。药品收入与检查收入占比受控，药品收入占比持续走低，显示医院用药与收入结构优化。医师工作负荷减轻，提质增效成关键策略。

4. 医院收入和负债：地/县级医院标杆净利润（结余均值）从2023年的6984万元降至2024年的5034万元，利润率下降至3.31%。这一下滑主要受带量采购政策和DRG 2.0政策影响，导致药品、耗材价格下降及使用量减少，影响了医院收入。2024年，地/县级医院标杆负债占45%，净资产占55%，高负债运营普遍，11.40%的医院负债率超70%，36.27%的医院负债率超50%。公立医院负债问题依旧严峻。

参考文献

［1］王兴琳、罗芸、唐洪磊等：《2018公立医院生存发展调研系列报告（一）——

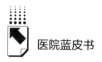

卫生投入与医院发展现状分析》，《现代医院》2019 年第 11 期。

［2］王兴琳、罗芸、姚淑芳、刘佳：《2018 公立医院生存发展调研系列报告（二）——医院运营压力现状分析》，《现代医院》2019 年第 12 期。

［3］王兴琳、罗芸、唐洪磊等：《2018 公立医院生存发展调研系列报告（三）－医院财务管理现状分析》，《现代医院》2020 年第 1 期。

［4］王兴琳、罗芸、姚淑芳、刘佳：《2018 公立医院生存发展调研系列报告（四）－医院转型与发展趋势》，《现代医院》2020 年第 2 期。

［5］王兴琳、单涛、蔡华、刘佳：《新冠肺炎疫情下医院运营状况调查与分析》，《中国卫生质量管理》2020 年第 4 期。

［6］庄一强主编《中国医院竞争力报告（2020～2021）》，社会科学文献出版社，2021。

［7］庄一强主编《中国医院竞争力报告（2018～2019）》，社会科学文献出版社，2019。

［8］庄一强主编《中国医院竞争力报告（2017～2018）》，社会科学文献出版社，2018。

［9］庄一强、曾益新主编《中国医院竞争力报告（2017）》，社会科学文献出版社，2017。

［10］国家卫生和计划生育委员会编《2018 中国卫生和计划生育统计年鉴》，中国协和医科大学出版社，2018。

［11］国家卫生和计划生育委员会编《全国医疗卫生服务规划纲要（2015—2020 年）》。

［12］张涛、罗昊宇、张华玲：《我国公立医院规模扩张现状分析及政策建议》，《中国医院建筑与装备》2018 年第 3 期。

［13］庄一强、黎庆芬、严婉文、张涛：《创新县级医院改革模式的探讨》，《现代医院》2011 年第 4 期。

［14］张永勤、郭群英、杨玥、巢仰云：《2019 版三级公立医院绩效考核指标分析及其对医院管理的影响》，《中华医院管理杂志》2019 年第 9 期。

B.11
开放外资独资办院对社会办医市场的利好影响

庄一强 蔡华 陈慧卉 曹白燕*

摘 要： 本文探讨了开放外资独资办院对社会办医市场的利好影响。2024年11月，国家多个部门联合颁布《独资医院领域扩大开放试点工作方案》，拟在北京、天津、上海等九个地区开放设立外商独资医院。这一政策的放宽不仅为外资在中国的发展提供了新契机，也反映了国家深化医疗改革的决心。本文分析了外资医院的发展历程，指出 2009 年新医改以来，外资医疗机构数量显著增长，从 75 家跃升至 315 家，经济收入也突破 200 亿元。此次政策放宽将进一步激活医疗市场，推动社会办医与公立医院形成互补，缓解医疗服务需求压力。同时，政策还鼓励外资参与新型技术的研发与应用，明确公立医院和社会办医的分工，推动商业健康保险加速发展，实现互利共赢。

关键词： 外资独资医院 社会办医市场 医疗改革 商业健康保险

一 政策再次放宽，外资医疗的新机遇

2024 年 11 月，国家卫生健康委等四个部门联合颁布《独资医院领域扩大开放试点工作方案》（以下简称"方案"），拟在京沪津等九地开放涉外商独资医院。2024 年 9 月 7 日，商务部等三个部门发布《关于在医疗领域

---

* 庄一强，博士，艾力彼医院管理研究中心主任；蔡华，艾力彼医院管理研究中心副主任；陈慧卉，艾力彼医院管理研究中心助理咨询师；曹白燕，英国、中国精算师、健医科技创始人。

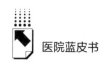
开展扩大开放试点工作的通知》。此次发布方案是对该通知的具体化和深化。自方案公布以来，涉医行业各方展现出极大热情并作出积极响应。截至 2024 年底，数家外资医院已成功进驻中国市场。其中，新加坡鹏瑞利集团在天津投资，打造了中国首家外商独资三级综合医院。同时，绿叶医疗集团主动出击，与深圳市卫生健康委携手合作，签订战略协议，意在深圳打造国际医疗总部并开设外商独资专科医院。

包括外资、民营资本等在内的社会办医医院运营情况受到政策环境、市场需求及竞争格局等多重因素的深刻影响。放宽外资准入，彰显了中国进一步开放的决心。这也意味着外资医院在中国的发展正步入一个崭新的阶段。

二　外资与社会办医市场

社会办医市场作为由非政府资本投资运营的医疗机构组成的医疗服务体系，其核心目标是提供多层次、多样化、个性化的医疗服务，与公立医院形成互补，满足不同群体的医疗需求。自 2009 年新医改以来，国家出台了一系列鼓励社会办医的政策，如《关于深化医药卫生体制改革的意见》《关于促进社会办医持续健康规范发展的意见》等，明确了社会办医的地位和作用，为其发展提供了政策保障。政府对社会办医的区域总量和空间布局不作规划限制，允许社会资本自由进入医疗服务市场，为社会办医提供了更广阔的发展空间。根据国家卫生健康委统计数据，截至 2023 年底全国医院总数量达到了 38355 家，其中公立医院 11772 家，民营医院 26583 家，民营医院占比 69.3%（见图 1）。2023 年，民营医院诊疗人次为 7.0 亿人次，占医院总诊疗人次的 16.5%（见图 2），社会办医总体呈现向上趋势。

这并非中国第一次对外资开放医疗市场。新医改的实施，社会资本得以大规模进入中国医疗服务市场，为社会办医的发展提供了机遇。而外资的开放政策也传来了利好消息。2014 年，原国家卫生计生委和商务部下发《关于开展设立外资独资医院试点工作的通知》，允许 7 个省市以新设或并购方式设立外资独资医院。同时将开办外资独资医院的审批权限下放到省级并取

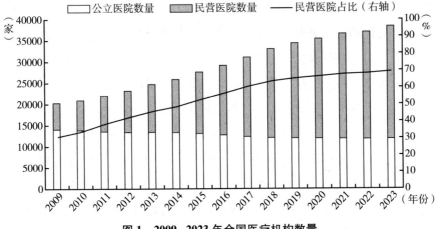

图1 2009~2023年全国医疗机构数量

资料来源：国家卫生健康委官网。

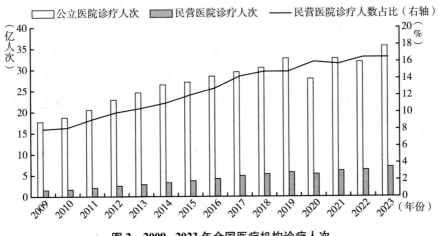

图2 2009~2023年全国医疗机构诊疗人次

资料来源：国家卫生健康委官网。

消了外商投资医疗机构的最低投资总额和经营年限的限制。这是医疗服务领域的一个重大政策突破，更多外资医疗机构也是在那段时间迎来了落地中国的机会。2015~2023年，中国社会办医市场迎来了显著的发展与变革。在这一时期，外资医疗机构的数量实现了显著的增长，从75家跃升至315家，这一数字的增长不仅体现了中国医疗市场对外开放的步伐在加快，也反映了

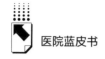

国际医疗机构对中国医疗市场的信心与期待。经济收入方面，2022年中国外资医疗机构的收入突破200亿元。上扬的趋势反映出外资医疗机构在中国市场的业务拓展和盈利能力不断增强，经济贡献显著。作为市场参与者，诸如和睦家医疗、百汇医疗、莱佛士医疗等国际知名医疗品牌相继涌现，它们的加入为患者提供了更多元的医疗服务选择，先进的管理经验与技术也进一步推动了中国医疗服务质量的提升和医疗行业的国际化进程。

现今社会办医市场整体呈现"一多三小"的局面，即医疗机构的数量多，但大多数规模小、提供的服务量小、市场竞争力小。2021年，民营医院的床位数发展至221万张，但病床使用率有待提升。同时，人才梯队不合理，医护人员队伍存在两头重、中间轻的"哑铃"结构，中老年医生所占比例明显高于公立医院。受"公立医疗机构工作稳定"观念的影响，社会办医医疗机构招聘的新毕业生在经过几年的培训和锻炼后，往往流向公立医院，导致社会办医医疗机构人才队伍稳定性较差。

此外，社会办医医院在发展中仍面临多重挑战。首先，竞争环境不平等。与公立医院相比，社会办医医院在政策支持、资源获取及品牌信任度等方面存在显著差距，导致其长期处于市场竞争劣势。其次，商业健康保险覆盖率低、医保政策限制等支付体系短板依然存在。社会办医医疗机构普遍面临商业健康保险尚待发展及医保定点资格获取难、报销范围受限、报销比例偏低等问题，直接影响患者流量和收入稳定性。以北京为例，2023年仅30%的社会办医医院获得医保资质，门诊量不足公立医院的1/5。最后，监管体系不完善。行业法律法规滞后、医保监管制度松散，加之卫健、医保、市场监管等部门协同不足，导致部分机构存在违规行为，严重损害行业公信力。这些问题的叠加，阻碍社会办医医院的可持续发展，也影响医疗市场的整体效率与公平性。

三 外资独资办院利好社会办医市场

本次政策放宽既为外资创造发展新机遇，更凸显国家深化医疗改革、推进高水平开放的战略导向。在"十四五"规划强调精细化管理保障医疗质量背景下，2024年推行的"三明医改全覆盖"通过落实政府办医主体责任，借力集中采购、DRG/DIP支付改革、医生年薪制等政策，驱动公立医院加速回归公益普惠定位，旨在构建高普及度、高质量、低成本的公立服务体系。面对经济增速放缓与政策放权双重背景，医疗服务投融资市场呈现收缩态势——2023年一级市场发生59起融资事件、总额34.42亿元，较2022年分别下降23.4%和35.7%。在此背景下，外资凭借长线投资能力（如百汇医疗8~10年投资周期）与技术聚焦优势（质子治疗等领域研发投入强度高），有效填补融资缺口并激活市场动能。社会办医市场规模扩至一定程度后，催化形成公立医疗机构夯实基础医疗、外资与优质民营医疗机构抢占中高端市场的差异化格局，降低无序竞争风险。在政策层面，外资独资项目落地在一定程度上会倒逼制度突破，如海南博鳌乐城定向出让医疗用地、上海自贸区试点外籍医生执业备案制，其改革红利通过一系列社会办医支持政策惠及本土机构。更为关键的是，外资医院凭借国际认证建立的品牌公信力，推动患者对社会办医医疗机构的整体信任度提升，重塑市场认知。

此前，国家一直禁止外资参与基因遗传学等研究以防信息外泄。此次方案在干细胞研究方面也对外资开放研究许可，对于国内干细胞研究机构及相关企业来说，这是一个"机遇之门"。目前中国正积极建立生物医药产业集群，推动创新药实验成果转化，提高中国制药在全球的竞争力。2010~2023年，中国科研投入在实验发展方向的经费占比为83.3%，跟美国同期相比高出18.9个百分点。政策的出台向外资企业敞开了怀抱，鼓励它们深度参与干细胞技术的研发与应用。这一举措如同为细胞治疗领域注入了一剂强心针，极大地促进了国内外资本与技术的深度融合。外资的涌入，不仅使医疗机构的资金得到补充，更随着全球先进资源、尖端技术的引入，开创中国本土创新药研制的新局面，助力社会办医市场做大做强。同时公立医院和社会办医医疗机构的分工体系也得到优化：高精尖医疗服务市场属于公立医院；消费性质强且仍有一定风险、偏向服务的医疗服务市场则属于社会办医医疗机构。

社会办医市场的客户群体除了对医疗服务品质有一定追求，希望就医体

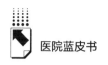
验得到改善的高净值人群，也包含愿意购买商业健康保险的中产阶级，以及为快速获得优质医疗资源，实现治疗价值的刚需客户。这类客户的消费能力较强，他们对一系列高精尖医疗技术、进口药物或罕见病治疗药物，以及那些虽未纳入基本医疗保险范畴但针对特定疾病治疗具有显著效果的医疗服务有较强的需求。而在目前的政策下虽然药品价格总体下降30%，但进口药品议价能力较差，多数无法纳入医保覆盖范围。面对这个需求缺口，消费群体普遍自费能力较强的社会办医医疗机构具有一定的优势。相较于公立医疗机构，社会办医医疗机构未来可能将是进口药物较为重要的应用终端。但自费占比过高势必会影响社会办医医疗机构目标客群以及大量潜在客户的选择。不过，随着外资的进入、医保控费和医保支付机制改革，商业健康保险的推广和支付创新必然会加速。作为社会办医医疗机构的重要战略合作伙伴，商业健康保险在费用支付管理、成本控制及资源调配等方面与医疗机构建立起双赢的合作关系。作为关键的支付实体之一，商业健康保险通过其产品，增强了客户对社会办医市场高端服务、前沿技术、创新药物等个性化及差异化医疗服务的财务承担能力。通过直付机制，客户在就诊后可以免于烦琐的费用结算和理赔流程，这一改进不仅简化了支付手段，还极大提升了客户的整体体验。同时，社会办医市场将这些商业健康保险的虚拟金融产品转化为实际的高质量医疗服务，从而吸引目标客户群体并获取相应的服务费用，实现了双方的互利共赢。

与欧美国家因早期工业化发展而拥有的较为成熟的商业健康保险体系不同，中国的商业健康保险发展起步较晚、规模小，存在保障额度不足、辅助服务覆盖较少以及理赔不及时等问题，医疗服务支付保障不全面使高净值人群支付意愿不高。外资进场后，医疗市场的蛋糕将会重新分配。这有利于建立更完善的支付体系推动商业健康保险发展。作为支付方，商业健康保险不仅提供基础性的"医疗保障"服务，还扮演着"资源优化配置"的关键角色。而从长远看，商业健康保险通过提升中等收入群体的支付能力，使得更多潜在客户能够负担得起社会办医医疗服务费用，从而进一步拓宽社会办医市场的受众基础。

四 外资政策放宽下社会办医市场的挑战

当前外资医院在中国医疗市场中的体量仍显薄弱。截至 2024 年底，全国外资医院数量仅 100 余家，平均床位规模为 100~200 张，总床位数约 2 万张，占全国医疗机构总床位数的比例不足 0.5%。相比之下，公立医院床位数占比超过 75%，短期内"公立主导"格局难以撼动。因此，外资医院目前不足以引发生态链的变化，但可以形成很好的示范作用。

外资医院高度集中于一线城市及东部沿海地区。例如，上海拥有上海嘉会国际医院、百汇医院等多家外资医院，而四川、陕西等中西部省份仅有个别试点项目。这种分布不均导致中西部医疗资源缺口难以填补。外资医院的缺位进一步加剧了区域间医疗服务能力差异。

外资办医虽以高端示范效应为社会办医市场注入创新活力，但其区域分布失衡与规模局限仍需通过政策引导打破相应壁垒，推动优质医疗资源跨区域流动，真正激活社会办医市场的多元竞争格局。

外资独资医院在中国社会办医市场面临显著的政策迭代风险，其制度性挑战集中体现在政策周期的不可预判性。2015 年《外商投资准入特别管理措施（负面清单）》将医疗服务业重新纳入限制类，这一政策调整迫使多个外资医疗集团暂停扩张计划。政策波动性对重资产型医疗投资构成系统性风险，政策的反复不仅增加了外资医院的运营成本，还可能导致其在市场竞争中处于不利地位。当前政策虽已取消部分限制，但"十四五"规划中"保障基本医疗服务供给"的表述仍使外资担忧未来可能出现的公益性政策回调，这种制度性焦虑依旧存在。

外资机构进入社会办医市场时，其支付体系短板呈现"商保缺位—自费承压"双重制约。具体而言，一方面，国家金融监督管理总局的统计数据显示，2024 年中国商业健康保险市场规模为 9700 亿元，不足美国同期的 1/10，与 2020 年中国银保监会等 13 个部门联合发布的《关于促进社会服务领域商业保险发展的意见》中定下的"商业健康保险市场规模超过 2 万亿

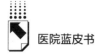
元"目标差距甚远。且产品同质化严重，亟须通过如"沪惠保"等城市定制险扩容打通医保、商业健康保险数据孤岛，试点价值医疗导向的按疗效付费创新支付模式；另一方面，外资医院自费比例普遍较高，远超公立三甲医院自费水平。以上情况部分发达国家通过税收优惠鼓励企业补充医疗保险。如新加坡 MediShield Life 模式通过实施个税递延型健康险抵扣政策，对企业补充医疗保险支出给予 15% 所得税税前加计扣除，从而降低中产群体医疗支付压力。这种系统性支付改革将释放潜在市场需求，从根本上破解"优质服务—支付能力"错配困局。

五　总结

自党的二十届三中全会召开以来，中国持续推进深化改革并拓宽开放领域，目标是打造一个更高层次的开放型经济体系。在这一过程中，医疗行业作为关乎民生的根本和推动发展的关键领域，其对外开放的步伐对提高国民健康和增强国际竞争力具有决定性影响。当前，中国在医疗领域实施的扩大开放试点政策，正是为了响应国家的战略安排，通过吸引国际资本和先进技术，推动医疗行业的高品质发展，并满足人民日益增长的健康服务需求。

参考文献

［1］牛朝阁：《北上广深等 9 地试点外商独资医院 尝试与我国现有医疗体系形成互补》，《中国经济周刊》2024 年第 18 期。

［2］《2023 年我国卫生健康事业发展统计公报》，《中国病毒病杂志》2024 年第 5 期。

［3］李钦付：《我国外资准入负面清单制度法律问题研究》，南昌大学，硕士学位论文，2022。

［4］方烨：《我国机构医养结合服务的保险支付困境与体系优化》，《无锡商业职业

技术学院学报》2022 年第 2 期。

［5］徐书贤：《三明医改：星星之火正在燎原》,《中国医院院长》2021 年第 24 期。

［6］刘纳、岳晓菲、张聪：《公立医院高端医疗服务需求分析》,《中国卫生资源》2020 年第 6 期。

［7］田辉：《欧洲商业医疗保险中的政府与市场》,《中国金融》2020 年第 6 期。

［8］罗洋：《高端医疗服务背景下的商业保险与社会保险融合研究》,《广东药科大学学报》2020 年第 1 期。

［9］《引领医疗模式新变革共话社会办医新未来》,《中国医院院长》2019 年第 23 期。

［10］陈凤娟：《日本医疗保险制度体系及其经验借鉴》,《市场研究》2016 年第 6 期。

［11］李珍、赵青：《德国社会医疗保险治理体制机制的经验与启示》,《德国研究》2015 年第 2 期。

［12］陈素红：《充满活力的澳大利亚私人医疗服务体系》,《中国医疗保险》2014 年第 8 期。

［13］黄海：《美国医疗保险的做法及对我国医疗保险制度建设的启示》,《医院院长论坛-首都医科大学学报》（社会科学版）2014 年第 4 期。

［14］董蘅、束诒斌、栾乐荣等：《商业保险直接理赔在高端医疗服务中的使用》,《中国卫生资源》2012 年第 5 期。

［15］罗维、宗文红、田国栋：《部分国家商业健康保险发展的特点及对我国的启示》,《中国卫生政策研究》2012 年第 1 期。

案 例 篇

B.12
基于大语言模型的 AI 中医病历"智"控

——以浙江省中医院为例

王 伟　郑闻涛　叶文怡*

摘　要：　针对传统深度学习技术在中医术语理解和复杂文本处理上的局限性，本文提出以大语言模型为核心，辅以传统机器学习的解决方案，用于提升大语言模型对中医病历的理解能力，从而提出中医病历智能质控新思路。方法：以大量中医古籍、现有中医知识库为基础，结合临床术语库及真实世界病历资料，对模型进行强化训练，显著提升了其对中医专业语境的理解能力。结合增强检索、预测优化和微调技术，大语言模型有效识别病历的逻辑错误、信息遗漏、术语不当及理法方药一致性等问题。结果：将该模型内置在病历质控系统中，能有效帮助临床医生及时发现和处理病历中的问题，从而实现 AI 中医病历的智能化质量控制。结论：该模型在门诊与住院病历质控中的成功应用，不仅减轻了人工质控负担，也使病历质量显著提升。作为

* 王伟，浙江省中医院信息中心主任、高级工程师，主要研究方向为医院信息化、中医药信息化；郑闻涛，浙江省中医院信息中心工程师，主要研究方向为医疗大数据；叶文怡，浙江省中医院医务部副主任，主要研究方向为数字中医、互联网中医。

国内首个基于大语言模型人工智能的中医病历质控实践，本研究在理论与技术层面均展现出创新性，为行业带来了新的思维模式与价值。

关键词： 大语言模型 AI 中医 病历质控

一 引言

当前，在病历质控领域，业界一般采用传统深度学习技术，如 LSTM、Bert、GPT2 等，在命名实体识别与实体关系抽取的基础上，业界会结合高度格式化的知识库与复杂的软件工程，来判断解决缺项、一致性、合规性或医学逻辑问题。

这种技术组合尽管在召回率和精度提高上取得了一定成效，但存在显著的局限性。传统深度学习技术的一个核心问题是大语言模型并不能真正理解文本的含义，依赖于词素分解和软件工程的方法在鲁棒性方面表现不佳。这种局限性导致了两个主要问题。

首先，现代西医术语倾向于标准化，而中医术语虽然也在逐步标准化，但其表达方式往往受到传统习惯和汉字精细特性的影响，文本中可能包含文言文和高度简练的专业用语。这使得基于深度学习的大语言模型难以准确判断。例如，西医术语的"睡眠好/差"，可近似类比中医术语的"夜寐安/不安"，但是，①"安"又可近似替换为"宁""可""实""适""好"等，因此"睡眠好/不好"可表达为夜寐可眠、夜寐欠宁、夜寐不实、夜寐不适、夜寐稍好。②"不"又可近似替换为"欠""难""劣"等，因此"睡眠差"可表达为夜寐欠宁、夜寐难安、夜寐遂欠、夜寐劣。

其次，睡眠的描述与其他症状和体征一样，往往会带有程度与时间特征，而加上这些，中医术语就变成了：夜寐昨欠、夜寐六七时、夜寐半时可眠、夜寐近迟、夜寐已安、夜寐欠安时易作、夜寐佳转、夜寐醒后可眠、夜寐烘热而醒、夜寐偶欠安改善、夜寐早醒难复寐已愈。

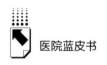

显然，这对于传统的命名实体识别是一个巨大的挑战。如果强行对这些术语进行命名实体识别，很有可能在识别这一步就出错了，这意味着大语言模型的精度在面对中医材料时会大打折扣。因此，中医病历的质控，需要能足够理解中医描述、尤其是理解文言文的大语言模型。

二 关键技术

随着 AI 技术的蓬勃发展，近年来兴起的大语言模型能像人一样理解整段文本与上下文的意思，考虑前述中医病历质控痛点，我们经过反复比较，最终选择了以大语言模型为主，传统机器学习与深度学习为补充的中医病历质控技术选型。

（一）模型选择

人工智能技术逐步进入生成式人工智能新时代，中医大语言模型的出现是中医智能化发展的必然趋势。中医大语言模型通过对海量中医药数据的学习和挖掘，以及对中医专家临床经验的学习和总结，能够辅助医生进行更精准的诊断和治疗，提高诊疗效率和质量。已经发布的中医大模型中，绝大多数用于辅助诊断或中医药知识问答研究方向，鲜有用于中医病历质控的。因此，我们选择了一款中文表现优异的模型：通义千问大语言模型 2.0（备案号：ZheJiang-TongYiQianWen-20230901）。

（二）预训练

我们收集整理了以下语料：中医古籍约 600 本，中医临床诊疗术语、中医方剂知识、中草药知识、中医病历约 3 万份（脱敏），以及医学教科书、诊疗指南、临床路径、疾病知识库、手术知识库、检验检查知识库、药品说明书、开放医疗问答数据集、开放通用 NLP 数据集、开放医疗 NLP 数据集、开放中文预训练语料、多轮指令数据等约 5GB 数据。

中医大语言模型在 24xH100 的 GPU 上经过 32 * 24 小时的训练，训练在损失率（loss rate）低于 0.15 时结束，经测试，经过训练的中医大语言模型在中医方面的知识与能力得到了显著的提升。以下为训练前后的真实测试案例。

【问 1】中医术语中的"更衣"是什么意思？

【训练前大语言模型回答】中医术语中的"更衣"指排便，即排大便。在古代汉语中，为了避讳或者表述得更为文雅，常会使用"更衣"来指代排大便的行为。

【训练后大语言模型回答】在中医术语中，"更衣"是一个较为委婉的表述，它实际上指的是排大便。这个词语常出现在古代文献或正式的场合，用以替代直接描述排泄的词语，以符合中文的含蓄和文雅特点。《幼幼集成》：更衣，谓大便也。

【问 2】中医术语中的"更衣稍佳"是什么意思？

【训练前大语言模型回答】"更衣稍佳"是中医术语，意思是更换衣服后病情有所改善。更衣稍佳通常用于描述病情的变化，表示病情有所好转，但并未完全康复。

【训练后大语言模型回答】中医术语中，"更衣稍佳"这句话出自古代医书，原意是形容大便的性状。"更衣"即指解大便，"稍佳"是说大便的质地尚可，不硬也不软，属于一种正常的排便情况。中医认为，大便的性状和脾胃功能、饮食结构等都有密切关系。"更衣稍佳"，可以理解为脾胃功能基本调和，饮食结构适宜，排便正常。

从上述案例我们可以看到，当我们问中医术语"更衣"是什么意思，未经训练的大语言模型可以回答正确，因为它具备一般的汉语知识，但如果句子稍微复杂，大语言模型则容易受上下文或前后词语的影响，出现错误的理解，而训练后的模型则不存在此类问题。

（三）优化技术

虽然经过中医语料训练的大语言模型，比未经训练的模型有更好的表现，但依然避免不了"幻觉"过多的问题，回答简单问题时大语言模型一

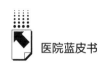

般都能回答正确，但如果材料过于复杂，涉及知识点过多，大语言模型则仍然容易出现"知识坍塌"问题，这本质上也是"幻觉"问题。

为更好地解决"幻觉"问题，提升中医病历质控效果，我们综合运用了 Prompt 工程优化方法。大语言模型的 Prompt 看起来简单，但 Prompt 的好坏，对结果的正确与否影响极大，有时候比全量微调方法对结果的正确性的影响还大，因此我们将 Prompt 看作一种工程毫不为过。

1. 模板设计：在 Prompt 工程中，设计合适的输入模板是至关重要的。这些模板可以包括问题、指令、示例或其他形式的文本，用于引导模型生成期望的输出。模板设计需要考虑如何最大限度地激发大模型的潜力，同时确保输出的准确性和相关性。

2. 少样本学习（Few-shot Learning）：少样本学习允许模型在只有少量示例的情况下学习新任务。在这种情况下，Prompt 工程可能提供几个示例，以帮助大语言模型理解任务的要求和上下文。

3. 上下文学习（Contextual Learning）：在 Prompt 工程中提供上下文信息，以帮助模型更好地理解任务。上下文可以是相关的背景信息、先前的对话或任何其他有助于模型生成更准确输出的信息。

4. 思维链（Chain of Thought）：思维链是一种在大语言模型（LLM）中引入的高级提示策略，旨在通过模拟人类的推理过程来提高模型在复杂推理任务中的性能。

5. 对抗性 Prompt 设计：这种技术旨在设计出能够测试大语言模型鲁棒性和抵抗误导性输入能力的 Prompt。通过引入挑战性的输入，可以评估和改善大语言模型在面对复杂或误导性信息时的表现。

6. 性能评估和迭代：Prompt 工程还包括对模型输出的评估和迭代过程。这涉及收集反馈、分析结果，并根据需要调整 Prompt 设计，以不断改进大模型的性能。

经过二次训练的大语言模型拥有了更丰富的垂直领域知识，同时在解决特定领域问题时有了更好的"指令遵从"性，但在面对一些特殊复杂的质控点，如"中医辨证与病情不符、中医治法与辨证或病情不符、中医方剂与辨证、治法或病情不符"时，大语言模型仍然很难有特别好的表现。

为此，我们对每个难度大的质控点做了单独的微调，使之具备更高召回率和精度。以"中医方剂与辨证、治法或病情不符"质控点为例，我们先后采用了各种微调方法，有全参微调，也有 qlora 微调，微调数据有来自教师模型（能力更强的模型）生成的海量数据，也有来自质控过程中积累的质控案例，还有一部分来自本院专家质控的数据。

通过使用以上三个方面的数据，以及不断调整微调参数，我们最终使大语言模型针对上述复杂度高的质控问题的召回率与精度分别提升了 38.7% 和 11.6%。

三　系统架构与功能

（一）系统架构

本项目是集大数据、深度学习与大语言模型于一体的中医病历质控创新性解决方案。其核心架构为以下几个方面。

1. 数据采集与预处理层：系统采用高速可靠采集技术，采集 HIS、LIS、PACS、EMR、手麻、护理等数据，并运用自然语言处理技术进行文本清洗、去噪和标准化处理，为后续分析打下坚实基础。

2. 知识图谱构建层：整合中医经典理论、临床指南、药物数据库等多源知识，构建中医特色知识图谱，利用图数据库与向量数据库存储，实现症状、病因、治疗方案等实体间复杂关系的高效查询与推理。

3. 深度学习与大语言模型分析层：训练专用于中医病历质控的大语言模型，对病历内容进行深度解析，识别诊断逻辑、理法方药一致性、用药合理性等关键信息。

4. 质控与辅助决策层：综合上述分析结果，大语言模型可智能评估病历的完整性、准确性和合规性，即时反馈质控建议，辅助医生优化病历书写，提升病历质量管理效率。

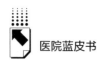
（二）主要功能模块

1. AI 智能质控模块：运用自然语言处理技术和中医病历质控大语言模型，自动检测病历中的逻辑错误、信息遗漏、术语不当等问题，实时提供修改建议。

2. 质控闭环模块：实现从病历初稿到最终审核的全链条管理，包括自动初审、医生修正、二次复审等环节，确保每一个环节的质控都能得到有效跟踪与反馈，形成闭环管理。

3. 人工质控模块：提供界面友好的质控工作台，便于人工审核团队高效审阅系统标记的问题病历，进行细致的人工复核与校正，确保质控结果的可靠性。

4. 质控分析模块：通过可视化工具呈现病历质控的统计分析报告，包括问题类型分布、科室或医生的质控绩效等，为管理层提供决策支持，促进持续质量改进。

5. 质控规则与知识库模块：动态维护基于最新中医临床指南、法规政策的质控规则库，以及丰富的中医病历撰写范例和术语库，支持规则的快速迭代与知识更新，确保质控标准的时效性和专业性。

四　应用情况

该系统先后在浙江省中医院门诊、住院系统开展 AI 病历质控。

截至 2024 年，门诊病历上线质控点 50 个，其中 AI 质控数（非完整性质控）23 个，住院病历上线质控点 253 个，其中 AI 质控数 121 个，部分中医特色内涵质控点：中医证候与中医病名不符、治则治法与证型不符、中医诊断漏诊、中医诊断（病名）无依据或不准确、中医诊断（证候）无依据或不准确、使用西医病历模板书写中医病历、中医辨证与病情不符、中医治法与辨证或病情不符、中医方剂与辨证、治法或病情不符等，基本覆盖了中医内涵质控点的 80%。

经过一年多的试运行,在 280 万份门诊病历中,累计发现问题 153 万个,在 9.2 万份住院病历中,累计发现问题 82.8 万个。AI 检测出的内涵问题,经人工抽样核验后,一般内涵问题召回率达 82.2%,精度为 90.5%。深层医学内涵问题召回率达 66.7%,精度为 81.9%。

该系统应用前,病历内涵质量问题抽检一般以抽样核查为主,住院病历抽样率约为 10%,门诊病历抽样率约为 1%,抽样率虽然不高,但绝对数量还是非常可观,需要花费大量的人力进行人工审核,非常耗时耗力。应用该系统后,病历内涵质控关口前移,临床医生可及时修改病历,避免一般性的差错和问题。质控员通过报表即可掌握病历质控问题,在运行病历中即可发现问题、解决问题。综上所述,通过专门训练的中医大语言模型,通过持续改进,相比于传统技术组合,极大地提升了中医病历质控的召回率和精度,减轻了质控员的工作压力,提高了医院中医病历质控工作的成效,提升了病历质量。

五 结论与展望

本文通过开发专门用于中医病历质控的大语言模型,结合先进的 AI 技术和工程实践,为中医病历质控行业树立了新的标杆。从行业角度来看,目前 AI 病历质控,大多侧重于西医领域,而对中医领域,则少有专注于此的产品。据我们了解,本案例是国内首次人工智能技术应用于中医质控领域的实践。

未来,随着技术的不断演进,该系统有望引领中医病历质控迈向更加智能化的新阶段,为患者安全和医疗质量提供强有力的支持。通过持续的技术迭代和优化,我们期待这一系统能够进一步提升病历质控的效率和准确性,成为中医数字化转型的重要驱动力。

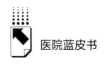
参考文献

［1］赵鑫：《大语言模型》，中国人民出版社，2024。

［2］Singhal, Karan , et al. "Large language models encode clinical knowledge." Nature，2023.

［3］赵从朴、朱卫国、赵飞等：《基于大语言模型的小样本医学命名实体识别方法研究》，《中国卫生信息管理杂志》2024 年第 6 期。

［4］张帆、王敏：《基于深度学习的医疗命名实体识别》，《计算技术与自动化》2017 年第 1 期。

［5］崔蒙：《中西医结合临床术语系统的构建方法及装置》，2021。

［6］Ding, Ning, et al. "Parameter-efficient fine-tuning of large-scale pre-trained language models." *Nature Machine Intelligence* 2023，5.

［7］Zhang, Heyi, et al. "Qibo：A Large Language Model for Traditional Chinese Medicine." *arXiv preprint arXiv*：2024, 2403. 16056.

［8］苏尤丽、胡宣宇、马世杰等：《人工智能在中医诊疗领域的研究综述》，《计算机工程与应用 》2024 年第 16 期。

［9］Velásquez-Henao, Juan David, Carlos Jaime Franco-Cardona, and Lorena Cadavid-Higuita. "Prompt Engineering：a methodology for optimizing interactions with AI-Language Models in the field of engineering." *Dyna* 2023，90. 230.

［10］DSH, T. *Mastering Generative AI and Prompt Engineering：A Practical Guide for Data Scientists*，2023.

［11］Wada, Akihiko, et al. "Prompt Engineering Strategies Improve the Diagnostic Accuracy of GPT-4 Turbo in Neuroradiology Cases." *medRxiv*，2024.

［12］Goel, Akshay, et al. "Llms accelerate annotation for medical information extraction." *Machine Learning for Health（ML4H）*. PMLR，2023.

［13］王春杰、胡明政、安明扬等：《人工智能电子病历质量控制技术应用效果研究》，《中国医学装备》2023 年第 8 期。

B.13
基于人工智能的支腔镜3D实时导航系统

——以珠海市人民医院为例

陈东伟　周文彬　张　毅　翁育清　杨　剑　崔　敏*

摘　要： 目前临床内窥镜检测存在画面不直观、检测延时，甚至漏判、误判等问题。本项目通过结合增强现实技术和三维建模技术研发基于人工智能的支腔镜3D实时导航系统。该系统创造性地将传统内窥镜影像信息采集系统与自主研发的非侵入式硬件系统结合，使系统多个方面的临床功能适配市面上90%的内窥镜设备。旨在提高内窥镜手术安全性和准确性，有效减少外科医生工作量，提高医疗效率。

关键词： 医学影像辅助诊断　支腔镜　3D　实时导航　三维建模

一　引言

近年来，为了推动医疗AI行业的发展，国家陆续发布了许多相关政策，如《"健康中国2030"规划纲要》等提出，加快人工智能技术在临床辅助诊断、医学影像辅助诊断等方面的应用。本项目研发的基于人工智能的支腔镜3D实时导航系统一方面可以让内窥镜手术变得更加安全和准确，降低误

---

* 陈东伟，博士，珠海市人民医院科技发展部产学研办公室主任，主要研究方向为医学影像处理；周文彬，博士，珠海市人民医院转化研究院，主要研究方向为生物信息处理；张毅，珠海市人民医院呼吸与危重医学科，主要研究方向为呼吸介入诊疗；翁育清，珠海市人民医院呼吸与危重医学科科室主任，主要研究方向为呼吸介入诊疗；杨剑，博士，珠海市人民医院呼吸与危重医学科科室主任，主要研究方向为呼吸介入诊疗；崔敏，珠海市人民医院党委书记，主要研究方向为甲状腺与甲状旁腺疾病及外科治疗。

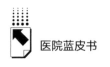
诊率，造福患者，缓和医患矛盾；另一方面有助于减少手术室配置，降低设备投入成本，减低医生实操难度，提升科室诊疗能力。

二　研究背景与意义

（一）研究背景

目前临床上以支腔镜手术方式在肺部取活检的方法单一，医疗事故易发。肺部取活检常用方法是经皮穿刺术，但不适用于微小结节，同时，经皮穿刺活检取材未查到癌细胞并不能完全排除患者患有肺癌，有假阴性风险。患者常见的并发症主要是气胸、血胸、胸膜反应，其发生率为9%~44%，多在10%左右，有时还会出现持续性咳嗽，严重的时候会出现休克。另外，在支腔镜手术中，医生容易"迷路"。由于支气管结构错综复杂，传统内窥镜画面不直观，只能靠医生的经验，精神高度集中地观察画面辨别位置，即便如此，"迷路"的现象也时常发生。

（二）国内外研究现状

内窥镜检测与治疗手术是一种用于检查身体器官或体腔内部的微创手术，目前，在人工智能内窥镜导航方面，国内外有多种创新的形式，主要体现在硬件创新和算法创新两个方面。在硬件创新方面，部分创新尝试在支腔镜上使用多个传感器，以获得更丰富的元数据和图像信息；还有一些创新设计了用于主动控制胶囊内窥镜的磁驱动导航仪，但是主流内窥镜导航的创新还是以影像为基础，提高影像分辨率和优化视频传输流程。在算法创新方面，有一些创新使用增强现实技术来实现鼻内窥镜手术导航功能，但这种方法仅仅适用于鼻窦上，适用场景有限；在国内，部分创新尝试使用目标检测AI技术进行内窥镜导航，但是由于数据样本数量较少，通常这类型的目标检测算法表现一般，并且十分依赖硬件的计算成本；同样，目前主流的算法创新还是集中于三维成像上，例如术前三维影像测量、三维超声虚拟内窥镜、基于三维导航的 CT 虚拟内窥镜等。综上，目前在内窥镜导航上，大部分的创新工作主要围绕影像和建模领域。人工智能和内窥镜导航的结合，也仅停留在术前规划和虚拟场景中，不能够满足真实的临床需求。

（三）研究意义

内窥镜检查是临床医学的重要手段，而随着内窥镜临床需求的不断扩大，传统的内窥镜手术会面临医生资源紧缺、医疗事故频发等诸多问题。随着 5G、人工智能、大数据等技术的迅猛发展及应用，目前在图像处理、增强现实、人工智能、自动控制等前沿科学技术融合基础之上，虚拟与现实场景混合的技术实现了对内窥镜手术的实时引导，特别是在肺部支气管镜方向，该技术有效地增强了医生对手术区域和操作信息获取能力、降低了微创手术对手术医生主观经验的依赖程度，提高手术的有效性，降低手术风险。针对目前临床上内窥镜检测与治疗过程中存在的画面不直观、检测延时，甚至漏判、误判等问题，结合增强现实技术和三维建模技术而研发的基于人工智能的支腔镜 3D 实时导航系统，旨在让内窥镜手术变得更加安全和准确，降低误诊率，缓和医患矛盾，有效减少外科医生的工作量，提高医疗效率。

三　主要研究内容

（一）研究方案

本项目将增强现实技术和三维建模技术进行整合，打造一款基于人工智能与 CT 3D 成像技术的支腔镜实时导航系统，让内窥镜手术变得更加安全和准确，有效减少了外科医生的工作量，提高医院就诊率，降低误诊率并缓解医患矛盾，也能够满足对新手医生进行培训的需求。本项目采用耦合式系统集成创新，创造性地将传统内窥镜影像信息采集系统与自主研发的非侵入

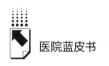

式硬件系统结合。在不影响原有影像信息采集系统的基础上，该系统使自研硬件能够采集内窥镜实时影像，从而实现从 CT 数据采集到 3D 支气管树的重建，实现从术前病灶定位到路径规划，术中实时导航等方面的临床功能；同时，该系统还能够适配市面上 90% 的内窥镜设备。

（二）研究内容

本项目主要研究内容是构建内窥镜影像目标检测算法模型并基于 CT 影像数据进行三维建模。通过对病人的 CT 扫描结果进行三维建模，利用 Unity 工具不仅能够准确地建立三维模型，而且能够预留数据接口，与目标检测算法识别结果进行对接，实时将二维的内窥镜影像以三维模型导航的形式进行呈现。此外，我们能够将三维模型的展示效果部署在增强现实的眼镜中，这样不仅能够提高手术的效率，也能够满足对新手医生进行培训的需求。

四 拟解决的关键问题

本项目拟解决的关键问题包括以下几点。

（1）复杂结构影像目标识别与定位。针对复杂结构影像目标识别与定位，内窥镜在进入人体后，不仅需要准确地识别和预测下一阶段肺部结构的二维成像坐标位置，还需要确定下一阶段肺部结构的类别。

（2）目标检测算法模型构建。目前关于内窥镜的算法模型少之又少，同时，由于算力的限制，此类模型对硬件成本有着非常高的要求。

（3）三维建模。使用 CT 扫描文件中的坐标和信息，自动建立模型模板并根据病患实际的肺部结构进行建模是一个具有挑战性的任务。

五 项目创新点

本项目通过集成创新，将目前国际领先且成熟的单一技术集成化创新应用在临床医学方面，属于国内首创，整体技术处于国际领先水平。主要创新点包括以下几个层面。

算法层面：利用 Teacher 模型和 Student 模型（mean-teacher 算法）对 YOLOV 7 目标检测算法进行基于概率分布的半监督学习，实现人工智能化。

软件层面：利用 Unity 工具对肺部 CT 扫描结果进行三维建模，并将目标检测算法推理的结果实时显示于三维模型中。

硬件层面：自主研发的非侵入式设备可以兼容适配绝大多数医院现有的内窥镜设备。

应用层面：将传统二维内窥镜成像进行三维建模，结合二维内窥镜图像和三维支气管树模型对内窥镜设备进行实时导航，使医生在手术过程中不再需要通过观察二维画面来操作三维空间的手术。

六　研究价值

（一）临床价值

本项目预期将通过临床评价或临床试验获得医疗器械产品注册证书。本项目将提升内窥镜手术的安全性和准确性，实现支腔镜手术的高效化、精准化、实时化、智能化。同时显著降低医生工作量，提高就诊效率，降低误诊率和减少医患纠纷，为新入职医生的手术培训提供强有力的工具。

（二）商业价值

根据本项目所拥有的人工智能技术以及非嵌入式的特点，我们可以与内窥镜设备厂家深度合作，更好地帮助厂家提升产品的高精尖属性，让内窥镜产品更好地发挥人工智能属性，增强产品的市场竞争力。本项目潜在客户为国内 1400 余家三甲医院、500 余家医学院和近百家内窥镜生产厂家，按照预期营销计划，该项目产品获批上市后预期市场占有率（或渗透率）为 2%，未来 3~5 年预期合作的签约三甲医院将有 200 余家，并预计与 20 家医学院达成战略合作意向，打造 20 间人工智能智慧医疗方向实验室，并与内

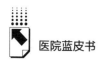

窥镜设备厂家建立深度合作形成产业协同。

此外，我们以医学院的学生和医院的医生为服务对象，围绕本项目核心技术打造独有的教育培训课件，以"课件+服务"的方式服务医学院校及医院，每年可以创造预计近亿元的营收规模。

七　项目成果

（一）项目获奖

本项目获第四届创新医疗案例大赛地级市医院赛场一等奖；也是第二届粤港澳大湾区博士博士后创新创业大赛珠海市唯一进入复赛的项目。

（二）专利申请

本项目已获得发明专利 1 项，正在申请发明专利 1 项。

（三）科研成果

本项目为北京理工大学牵头申报的国家重点研发计划"重大自然灾害防控与公共安全"重点专项项目，以及"面向灾害现场颅脑创伤救治的轻量化锥术 CT 与手术机器人系统研发"项目的重要成果，获得研发总经费1200 万元，已立项。

八　项目产业化规划

围绕内窥镜智能导航仪的各种应用场景，本项目的产业转化有以下两个方向。

方向一：院内临床辅助及医疗培训系统。

截至 2023 年末，全国公立医院数量为 11772 所，民营医院 26583 所，本项目预计未来 3~5 年将与 50 家医院进行合作，打造内窥镜院内多场景的临床辅助及模拟医疗培训系统，按每套 20 万元、每年 5% 的服务费收取费用, 可实现营收 1000 万~3000 万元。

方向二: 与内窥镜设备厂家合作, 帮助内窥镜厂商设备 AI 智能化升级。

2021 年我们共监测到 4394 家采购单位公布了内窥镜招投标的中标结果, 涵盖 479 个品牌商, 采购总额合计 140.8 亿元。平均每个厂家为 3000 万元左右。本项目未来 3~5 年预计将与 10 个厂家进行合作, 按 5%的技术服务销售分成, 每年可实现营收 1500 万元。

参考文献

[1] 郭俊婷:《内窥镜性能检测标准与评估方法的比较》,《品牌与标准化》2024 年第 6 期。

[2] 丁亚利、陈日寿、曾今诚:《图像增强内窥镜在结直肠病变检测中的应用进展》,《实用医学杂志》2024 年第 21 期。

[3] 朱国坤、陈军、徐嘉学:《CT 引导下不同进针路径经皮肺穿刺活检的效果及安全性分析》,《浙江创伤外科》2024 年第 12 期。

[4] 石冉、武自强、王丽丹等:《CT 引导下肺小结节穿刺活检诊断准确性和真阴性分析》,《安徽医专学报》2024 年第 3 期。

[5] 张嘉伟:《基于内窥镜与 CT 图像融合的机器人辅助根管治疗术中导航研究》, 硕士学位论文, 哈尔滨理工大学, 2024。

[6] 闫冰、骆献阳、胡妮婷等:《经口腔内窥镜在三维可视化及实时导航技术下切除咽旁及侧颅底良性肿瘤初探》,《华西口腔医学杂志》2024 年第 1 期。

[7] 蒋虓、凌辰、王宇丰等:《基于 CT/MRI 融合医学影像数据的全腰椎三维解剖计算机辅助建模》,《南京医科大学学报》(自然科学版) 2022 年第 12 期。

[8] 安昕:《4K 荧光成像精准定位导航内窥镜平台研发及产业化》, 广东欧谱曼迪科技有限公司, 2022 年 4 月 18 日。

[9] 戈秦杨:《人工智能辅助消化内镜对胃食管反流病诊断的技术研究》, 博士学位论文, 大连医科大学, 2024。

[10] 刘敏、王爱平、饶卉明等:《基于深度学习的人工智能诊断模型在食管早癌内窥镜筛查中的研究》,《中国医学装备》2023 年第 7 期。

[11] Peng Z, Wang X, Li J, Sun J, Wang Y, Li Y, Li W, Zhang S, Wang X, Pei Z. "Comparative bibliometric analysis of artificial intelligence-assisted polyp diagnosis and AI-assisted digestive endoscopy: trends and growth in AI gastroenterology

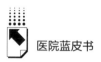

（2003-2023）". *Front Med（Lausanne）*. 2024.

［12］ Kwon H, Park J. Y. "The Role and Future of Endoscopic Spine Surgery: A Narrative Review". *Neurospine*. 2023 20（1）.

［13］ Yan J, Zeng Y, Lin J, Pei Z, Fan J, Fang C, Cai Y. "Enhanced object detection in pediatric bronchoscopy images using YOLO-based algorithms with CBAM attention mechanism". *Heliyon*. 2024 10（12）.

［14］ Phillips IHD, Armstrong D, Fang Q. "A Real-Time Endoscope Motion Tracker." *IEEE J Transl Eng Health Med*. 2022 10.

［15］ Lin Z, Yang Z, Li R, Sun S, Yan B, Yang Y, Liu H, Pan J. "Augmented-reality-based surgical navigation for endoscope retrograde cholangiopancreatography: A phantom study". *Int J Med Robot*. 2024 20（3）.

B.14
互联网+5A护理模式在慢性乙型肝炎患者全生命周期的应用管理
——以南昌大学第二附属医院为例

喻蓉艳 张芳 段甜甜 樊霞 康飞飞*

摘 要： 互联网技术的不断发展和进步，为护理事业带来了新的发展机遇。在当前DRG的运行模式下，如何建立一套科学化、流程化、信息化的"全病程管理体系"帮助患者学会自我管理提高生命质量，是值得我们关注的问题。本文在网络信息化平台融入5A护理模式的背景下，对慢性乙型肝炎（Chronic Hepatitis B，CHB）患者进行全生命周期的应用管理分析，全面综合评估患者情况，提高其疾病知识掌握率及服药依从性，降低病耻感，降低并发症，提高生活质量。

关键词： 慢性乙型肝炎 互联网+5A护理 全生命周期 应用管理

一 引言

慢性乙型肝炎（以下简称"CHB"）患者在我国数量大、病程长，易引发严重并发症，极大降低患者生活质量并减少寿命。传统护理在随访和健康指导上问题频出，致使患者治疗依从性差，病情反复，影响患者预后。伴

* 喻蓉艳，南昌大学第二附属医院感染科护士长，主要研究方向为传染病护理管理；张芳，南昌大学第二附属医院感染科护士，主要研究方向为传染病护理；段甜甜，南昌大学第二附属医院感染科护士，主要研究方向为传染病护理；樊霞，南昌大学第二附属医院感染科护士，主要研究方向为传染病护理；康飞飞，南昌大学第二附属医院感染科护士，主要研究方向为传染病护理。

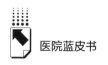
随信息技术发展，互联网与医疗深度融合。5A 护理模式围绕患者评估、建议等环节，依托互联网打破时空限制，实现对患者健康数据的实时监测。本文将研究互联网+5A 护理模式对 CHB 患者全生命周期的管理，提高患者服药依从性、降低病耻感，提高生活质量。

二　慢性乙型肝炎患者护理管理现状与挑战

（一）慢性乙型肝炎疾病特点及流行趋势

CHB 是由乙型肝炎病毒（Hepatitis B virus，HBV）感染引发的肝脏慢性炎症，如果患者未及时接受治疗，该疾病易发展为肝硬化、肝癌等终末期肝脏疾病。世界卫生组织统计数据显示，全球每年约有 90 万名 CHB 患者因肝硬化或肝癌死亡，约 80% 的肝癌与肝炎病毒感染相关。CHB 患者治疗时间长，需要长期服用抗病毒药物，病程复杂，患者的心理状态以及生存质量都受到影响。根据现状调查发现，CHB 患者治疗依从性差、对疾病认识不足、病耻感强，需要科学、系统的干预方式对其治疗进行管理。

（二）传统护理模式的局限性

传统护理模式主要靠患者在医疗机构接受面对面的护理，这使得护理服务在时间和空间上受到限制。患者在院外期间，难以获得及时有效的护理指导和健康监测，不利于对疾病进行长期管理，且存在缺乏个性化护理、信息沟通不畅等问题。

三　互联网+5A 护理模式概述

（一）5A 护理模式的内涵

5A 护理模式包括询问（Ask）、评估（Assess）、建议（Advice）、帮助（Assist）及随访（Arrange follow up）五个核心环节。该模式强调以患者为中心，通过全面评估患者的健康状况，为其提供个性化的护理建议和治疗方案，与患者充分协商，共同制定护理计划。同时，该模式对患者提供全方位的帮助和支持，确保患者按时接受治疗和随访，实现对疾病的有效管理。

（二）互联网技术在护理模式中的应用

互联网技术为 5A 护理模式的实施提供了有力支撑。通过专门的手机应用程序和网页平台，患者可以方便地填写健康评估问卷、获取健康建议、与医护人员进行线上沟通。同时，互联网技术实现了医疗数据的实时共享和远程监测，医护人员可以及时了解患者的病情变化，调整治疗方案，提高护理服务效率和质量。

四 互联网+5A 护理模式在 CHB 患者中的应用

本文选取南昌大学第二附属医院感染性疾病科（以下简称"感染科"）2023 年 1~3 月 220 名 CHB 患者作为研究对象。

（一）准备阶段

1. 人员培训：邀请互联网、护理专家开展为期 2 周的培训，内容涵盖移动应用操作、数据分析、5A 护理流程，共培训护理人员 8 名。

2. 信息系统搭建：搭建互联网+全生命周期管理平台，借助微信、医为、肝胆相照管理平台，集成患者信息、护理记录、随访提醒等功能，为患者提供个性化的随访服务。

3. 多学科协作团队组建：由感染科医生 1 名、营养师 1 名、心理咨询师 1 名、互联网技术人员 1 名、护理人员 8 名组成团队，明确各成员职责与协作流程。

（二）实施步骤与流程

1. 院前—询问（Ask）
志愿者服务团队组织的院前科普活动及义诊可为患者答疑解惑。志愿者

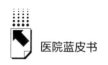
在患者入院前热心接待，并询问疾病相关情况，记录存在的问题。

2. 院前—评估（Assess）

从患者的病情、心理状况、自我管理水平和依从性等方面，设计慢性乙型肝炎相关知识调查表和个人情况评估表，综合评估患者住院期间在自我护理行为、认知等方面的情况，并制定切实有效的护理措施。

3. 院中—建议（Advice）

制作健康教育资料，如科普视频、科普文章、音乐疗法等，提高患者的疾病认知水平。并利用芳香疗护与叙事护理对患者进行心理干预。在与患者沟通时，根据其心理状况有针对性地回答疑问，帮助他们建立战胜疾病的信心，引导其培养积极乐观的心态，减轻病耻感。

4. 院中—帮助（Assist）

建立专病护理路径、责护群，并根据患者的经济、文化水平情况，有针对性地回复患者问题，在住院期间及出院后全程提供护理帮助。

5. 院后—随访（Arrange follow up）

制定出院患者随访表，并利用 AI 随访和健康乐随访等工具对患者进行院后随访。出院患者可加微信专病群与医护进行线上交流，医护也不定期在群中发送相关疾病知识、科普视频、文章等。每月责任护士会利用电话、微信等方式对患者进行随访，以了解他们的疾病进展情况。

五　互联网+5A 护理在 CHB 患者中的全生命周期应用管理成效

（一）提高患者依从性，提高患者疾病知识掌握率及降低患者病耻感

通过对 220 名 CHB 患者进行研究，本文有如下结论，干预前患者对疾病知识的知晓率为 35%，干预 6 个月后，其疾病知识知晓率提升至 92%。干预前服药依从性为 25%，干预 6 个月后，服药依从性提升至 90%。干预

前患者病耻感为 85%，干预 6 个月后，患者病耻感降至 40%。自我管理能力大大提升，进一步提升了生活质量。

（二）优化医疗资源

互联网+5A 护理模式的应用，有效减少了患者不必要的门诊就诊和住院次数。以南昌大学第二附属医院为例，自 2023 年实施该模式后，对比 2022 年，CHB 患者再住院率由 18.27%下降到了 9.99%。这不仅减轻了医院的医疗负担，使医疗资源能够更加合理地被分配，也为患者节省了时间和经济成本，提高了医疗服务的整体效率。

六　互联网+5A 护理模式的发展趋势与展望

（一）技术创新与应用拓展

随着人工智能、大数据、物联网等技术的不断发展，互联网+5A 护理模式将迎来更多的创新机遇。例如，利用人工智能技术实现对患者健康数据的智能分析和预警，为医护人员提供更精准的决策支持；通过物联网技术实现医疗设备的远程监控和管理，提高护理服务的智能化水平。

（二）跨学科合作与团队建设

CHB 患者的全生命周期管理需要多学科的协作。未来，应加强包括医护人员、营养师、心理咨询师等在内的多学科团队的建设，实现资源共享和优势互补。同时，加强与社区卫生服务机构的合作，构建全方位的患者健康管理体系。

（三）政策支持与保障

互联网+5A 护理模式的推广和应用离不开政策的支持和保障。政府应出台相关政策，鼓励医院开展互联网医疗服务，规范互联网医疗市场秩序。

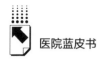

同时，加大对医疗信息化建设的投入，为互联网+5A护理模式的发展提供良好的政策环境。

七 结语

互联网+5A护理模式在CHB患者全生命周期应用管理中具有显著成效，为提升护理质量、优化医疗资源利用提供了新的途径。通过提高患者疾病认知水平、增强治疗依从性、降低病耻感、改善生活质量等，该护理模式为CHB患者的健康管理提供了有力支持。在未来的护理管理中，应进一步加强技术创新、跨学科合作和政策支持，不断完善和推广互联网+5A护理模式，为CHB患者提供更加优质、高效的护理服务。

参考文献

［1］崔富强：《全球消除病毒性肝炎的公共卫生威胁：促进诊断和治疗是降低死亡率的关键》，《临床肝胆病杂志》2021年第7期。

［2］崔富强、林炳亮、刘志华、卢庆彬、饶慧瑛、王富珍、周乙华、庄辉：《中国消除病毒性肝炎公共卫生危害的进展》，《中国病毒病杂志》2023年第5期。

［3］董国平：《慢性乙型肝炎患者对乙肝知识认知情况及抗病毒治疗依从性的调查》，《中国公共卫生管理》2018年第2期。

［4］杨玲：《影响慢性乙型肝炎患者服药依从性相关危险因素及其干预措施分析》，《内蒙古医学杂志》2021年第7期。

［5］杨彩霞、谷灿、朱柏宁、林书贤、吴晶、陈芳、贾静：《慢性乙型肝炎病人病耻感的研究进展》，《全科护理》2017年第17期。

［6］张锦绣、蔡养勤：《医护协同及微信平台对抗病毒治疗慢性乙肝患者睡眠质量、生命质量的影响》，《世界睡眠医学杂志》2023年第7期。

［7］任菲菲、姚雷娜：《慢性乙型肝炎患者用药依从性个体化预测模型的建立与验证》，《传染病信息》2021年第5期。

［8］杨鹄祥：《"全生命周期"健康产业发展创新思路与路径研究》，《中国研究型医院》2020年第4期。

［9］尤红、王福生、李太生、孙亚朦、徐小元、贾继东、南月敏、王贵强、侯金

林、魏来、段钟平、庄辉：《慢性乙型肝炎防治指南（2022 年版）》，《实用肝脏病杂志》2023 年第 3 期。

［10］Keivan S，Shariati A，Miladinia M，Haghighizadeh MH．"Role of self-management program based on 5A nursing model in quality of life among patients undergoing hemodialysis：a Randomized Clinical Trial"．*BMC Nephrol*. 2023 24（1）．

［11］Rokni S，Rezaei Z，Noghabi AD，Sajjadi M，Mohammadpour A．"Evaluation of the effects of diabetes self-management education based on 5A model on the quality of life and blood glucose of women with gestational diabetes mellitus：an experimental study in eastern Iran"．*J Prev Med Hyg*. 2022（3）．

［12］段艳芳、王海蓉、许慧娟、武磊、田旭风：《芳香疗法联合穴位按摩缓解乳腺癌术后化疗患者疲乏与睡眠障碍》，《护理学杂志》2022 年第 17 期。

B.15
"四级联动"构建县域互联网+护理服务体系的创新实践与成效

—— 以瑞安市人民医院为例

贾秀眉　黄双双　姜晓芬　陈婉晨　吴可可*

摘　要： 在互联网医疗快速发展的背景下，为提升护理服务质量与可及性，瑞安市人民医院依托医共体建设，借助信息数智化手段，打造了省级医院、县域医学中心、县级医院、乡镇社区"四级联动"的互联网+护理服务体系。通过解决县域护理服务存在的痛点问题，实现了护理服务全覆盖与质量提升，并取得显著成效，为县域互联网+护理服务体系发展提供了范例。

关键词： 互联网+护理服务　四级联动　医共体　信息数智化

一　引言

在数字化浪潮的推动下，医疗行业正经历着一场革命性的转变，而互联网+护理服务作为提升医疗服务质量和患者体验的关键环节，受到了业界的广泛关注。自 2019 年起，瑞安市人民医院开启了在这一新兴领域的探索之旅。在初期，医院面临着诸多困境与挑战。然而，通过不懈的努力与创新，

---

* 贾秀眉，瑞安市人民医院党委委员、副院长，主要研究方向为护理管理和教学管理；黄双双，瑞安市人民医院护理部主任，主要研究方向为护理管理；姜晓芬，瑞安市人民医院护理部副主任，主要研究方向为护理质量管理；陈婉晨，瑞安市人民医院护理部副主任，主要研究方向为护理在职管理；吴可可，瑞安市人民医院内分泌二、呼吸与危重症病区三护士长，主要研究方向为慢病管理。

医院构建了一套独特且行之有效的服务体系，实现了从起步艰难到跨越式发展的转变，在县域医疗护理服务领域树立了典范。本文将深入剖析其建设的全过程、采取的关键举措以及所取得的丰硕成果，以期为同行业者提供有益的参考与借鉴。

二 互联网+护理服务体系构建背景

（一）发展概况

2019 年，瑞安市人民医院怀揣着对医疗服务创新的热忱，踏上了互联网+护理服务体系的建设征程。然而，初期的开展并不顺利。2021 年下半年，服务下单量仅为 50 例，广阔的县域范围，使得护理服务难以实现全面覆盖，偏远地区的居民往往无法享受到及时、便捷的护理服务。与此同时，专业护理人员的短缺成为制约服务发展的重要瓶颈，有限的人力资源难以满足日益增长的服务需求。此外，医护人员和患者双方安全保障机制的缺失带来的担忧，以及烦琐的下单流程也使许多有需求的患者对护理服务望而却步，而服务项目的单一性更是无法适应患者多样化、个性化的需求。这些问题相互交织，阻碍了互联网+护理服务体系在县域的推广与发展。

（二）构建必要性

面对如此严峻的发展形势，构建完善的互联网+护理服务体系已成为当务之急。随着县域居民生活水平的提高，他们对护理服务的需求不再局限于传统的医疗护理，而是更加注重服务的质量、便捷性和个性化。构建这一体系，能够有效地整合区域内的医疗资源，打破地域限制，实现医疗资源的优化配置。这不仅有助于提升护理服务的效率，减少患者的等待时间，还能够提高服务质量，增强患者的就医获得感。从宏观层面来看，此举可推动县域医疗护理事业向更高水平迈进，对于提升县域整体的医疗卫生水平，增进居民的健康福祉具有重要的意义。

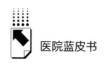
三 "四级联动"策略及实施

（一）四级联动架构

1. 省级医院协作

瑞安市人民医院积极主动地与省级医院建立紧密的协作关系，充分利用省级医院在专业领域的优势以及丰富的学科联盟资源，选派骨干护士前往省级医院进修专科护理技能，接触最前沿的护理理念和技术，并引入省级医院的先进管理经验和技术。如在某些疑难复杂疾病的护理方面，借鉴省级医院的成功案例和方法，提高了县域医院的护理水平，为患者提供了更加专业、精准的护理服务。

2. 县域医学中心主导

作为县域内唯一的一家三甲医院，瑞安市人民医院扮演着引领者的角色。医院负责制定统一的护理服务规范和标准，确保县域内各家医院的护理服务标准具有一致性和规范性。开展全市护理人员同质化培训，通过集中授课、现场操作指导等方式，提高护理人员的整体素质和专业技能水平。搭建统一的预约平台，实现了服务需求的集中管理和智能分配。当接到患者的服务订单后，医院能够根据区域就近智能改派单，确保服务的及时性和高效性。同时，针对下级医院在护理过程中遇到的难题，迅速组建专家团队，通过远程会诊或现场帮扶的方式，提供技术支持，促进了县域护理服务的协同发展。

3. 县级医院承接与传导

瑞安市人民医院引导县域内其他县级医院融入互联网+护理服务体系，严格遵循县域医学中心制定的规范标准，承担起承接和传导服务的重要责任。鼓励它们积极接单，并将服务向下延伸至乡镇社区医疗机构，指导它们开展服务。这种承接与传导机制，有效地扩大了服务的覆盖范围，使得更多的居民能够享受到便捷的护理服务，成为服务体系中的中坚力量。

4. 乡镇社区基层支撑

乡镇社区医疗机构作为服务体系的根基，发挥着不可或缺的作用。它们能够就近接单，为周边居民提供基础护理服务。同时，乡镇社区医疗机构承担着患者随访和健康档案管理工作，通过定期回访患者，了解他们的康复情况，及时提供健康指导和建议，并将信息记录在健康档案中，为后续的医疗服务提供了重要的参考依据，筑牢了互联网+护理服务体系的基层防线。

（二）安全网络体系建设

为了确保互联网+护理服务体系的安全与质量，平台研发安全软件，并将其嵌入服务平台中。该软件能够对服务人员进行精准的行动轨迹实时定位监控，确保服务人员在服务过程中的行踪可追溯。同时，该软件可对服务过程进行全程录音，记录服务细节，为后续可能出现的纠纷提供有力的证据支持。此外，将服务申请、评估、派单、保单及工单日志等数据同步上传至监管平台，实现了全流程的数据追溯与严格监管。这一安全网络体系的建设，切实保障了护患双方的安全与合法权益。

四　服务优化与推广措施

（一）宣传策略创新

医院在宣传方面采取了全方位、多层次的创新策略。在门急诊、出入院及住院的各个环节，都开展了形式多样的宣传活动。利用出院 AI 随访宣教系统，推送互联网+护理服务体系的相关信息，介绍服务的内容、优势和下单方式。在出院小结中嵌入预约二维码，方便患者及其家属快速下单。积极参与融媒体直播活动，通过在线讲解、案例分享等方式，向广大居民普及互联网+护理服务知识。考虑到患者对医院门诊预约操作不熟悉，医院将"浙里护理平台"嵌入瑞安市人民医院微信公众号，实现了一键跳转下单，简化了下单流程。同时，医院开通了服务热线，专门为老年患者及操作困难者提供代客下单服务。

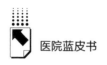

（二）服务项目拓展

医院持续不断地丰富互联网+护理服务体系中的项目，以满足患者日益多样化的健康需求。其中，中医养生项目广受患者的好评。艾灸、推拿、穴位敷贴等中医护理服务，帮助患者缓解病痛、增强体质、预防疾病。此外，根据患者的反馈和市场需求，医院逐步推出了母婴护理、康复护理、慢性病管理等多个领域的服务项目。医院的居家护理单量在 2023 年跃居温州市榜首，一位护士的居家护理单量在浙江省内数月排名第一。

五　服务成效与成果

（一）服务能力提升

随着互联网+护理服务体系的不断完善和发展，护理人员队伍不断壮大，从最初的 30 名发展到如今的 1275 名。拓展服务覆盖范围，成功延伸至偏远山区海岛，实现了 365 天全区域无间断服务。截至 2024 年末，医院已经成功为 2 万余名患者提供了专业、贴心的护理服务，提升了县域医疗护理服务的可及性、扩大了服务的覆盖面。

（二）服务质量进阶

医院专科护理团队积极下沉，深入基层医疗机构开展了 40 场专项培训，针对基层护理人员工作中遇到的问题和难点进行指导讲解。开展 57 人次的疑难病例会诊，为患者制定了更加科学、合理的护理方案。服务质量符合率从最初的 86.7%上升至 99.6%，满意度连续 4 年达 100%，线上咨询半小时回复率达 99.5%，居家护理平均接单时长缩短至 39 分钟。数据表明互联网+护理服务质量和效率显著提升。

（三）荣誉与成果

医院在互联网+护理服务领域的创新实践取得了丰硕成果。项目荣获了艾力彼创新医疗案例大赛全国一等奖、第九季改善医疗服务行动全国医院擂台赛卓越案例、温州市护理学会十佳典型护理案例奖等多个奖项，得到了行业内的高度认可。同时，还获得 1 项课题立项、4 项实用新型专利、1 项计算机软件著作权。此外，医院成功举办了 5 场国家级、省市级继续教育培训班，将医院的成功经验和先进技术向同行推广和分享。同时，医院的创新实践事迹被主流媒体报道 20 余次，提升了医院的知名度和社会影响力。在此过程中，医院也形成了标准化流程、应急预案与制度，为互联网+护理服务的进一步规范化发展提供了借鉴。

六　结语

瑞安市人民医院研创的互联网+护理服务体系在过去的几年中已经取得了阶段性成果，但医疗护理服务的提升永无止境。未来，医院将持续优化服务体系，不断提升服务品质，拓展服务领域和项目，为县域居民提供更加优质、高效、安全、便捷的护理服务。同时，医院也将积极发挥示范引领作用，推动互联网+护理服务体系在县域深度发展与创新实践，让更多的居民能够享受到互联网时代带来的医疗服务红利。

参考文献

［1］冯秀丹、王潇潇、陈静：《县域中医护联体内"互联网+中医居家护理服务"模式的实践》，《中医药管理杂志》2024 年第 16 期。

［2］田雨同、张艳、马桂瑞等：《县级医院护士参与"互联网+护理服务"的体验研究》，《中华护理教育》2024 年第 3 期。

［3］史淑芬、吴丹华、季林玲：《医共体模式下基层医院护士开展"互联网+护理服务"的体验》，《护理学杂志》2024 年第 3 期。

B.16

5G+区域急救指挥中心提升内蒙古东部地区急危重症患者救治能力的实践与探索

——以兴安盟人民医院为例

吴喜　周智勇　殷金鑫　邵丹　王艳霞*

摘　要：　内蒙古东部地区医疗资源分布不均，急危重症患者的救治一直面临重大挑战。兴安盟人民医院结合区域特点和5G技术优势，打造"5G+区域急救指挥中心"，以优化急救流程、整合医疗资源和提升救治效率为核心目标，通过构建覆盖三级、二级医院及基层医疗机构的联动网络，推动急救模式从传统线性救治向高效协同救治转型。本项目显著提升了区域急救能力，改善了患者预后，为类似地区提供了可借鉴的示范经验。

关键词：　5G技术　区域急救　医疗协同　资源整合　智慧医疗

---

* 吴喜，兴安盟人民医院党委书记、院长，主要研究方向为区域医疗体系建设与医院管理创新；周智勇，兴安盟人民医院副院长，主要研究方向为医疗质量控制与医疗技术规范化管理；殷金鑫，兴安盟人民医院医务部主任，主要研究方向为医疗服务优化与跨部门协同机制建设；邵丹，兴安盟人民医院医务部副主任，主要研究方向为医疗质量管理创新与急救流程优化；王艳霞，兴安盟人民医院急诊科主任，主要研究方向为危重症患者救治与急诊急救模式创新。

一　背景与需求：急救体系革新的必要性

（一）地域辽阔，资源分布失衡

内蒙古东部地区地域辽阔，总面积超过 60 万平方公里。该区域人口分布密度极低，多数居民生活在分散的农村或牧区，但医疗资源集中在少数城市中心。这种不均衡的资源分布直接导致急危重症患者在突发疾病时面临严重的救治延误问题。

（二）急救延误，瓶颈凸显

数据显示，该地区急救车辆平均响应时间超过 90 分钟，而黄金救治时间通常不超过 60 分钟。这一问题的核心在于救护车数量不足且分布不合理，且院前急救与院内治疗环节之间缺乏有效衔接。此外，基层医疗机构诊疗能力有限，缺乏必要的急救设备和专业人员，即使患者能够及时到达医疗机构，也可能因资源和技术受限而得不到高质量的治疗。

（三）技术赋能，5G 破局

兴安盟人民医院作为该区域唯一的三级甲等综合医院，承担着危重症患者转运和救治的核心职能。为解决现有急救体系中的瓶颈问题，该院决定以 5G 技术为突破口，通过技术赋能与资源整合，构建"5G+区域急救指挥中心"，旨在全面提升急救效率与医疗资源的利用水平。

二　创新实施：5G 赋能的急救体系构建

兴安盟人民医院通过与中国移动合作，搭建了基于 5G 技术的区域急救网络，并逐步形成了一套智能化、协同化的急救服务体系。这一体系的建设重点在于优化急救流程、实现资源高效整合，以及推动智慧医疗技术的深度应用。

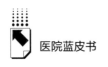
（一）信息共享，提升急救效率

该院基于 5G 网络建立了高速低延迟的信息共享平台，实现了院前、院中和院内急救的无缝连接。在院前急救阶段，救护车通过 5G 技术实时传输患者的生命体征、病史和初步检查数据，使接诊医院能够提前掌握患者状况并制定治疗方案。例如，在一次急性心肌梗死患者的抢救中，救护车将患者的心电图数据实时传输至心内科医生手中，医生在患者到院前就完成了溶栓治疗方案的确认，缩短了关键的治疗时间。

（二）资源整合，构建联动网络

该院整合了全区域的医疗资源，形成了多级联动的急救网络。通过 5G+区域急救指挥中心的实时调度功能，无论是最近的救护车还是最专业的急救团队，患者都能够快速获得最优的医疗资源。在一次严重交通事故中，指挥中心通过实时监控和精准调度，将 5 辆救护车和 2 个手术团队派遣至急救现场，高效的资源分配，助力院前和院内实现急救的无缝衔接。

（三）远程指导，赋能基层急救

为了增强基层医疗机构的急救能力，兴安盟人民医院还通过中国移动的技术支持，向基层医院推广了基于 5G 的远程指导系统。基层医生可以通过高清远程视频实时与中心医院的专家进行沟通，并获得详细的诊疗建议。例如，在一次脑卒中抢救中，基层医院的医生在远程指导下完成了静脉溶栓，为患者争取了宝贵的救治时间。

三 项目成效：效率与效果的双重提升

"5G+区域急救指挥中心"自建成以来，取得了显著成效，对区域医疗体系的发展产生了深远影响。

（一）急救效率显著提升

在急救效率方面，急救车辆的平均响应时间从 91 分钟缩短至 68 分钟，患者的院前诊断完成率从 75%提升至 95%。这一成果表明，通过 5G 网络的实时数据传输和智能化调度，急救流程的整体效率得到了显著优化。

（二）救治效果全面改善

在救治效果方面，危重症患者的救治成功率显著提升。例如，急性心肌梗死患者的抢救成功率从 86.5%提升至 93.4%，脑卒中患者的死亡率降低了 15%。这些数据表明，5G 技术的引入有效提高了患者的生存率并改善了预后效果。

（三）患者满意度大幅提高

患者满意度的提升进一步验证了项目的成功。通过"上车即入院"的创新模式，患者在入院前即可完成部分诊断和治疗操作，等待时间显著减少。调查显示，患者对急救服务的满意度从 70%提高到 90%，医患关系得到显著改善。

四　深化细化：系统化实践中的技术与服务创新

（一）技术优化，确保全域覆盖

为了确保项目的可持续性，兴安盟人民医院在项目实施过程中注重技术优化与服务模式的不断完善。在技术层面，医院与中国移动联合开展了信号覆盖优化工作，尤其是针对偏远农村和牧区的通信盲点，通过提高基站覆盖率和提升网络稳定性，确保 5G 急救网络的全域覆盖。

（二）精准调配，资源高效利用

医院还通过区域级医疗资源信息库的建设实现了资源动态监测。指挥中

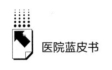
心能够实时掌握每一辆救护车的位置和状态，并根据患者需求快速调用合适的医疗资源。这种资源调配的精准性显著提高了急救的效率和科学性。

（三）服务创新，能力全面提升

在服务层面，医院推出了多项面向基层医疗机构的支持措施，包括基于5G网络的远程急救培训课程。这些课程包含从急诊判断到具体操作的全流程急救内容，通过案例教学和实时指导，基层医务人员的专业水平得到极大提升。例如，在一次严重急性胰腺炎的院前处理中，基层医生在专家的远程指导下完成了高难度的血流动力学监测，为患者转院争取了宝贵时间。

（四）联动演练，检验项目实效

医院还定期组织跨机构的联合急救演练，旨在检验区域急救网络的协同效能和技术可靠性。在一次涉及多个部门的大型交通事故演练中，指挥中心通过实时数据共享和精准调度，协调了5辆救护车、2个手术团队和若干个基层医疗点的资源投入，使伤员在最短时间内得到专业救治。这一成功案例进一步证明了项目的高效性和可复制性。

五　经验总结与未来展望

兴安盟人民医院在"5G+区域急救指挥中心"项目的实施过程中，积累了宝贵经验并完成了多项创新实践。这些经验表明，科技驱动的急救模式能够显著提升区域医疗服务的效率与公平性，为全国偏远地区的医疗体系改革提供了参考样本。

未来，医院计划进一步拓展5G技术的应用范围，例如在慢病管理、远程康复和社区健康监测领域的应用。同时，医院将争取更多技术支持和资金投入，推动急救网络从"反应式救治"向"预测性预防"转型。

此外，兴安盟人民医院还将探索基于5G与物联网技术的智慧急救设备开发，包括便携式监测仪、移动治疗站等。这些设备将赋予基层医护人员更高效的诊疗操作能力，使区域内急救能力显著提升。

随着这一模式的持续推广，兴安盟地区的医疗服务水平有望迈上新的台阶。兴安盟人民医院将继续致力于技术创新和服务优化，为构建现代化、智能化的医疗体系贡献力量。

参考文献

［1］刘洋、王士梅：《5G 技术在创伤急救中的应用及探索》，《创伤外科杂志》2024 年第 3 期。

［2］邓傲、姬忠良、李琴、韩伟：《5G+救护车在院前急救救援中临床应用》，《创伤与急危重病医学》2024 年第 1 期。

［3］何辉：《5G 技术下的医院急救医疗设备及其网络安全体系探究》，《中国设备工程》2023 年第 10 期。

［4］莫远明、张灵、叶晖：《基于 5G 技术的院前急救平台构建与应用》，《中国卫生信息管理杂志》2023 年第 2 期。

［5］朱宏、黄旺程、管新、张景、李野：《基于 5G 网络的智慧急救研究与设计》，《长江信息通信》2022 年第 11 期。

［6］张梦馨、纪浩：《基于 5G+的智慧急救医疗服务体系构建研究》，《医学信息学杂志》2022 年第 5 期。

［7］纪浩、虞颖映：《基于多视角分析框架的 5G 急救医疗服务国外研究进展》，《医学信息学杂志》2022 年第 4 期。

［8］秦赫：《基于"互联网+急救"信息化管理体系的研究》，《网络安全技术与应用》2023 年第 12 期。

［9］杨超、陆懿瑶、陈鹏、杨鹏、李萍、蒋永泼：《基于 5G 信息平台的 STEMI 患者救治流程优化》，《医院管理论坛》2023 年第 9 期。

B.17

安不忘危：基于多医源大数据库的
药物警戒学评价与管理

——以中山大学孙逸仙纪念医院为例

伍俊妍　邱凯锋　余晓霞　何志超　朱建红*

摘　要：　本文结合中山大学孙逸仙纪念医院在医药领域快速发展的背景下开展的实践，探讨了如何利用多医源大数据库进行药物警戒学的评价与管理。本文详细阐述了新药引进所带来的安全性挑战、创新监测模式的探索与实施过程，以及相应的管理成效与成果。通过这些实践经验，本文为药物安全管理的优化提供了重要借鉴，并探讨了药物警戒与临床业务深度融合的路径，为推动药物安全监测和管理的智能化发展提供了宝贵参考。

关键词：　药物警戒学　机器学习　全面触发器工具　药物不良反应

　　药物的安全性始终是医药领域关注的核心问题。一些惨痛教训深刻揭示了药物安全性对患者健康与生命的重要性。近年来，随着医学科技的飞速发展，免疫治疗、抗体药物偶联物及靶向治疗等新型药物在肿瘤治疗领域取得重大突破，为多种恶性实体瘤和血液系统肿瘤患者带来了希望。然而，这些

---

　　*　伍俊妍，中山大学孙逸仙纪念医院药学部主任/I期临床研究中心主任，主要研究方向为临床药学及群体药代动力学；邱凯锋，中山大学孙逸仙纪念医院药学部常务副主任，主要研究方向为药事及循证药学；余晓霞，中山大学孙逸仙纪念医院药学部副主任，主要研究方向为临床药学及医院制剂转化；何志超，中山大学孙逸仙纪念医院药学部临床药学科主任，主要研究方向为药物警戒学及临床药学；朱建红，中山大学孙逸仙纪念医院药学部副主任药师，主要研究方向为药物警戒学及循证药学。

新型药物在展现显著疗效的同时，其安全性问题尚未完全研究透彻。药物的不良事件可能贯穿整个治疗过程，对患者健康构成潜在风险。因此，在新药广泛应用的背景下，如何利用先进技术和多医源数据开展更加高效的药物安全性监测与管理，已成为当前药物警戒学领域的迫切课题。

一　新药引进与安全性挑战

近年来，新药的不断涌现为临床治疗带来了更多选择，也对药物安全性监测提出了新的挑战。以中山大学孙逸仙纪念医院（以下简称"我院"）为例，我院在过去三年中引进了 160 余种新药，其中超过半数在国内上市不足五年，其中 1/3 为新型抗肿瘤药物。这些新药虽显著改善了治疗效果，但其安全性问题也不容忽视。

随着新药数量的增加，传统药物警戒体系在应对大规模数据、及时捕捉药物安全信号方面显得力不从心。数据共享与整合难以实现，各部门间的数据孤岛现象阻碍了药物的全面安全性评价。由于报告率低、响应滞后，许多药物不良事件未能及时上报，药物风险可能被延误或忽视。此外，传统方法缺乏对复杂数据的高效处理能力，难以支持深入分析和个性化风险管理。特别是新型药物的多样性及其引发的不良反应类型更加复杂，如免疫相关不良事件等，对现有监测手段提出了更高要求。因此，构建能够高效整合数据、主动捕捉安全信号的药物监测体系迫在眉睫。这不仅是对新药安全性问题的科学应对，也能为患者提供更安全、高效的用药保障。

二　创新监测模式的探索与实践

为打破传统药物警戒体系的局限，我院积极探索更佳的安全监测模式，将机器学习与全面触发器工具相结合，发挥两者的优势，弥补彼此的不足，产生了"1+1>2"的效果。

（一）机器学习与全面触发器工具的结合

1.机器学习在药物警戒中的应用

机器学习作为一种高效能的计算方法，能够识别人类可能遗漏的数据趋势和模式，十分适合处理庞大而复杂的数据集。通过机器学习算法，医生可以对医疗数据进行深度挖掘和分析，建立预测模型，提前预警潜在的药物安全风险。然而，机器学习的缺点在于无法实现主动监测，其预测模型依赖于现有数据，难以及时发现未知风险。

2.全面触发器工具在药物警戒中的应用

全面触发器工具以触发器为线索，精准定位病历中可能与药物不良事件相关的内容，实现了药物不良事件的早期主动识别及全程化监测。与常规监测方法相比，全面触发器工具对药物不良事件的检出率较高。然而，其缺点在于缺乏对大规模数据的高效处理能力，难以快速分析复杂数据集。

3.机器学习与全面触发器工具的整合

为弥补单一技术的局限性，我院将机器学习与全面触发器工具相结合，构建了主动监测药物警戒学系统。整合后的系统能够发挥机器学习在大数据分析中的优势，同时利用全面触发器工具实现实时主动监测。通过多医源数据的整合，该系统覆盖了更广泛的患者群体和临床场景，提高了药物不良反应监测的全面性和时效性。

（二）主动监测系统的实施与优化

1.触发器的建立

主动监测系统的实施首先依赖于触发器的建立。通过对药物不良反应的临床表现、药物特性以及患者群体的深入分析，系统设定了一系列触发条件。这些触发条件包括特定症状（如皮疹、恶心等）、实验室检查异常（如肝功能异常、肾功能受损等）以及治疗过程中出现的变化（如剂量调整或停药等）。通过精确设定这些触发器，系统能够从病历数据中快速识别出可能与药物不良事件相关的信息，也为后续的管理和干预提供依据。

2. 机器学习模型的构建

在触发器的基础上，我院进一步采用机器学习算法对多医源大数据库中的大量临床数据进行建模，通过分析患者的基本信息、疾病特征、用药情况及治疗方案等多维度数据，建立了药物不良反应的预测模型。该模型能够在实时监测中预测患者发生药物不良反应的风险，基于历史数据和个体信息及时生成预警信息。通过这种智能化的模型，医生可以提前发现潜在的药物不良反应风险，并及时采取干预措施。

3. 模型的验证与优化

模型建立后，我院团队对其准确性和可靠性进行了全面的验证。通过与实际临床数据的对比分析，发现模型在某些特定临床情境下可能存在偏差，例如在一些特殊群体中，药物不良反应的表现可能与一般情况不同。为此，我院团队针对这些情况对模型进行了多轮迭代优化，调整了算法的参数和特征选择，提升了模型的预测准确性。最终，经过多次优化，建立了一个稳定且具有高可靠性的药物不良反应预测模型。

三　管理成效与成果

（一）数据覆盖面与临床重视度提升

通过整合多医源数据，监测系统的覆盖面得到了显著扩展，涵盖了更广泛的患者群体和临床场景。这一数据整合不仅提升了药物不良反应监测的全面性，还为不同疾病类型和治疗方案下的药物不良反应风险评估提供了丰富的信息支持。随着系统的推广，临床人员对药物不良反应的关注度也得到了显著提升。通过培训与宣传，医护人员对药物安全性的意识不断增强，药物不良反应的上报率有了明显提高。医院逐渐形成了全员参与的药物安全管理氛围，药物警戒工作从个别医生的责任逐步转变为全体医务人员共同关注的核心问题，极大增强了全院上下对药物安全管理的风险意识。

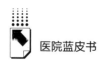

（二）报告率与信号可靠性增强

系统借助自然语言处理（Natural Language Processing，NLP）技术实现了药物不良反应信息的自动提取和处理，极大提升了报告效率，减少了人工录入的错误和遗漏。同时，系统的实时监测功能使得药物不良反应信号能够在第一时间内被捕捉并响应，确保了药物安全监测的及时性和灵敏性。通过多源数据的整合验证和高级数据分析技术的应用，系统显著减少了噪声数据并降低了误报率，提升了信号的可靠性和真实性。尤其是在对高风险患者的监测中，系统的信号捕捉准确性和响应速度相比传统模式得到了显著提升，为临床决策提供了更加精准和及时的支持。

（三）风险管理优化

个性化的风险评估模型能够依据患者的基本信息、疾病类型、用药历史等因素，精准识别出高风险患者。这一功能不仅提高了药物不良反应的预警率，还使得对严重药物不良反应的及时识别和干预成为可能。在实际操作中，系统能够根据患者的个体风险状况，提供个性化的预防和干预措施，从而有效降低了严重药物不良反应的发生概率。与此同时，个性化风险评估还优化了医院的药物风险管理流程，使得药物安全性管理更加精细化和科学化，确保了患者在用药过程中的安全性。

（四）制度建设与科研成果

项目实施过程中，我院不仅关注技术层面的创新，还积极推进药物警戒管理制度的建设。我院建立了完善的药物警戒管理规范，为系统的可持续运行提供了坚实的制度保障。这一制度的建立不仅确保了药物安全性监测工作有序开展，还推动了医院药物管理体系的整体优化。此外，我院在药物警戒学领域的研究成果在国内外多家权威期刊上发表，极大提升了医院的学术影响力和科研水平。项目还获得多项专利与软件著作权，显著提升了医院的科研创新能力。这些科研成果不仅为我院带来了学术和技术上的声誉，也为药物警戒学的进一步发展作出了积极贡献。

四　结语与未来展望

随着新型药物的广泛应用和临床治疗的不断发展，药物安全性监测已经成为保障患者用药安全的重要环节。我院通过整合多医源数据和先进的技术手段，建立了药物不良反应监测系统，涵盖了广泛的患者群体和临床场景，提升了药物不良反应报告的准确性和实时性。在未来，随着药物警戒学技术的不断进步和人工智能技术的应用，药物安全监测将向更加精准、个性化的方向发展。未来的药物安全监测系统将进一步优化个体风险评估、提高药物不良反应预测的准确性和时效性，并在数据分析和处理能力上取得突破，例如智能预警、药物风险预测和数据驱动的决策支持。这将推动药物安全管理向智能化、精细化的方向发展，为临床用药提供更为精准的安全保障，也为药物警戒学的深入研究和应用开辟了更广阔的前景。

参考文献

[1] 王昕、付洁、严颐丹等：《新型抗肿瘤药物研究进展与临床应用》，《上海医药》2022 年第 S2 期。

[2] 唐浩然、谷捷、谭斌：《基于广东省药物警戒与风险管控系统对抗肿瘤药物不良反应分析研究》，《中国处方药》2024 年第 3 期。

[3] 侯永芳、宋海波、刘红亮等：《基于中国医院药物警戒系统开展主动监测的实践与探讨》，《中国药物警戒》2019 年第 4 期。

[4] 蔡萌、李民、沈爱宗：《抗肿瘤靶向药品不良反应主动监测分析》，《中国药物警戒》2021 年第 4 期。

[5] Barroso-Sousa R，Barry W T，Garrido-Castro A C，et al."Incidence of Endocrine Dysfunction Following the Use of Different Immune Checkpoint Inhibitor Regimens：A Systematic Review and Meta-analysis". *JAMA oncology*，2018，4（2）。

［6］ Arnaud-Coffin P, Maillet D, Gan H K, et al. "A systematic review of adverse events in randomized trials assessing immune checkpoint inhibitors". *International journal of cancer*, 2019, 145（3）.

［7］ Lim S Y, Lee J H, Gide T N, et al. "Circulating Cytokines Predict Immune-Related Toxicity in Melanoma Patients Receiving Anti-PD-1-Based Immunotherapy," *Clinical cancer research: an official journal of the American Association for Cancer Research*, 2019, 25（5）.

［8］ Liu X, Jin X, Seyed Ahmadian S, et al. "Clinical significance and molecular annotation of cellular morphometric subtypes in lower-grade gliomas discovered by machine learning." *Neuro-oncology*, 2023, 25（1）.

［9］ Brenner S, Detz A, López A, et al. "Signal and noise: applying a laboratory trigger tool to identify adverse drug events among primary care patients". *BMJ quality & safety*, 2012, 21（8）.

［10］ Schildmeijer K, Nilsson L, Arestedt K, et al. "Assessment of adverse events in medical care: lack of consistency between experienced teams using the global trigger tool." *BMJ quality & safety*, 2012, 21（4）.

［11］ 洪英子、胡骏:《新型抗肿瘤药的药物警戒体系概述》,《上海医药》2022 年第 S2 期。

［12］ 刘福梅、张力、黎元元等:《医疗机构中药药物警戒体系建设指南》,《中国中药杂志》2024 年第 16 期。

［13］ 王广平:《药品全生命周期药物警戒体系研究与思考》,《中国医药导刊》2022 年第 7 期。

B.18
依托信息自动化缩短临床生化标本
检验周转时间
——以厦门大学附属第一医院为例

黄宇 王前明 练明建*

摘 要： 大型三级甲等医院每日需要处理大量临床标本，如何加快检验周转时间，及时准确地发布检验报告以供临床诊疗决策，不断提升患者对医疗服务的满意度，是三甲医院当前面临的重大问题。本文对临床生化标本检验前周转时间、实验室内周转时间的影响因素进行分析，结合智慧检验系统，采取信息化、仪器自动化、加强培训等手段优化检验管理和流程，缩短临床生化标本检验周转时间。

关键词： 周转时间 临床生化检验 信息自动化

一 引言

检验周转时间（Turn Around Time，TAT）是衡量临床实验室服务水平的一项重要指标，合格的 TAT 体现了从检验前标本采集运输和实验室接收标本到发出报告的整个分析过程的时效性。2015 年国家卫生计生委发布 15 项临床检验专业质量控制指标，以及 2022 年国家卫生健康委发布的三级医

---

* 黄宇，厦门大学附属第一医院检验科技术负责人、质量改进专员，主要研究方向为临床检验质量管理；王前明，厦门大学附属第一医院检验科临床生化检验组组长，主要研究方向为临床生化检验；练明建，厦门大学附属第一医院检验科分析前质量主管，主要研究方向为临床检验分析前质量控制。

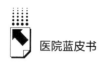

院评审标准文件均对检验科的检验周转时间作出明确的监测要求。厦门大学
附属第一医院（以下简称"我院"）检验科将检验前和检验中 TAT 的监测
纳入日常质量指标管理，在缩短 TAT 方面做了一些探索和实践，为医疗机
构实验室缩短 TAT 和持续改进检验质量提供参考。

二　缩短检验周转时间的背景分析

作为福建西南地区最大的三级甲等医院，近年来我院门急诊及住院就诊
总人数不断增加，检验工作量也随之不断上升。信息系统数据分析显示，全
年检验标本总数由 2021 年的 256.8 万份增加至 2023 年的 310.4 万份，其中
近 1/3 的标本为临床生化标本，并且超过一半的标本为急诊标本。检验报告
是临床医护诊疗决策的重要依据，临床生化检验几乎涉及所有临床科室以及
绝大多数的患者，如何确保检验报告准确及时地发出是我们面临的重大问
题。同时，医疗机构临床实验室卫生行业标准以及 ISO 15189 医学实验室质
量和能力认可准则等文件规定，检验科应制定明确的检验报告时限监控要
求。TAT 包括检验前、检验中、检验后周转时间。其中检验前 TAT 反映标
本采集、运送的效率，检验中 TAT 主要是实验室内的周转时间，是保证检
验结果准确性和及时性的重要前提。本文分析影响临床生化标本检验前、实
验室内周转时间的因素，寻找检验流程中延迟及限速的原因，采取相应的改
进措施，缩短周转时间，提高报告及时率，从而达到完善检验服务质量，保
障患者医疗安全的目的。

三　检验周转时间的主要影响因素

（一）检验前周转时间

检验前周转时间，是指从标本采集到标本送达检验科的时间。有研究报
道显示，检验前产生的误差占检验总误差的 60% 以上，影响检验前周转时

间的因素涉及临床医护、运送人员、检验人员等多部门、多人员、多环节，特别需要各部门间的相互协调配合，一直以来也是医院管理的薄弱环节。因此我院对检验前周转时间影响因素进行根本原因分析（见图 1）。分析发现存在的问题主要是：运送人员与临床医护的培训有待加强；标本闭环管理需要信息化；管理流程需要优化。

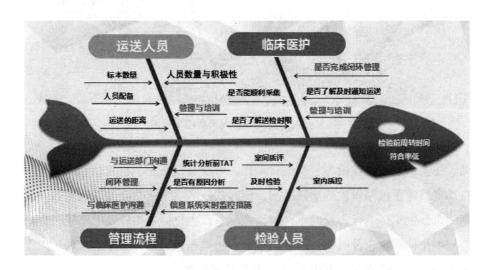

图 1　检验前周转时间影响因素根本原因分析

（二）实验室内周转时间

实验室内周转时间，是指从实验室签收标本到报告审核发出的时间。此指标反映实验室内的检验工作效率，是实验室可控的检验中和检验后周转时间的重要质量指标。该阶段的问题主要体现在三个方面：工作人员运力不足；仪器效率和自动化程度低；检验系统智能化程度低等（见图 2）。

四　缩短检验周转时间的措施

针对实验室当前存在的问题，我院采取了应对措施，包括加强人员培

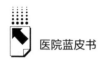

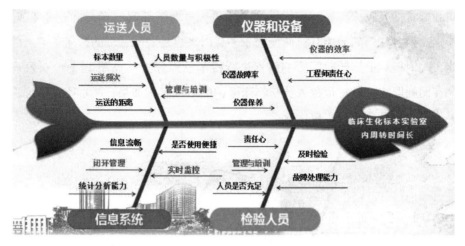

图2　实验室内周转时间影响因素根本原因分析

训、建立信息化监控措施、引进自动化流水线检测系统、检验信息系统报告自动审核等手段缩短检验周转时间，同时我院确立了三个质量改进项目：提高门急诊生化标本报告及时率，提高住院急诊生化标本报告及时率以及提高常规生化标本报告及时率，对相关指标进行监控和定期分析小结。通过以上措施临床生化标本 TAT 明显缩短并取得显著成效。

（一）多渠道多种方式加强人员培训

我院检验科定期与临床医护进行沟通交流并对其开展培训，包括每年对医院护士进行检验标本采集注意事项的培训，对存在检验前标本周转时间过长问题的重点科室进行培训，以及强化对运送标本人员的培训。日常工作中管理人员还通过电话、微信等方式与相关人员进行多渠道、多种方式的沟通。对外相关科室还派专员去国内先进医院参观学习好的经验和做法，对内加强对相关科室和运送部门工作人员的培训，加强其缩短检验时限和提高检验质量的意识。

（二）建立信息化手段监控措施

伴随医院不断发展，检验指标的不断增多，信息自动化是检验科发展的必然趋势。多种信息自动化手段的应用有助于缩短报告生成时间，具体设施包括标本闭环管理系统、实时动态大屏监控、周转时间监控系统等。管理人员对流程中多个环节进行监控，以发现存在的问题。我院通过星级医院与HIC认证评审，引进信息化系统并应用于对临床标本的闭环管理。在临床医护端、检验科接收端同时设置信息管理设备，对临床标本检测的所有时间节点从采集、收取、送达到实验室签收实现信息化全程监控。检验科引进试剂耗材系统、智慧实验室管理系统等，既节省了人力，也使管理更加合理有序。开发检验数据分析系统，方便管理人员依据需求建立监控的质量指标，方便深入分析原因并及时改进。

（三）升级仪器设备，提升自动化水平

我院检验科引进先进的贝克曼PE全自动生化流水线和罗氏流水线，实现了对检验标本的自动编号、自动离心、自动拔帽、自动上机、自动归档、自动复查。先进的全自动化分析仪效率高、故障少，有效显示率高；同时将生化室搬迁到急诊部门，大大缩短门急诊标本运送距离；智慧大屏实时提示仪器状态、标本状态，有助于工作人员及时发现故障，根据需求灵活切换显示流水线和单机数据；根据行业标准，结合实验室特征，设置自动审核规则，自动审核报告生成速率由原来的35%上升到47%，在提升审核速度和检验质量的同时，也减轻工作强度。工作人员还可依据历史数据情况，设置质控规则，利用指数加权移动平均值法实现电解质检查的应用，实时监控仪器状态，及时发现失控情况。

五 缩短检验周转时间的主要成效

（一）临床生化报告及时率显著提升

通过各项改进措施，我院检验科需检标本量虽然不断上升，但是改进成效显著。我院门急诊生化全套检测及时率由改进前的73.77%（2020年6月）上升到95.55%（2023年11月）；住院急诊生化全套检测及时率由改进前的71.11%上升到93.91%，常规生化全套检测及时率由改进前的94.05%上升到99.93%。患者等报告的时间短了，对于门诊患者而言可以减少其交通费、住

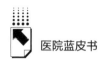

宿费、挂号费等就医成本。对于住院患者而言可实现更快速的诊断和治疗，缩短其住院时间，减少住院费用，既改善了患者的就医体验，也提升了医院的竞争能力。

（二）信息化系统可推广应用

实验室信息系统（LIS）的应用，使检验前周转时间实现信息化闭环管理，该系统可全流程记录各个操作节点的时间，并对标本检验进行监控、记录和信息提取，不仅记录每个标本周转过程中的各时间节点，还自动记录各节点操作人员信息，形成可视化闭环流程图。流程时间节点包括开单时间、医嘱执行时间、标本采集时间、运送前收取标本的时间、标本送达实验室时间、实验室工作人员签收标本时间、标本登记录入 LIS 时间、仪器分析后结果传输时间、报告审核时间（包括信息系统自动审核时间和人工审核时间）、发出检验结果报告至用户端时间（包括临床医护端和网络媒体端）。

基于 LIS 设置的 TAT 系统通过实时监控大屏，显示采集标本流转信息：检验标本来源信息，检验前、中、后数量信息，患者平均等待时间，并实现报告超时预警机制，如在门急诊检验端设置十分钟报告预警功能，以避免超时。

我院基于 LIS 数据建立了一套智慧检验数据分析系统，通过采集检验大数据，实现对 15 项临床检验专业医疗质量控制指标的统计。该系统能够对数据进一步分析，从而找出影响医疗质量的因素并采取有针对性的改进措施。

（三）临床生化检验报告自动审核功能

自动审核是指临床实验室指挥计算机基于系统设定的一套审核规则对检验结果进行智能审核的过程。自动审核通常由实验室信息系统（LIS）单独或由 LIS 和仪器设备中间件系统共同实现。我院通过建立逻辑流程，用大数据确定审核规则，并通过人机对战验证规则，形成一套适用于临床生化标本检验报告的审核规则。最终我院根据允许范围、差值检查、逻辑关系、与诊断一致性、仪器报警、标本状态 6 个要素，针对 56 个项目，制定了 828 条审核规则，目前综合自动审核率约 50%，大大加快报告发出时间，显著提高单位时间内报告数量。

（四）其他成果

通过梳理检验与管理流程，我院总结经验形成科室制度文件和具有可操作性的检验程序文件。同时，我院也将患者的临床生化数据用于优化质量控制，相应课题"患者临床生化数据变异性对 PBRTQC 性能的影响及应对方法研究"获得福建省检验医学研究会立项资助。我院还将与本案例相关的质量管理和质量改进经验，在检验信息化学术会议上进行了交流。

六　结语

缩短检验周转时间对促进临床诊疗加快决策、保障患者医疗安全和提升患者满意度具有重要意义。本文对影响检验周转时间的因素进行了深入分析，不断优化检验流程，并取得显著成效。未来随着检验信息化的推广，医疗机构实验室的检验质量管理也将更加信息化、标准化、精细化。

参考文献

［1］国家卫生健康委：《临床检验专业医疗质量控制指标（2015 年版）》，国家卫生健康委官网，http：//www. nhc. gov. cn/ewebeditor/uploadfile/2015/04/20150415094156987. pdf。

［2］国家卫生健康委：《三级医院评审标准（2022 年版）》，国家卫生健康委官网，http：//www. nhc. gov. cn/yzygj/s3585/202212/cf89d8a82a68421cbb9953ec610fb861/files/9eb64d7dc64e43e2aad039a264da8919. pdf。

B.19
DIP 改革下基于病种大数据的成本平台建设

——以湖北省十堰市太和医院为例

韩玖阳　张进　魏森　王明举　雷思源*

摘　要：　随着我国 DIP 改革的推进，医院在成本管理方面面临着新的挑战与机遇。基于病种大数据的成本平台建设成为优化医院成本管理的重要举措之一。本文探讨了在 DIP 改革背景下，如何通过建设基于病种大数据的成本平台推动医院成本管理升级，提升精细化核算能力。通过建立病种成本平台，医院能够准确核算每个病种的诊疗成本，优化资源配置，支持决策和管理改进，从而实现高质量发展的目标。本文还分析了病种成本平台的体系结构、技术路径和具体模块的建设，展示了其在医院成本管控中的应用成效。

关键词：　DIP 改革　病种大数据　成本平台

一　引言

随着我国医疗体制改革的深入推进，尤其是按病种分值付费（DIP）改革的实施，医院在提高医疗服务质量、降低运营成本、实现精准诊疗等方面面临着前所未有的挑战。在此背景下，基于病种大数据的成本平台（以下

---

* 韩玖阳，十堰市太和医院信息资源部工程师；张进，十堰市太和医院信息资源部党支部书记；魏森，十堰市太和医院信息资源部副主任；王明举，十堰市太和医院信息资源部主任；雷思源，十堰市太和医院信息资源部工程师。

简称"病种成本平台")建设成为优化医院成本管理、提升效率、推动医院高质量发展的关键举措之一。病种成本平台的建设不仅有助于医院精准核算每种疾病的诊疗成本,还能为医院提供精细化的财务分析和决策支持,推动医院的经济效益和社会效益同步提升。本文旨在探讨在 DIP 改革背景下,病种成本平台的建设如何推动医院成本管理的升级与创新。分析病种成本平台建设的必要性,并探讨如何通过数据技术提高医院在 DIP 改革中的成本管控能力。

二 病种成本平台建设分析

(一)医院科室成本管理体系

医院成本管理是医院运营管理中的核心内容之一,涉及资源的有效配置与使用、财务状况的准确反映,以及医疗服务质量的保障。目前大部分医院采用"四级三类分摊"的科室成本管理体系,科室成本管理体系主要包括人员成本管理、药品与耗材成本管理、设备管理和维护成本管理、能源与后勤成本管理、行政成本管理。而随着 DIP 改革的实施,医院的科室成本管理体系面临着更多的挑战和机遇。

(二)DIP 改革下科室成本管理存在的问题

在 DIP 改革的推进过程中,医院在成本管理方面面临诸多挑战,主要体现在以下几个方面。

1. 数据分散与不统一:不同科室和部门的数据记录方式不一致,信息化水平参差不齐,导致数据难以统一集成和分析。这不仅增加了成本核算的难度,也影响了成本管理的决策效果。

2. 成本核算不准确:传统的成本核算方法无法充分考虑每个病种的治疗细节,如个性化治疗、不同检查项目的差异等,导致成本核算的准确性和精细度不够,影响医院的经济决策。

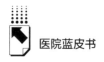
3. 缺乏精细化管理手段：在 DIP 改革中，虽然医保部门和医院进行费用结算时采用按病种分值付费的方法，但如何精细化、动态地监控和调整每个病种的成本仍然是一个难题。病种成本的管理仍然存在缺乏有效工具支持的问题。

（三）病种成本平台建设的必要性

1. 提高成本核算精准度：基于病种大数据的成本平台可以将患者的就诊全过程、每一项医疗操作、检查、用药等数据进行详细记录，结合 DIP 改革要求进行病种成本精细化核算，确保每项费用都能追溯到具体病种，提升成本核算的精准度。

2. 优化资源配置：通过病种成本平台，医院可以实时监控各个科室和病种的费用情况，及时发现高成本、低效益的治疗方案，进而进行资源重新配置和优化，提高资源利用效率，减少不必要的成本。

3. 促进 DIP 改革目标的实现：病种成本平台能够为 DIP 改革提供数据支持，帮助医院在病种费用的基础上，进行动态调整和精准控制，实现资源节约与医疗质量提升的双赢目标。

4. 提升医院财务透明度和规范性：通过病种成本平台的建设，医院能够对每个病种的成本进行透明化管理，提高财务管理的规范性和透明度，增强患者的信任感，并为医院的可持续发展奠定基础。

三　DIP 改革下病种成本平台体系结构

（一）理论依据

病种成本管理是基于作业成本法开展的，作业成本法认为医疗服务是消耗作业，作业消耗的是医疗资源。诊疗过程中的每个治疗操作是由多个作业组成，获取每个治疗作业的资源消耗则可对病种治疗成本进行量化。作业成本思想如图 1 所示。

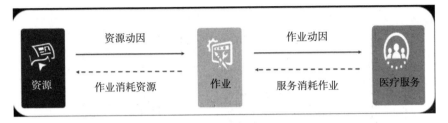

图 1　作业成本思想

资料来源：十堰市太和医院资料库。

（二）系统总体架构

系统总体架构如图 2 所示。系统成本管理是由科室成本、项目成本、病种成本构成的三位一体的成本管理体系。系统总体架构由外部数据输入层、数据平台层、成本核算层、数据分析应用层组成。

外部数据输入层：本层是信息工程师开发的数据接口，从医院的门诊、住院、病案、耗材等系统中提取业务数据到成本系统中使用。

数据平台层：本层主要进行数据清洗和统一工作。主要把从众多业务系统中提取的数据通过规则引擎 URule 进行校验清洗。同时对众多系统中不一致的数据进行统一。同类不同规格的耗材数据在本层进行数据标准化，方便后续统一核算。

成本核算层：本层主要按照医院制定的核算口径，进行科室成本核算、项目成本核算、病种成本核算。

数据分析应用层：基于成本核算层计算的科室成本、项目成本、病种成本等，生成医院运营分析、调价分析等决策数据，用于医院管理运营。

（三）平台构建技术路径

平台构建分为 6 个过程。第一个过程是数据集成平台，包括数据采集和数据展示。这个过程中医院通过信息技术手段从各个业务系统中采集数据，然后进行清洗，统一形成以病种为主线的，包括人员、科室、费用、耗材、

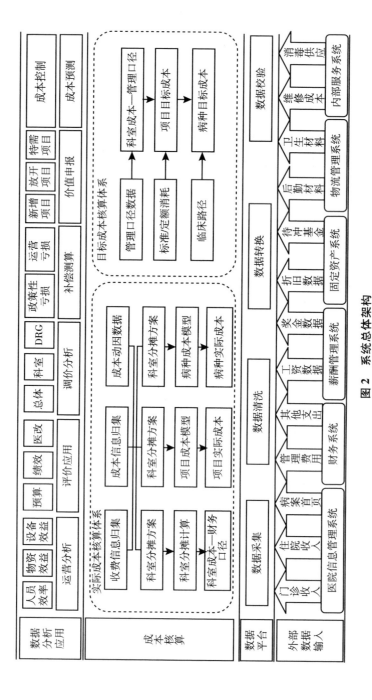

图 2 系统总体架构

资料来源：十堰市太和医院资料库。

药品等多个维度的数据。采集后的数据可以通过界面进行展示。第二个过程是作业填报系统。作业填报系统用于构造作业资源消耗模型，这个部分由医、护、技等多个科室参与，把本科室的治疗操作分解细化成单独作业，填报每个作业在人力、材料、设备和其他方面的资源消耗，系统基于填报的数据构建作业资源消耗模型。第三个过程是科室成本核算，医院的"四类三级成本"分摊方案在系统中实现。第四个过程是项目成本核算，基于作业成本法和作业资源消耗模型计算治疗过程中收费项目的成本。第五个过程是病种成本核算，基于项目叠加法和病人在医保方面的 DIP 入组病种信息计算出每个病种的治疗成本。第六个过程是病种成本异常检测，基于各类数据信息和人工智能算法构建病种成本异常检测模型，检测成本异常的病种，为病种成本深度管控提供依据。平台实施路径如图 3 所示。

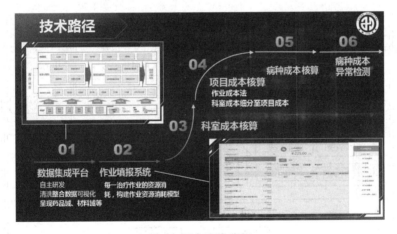

图 3　平台实施路径

资料来源：十堰市太和医院资料库。

四　病种成本平台模块

病种成本平台由科室成本、项目成本、病种成本三大模块组成。

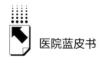

（一）科室成本模块

科室成本模块是基于三级分摊、分项逐级分步结转法的理论，对成本进行分摊的模块，科室成本模块功能结构如图4所示。医院科室成本管理采用"四类三级分摊"方法对人工成本、材料成本和间接费用进行分摊。首先，人工成本根据科室人数或工作时间进行一级分摊，再根据科室特点进行二级和三级分摊，帮助医院优化人员配置。其次，材料成本按科室使用的材料量或金额进行分摊，便于医院了解各科室的成本分布，进而优化材料使用。最后，间接费用，如水电费、办公用品费用等，按照科室面积、人数等标准进行分摊，帮助医院了解科室在这些费用上的负担，优化资源利用。这种分摊方法有助于医院精确控制各科室成本，推动资源优化。

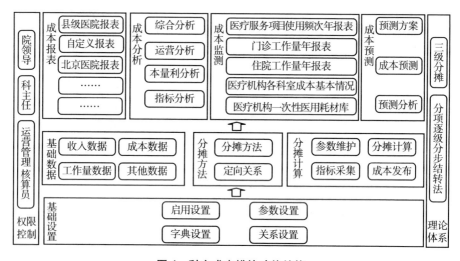

图4 科室成本模块功能结构

资料来源：十堰市太和医院资料库。

（二）项目成本模块

项目成本模块是基于作业成本法、比例系数法，归集反映每个疾病治疗过程中使用的治疗项目成本的模块。系统通过作业填报建立每个治疗项目的资源消耗模型。项目的资源消耗模型中有每个项目所需的人员、人员耗时、设备、耗材、其他成本等。根据每个病人的收费项目数据，计算出项目对应的资源消耗成本。项目成本模块结构如图 5 所示。

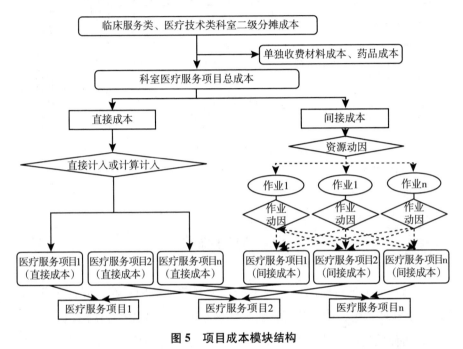

图 5　项目成本模块结构

资料来源：十堰市太和医院资料库。

（三）病种成本模块

每个住院病人的治疗成本包括项目成本、药品成本、耗材成本三大部分。项目成本依据病人的治疗收费项目，通过作业资源消耗模型计算得到，药品成本、耗材成本直接从费用明细中得到。系统最后关联病人在 DIP 系统中的病种分组，叠加每个病种组的病人治疗成本则可计算获得病种总成本。病种成本模块计算逻辑如图 6 所示。

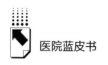
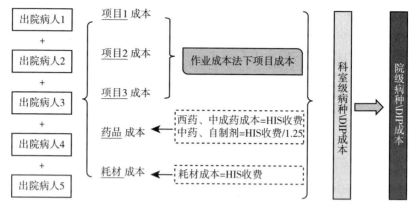

图6　病种成本模块计算逻辑

资料来源：十堰市太和医院资料库。

五　应用成效

1. 病种成本平台使用作业成本法和项目叠加法的思路，开发了病种精细化成本管理系统，使医院可以精细化核算出每个项目的资源消耗。

2. 病种项目的运营可横向和纵向对比。同一病种在治疗过程中可以与不同科室治疗过程中的成本情况形成对比。不同病种在治疗过程中可以与相同的作业步骤对比资源消耗成本。

3. 核算出医院每个病种的成本。

六　下一步优化

病种成本平台的实施很好地将医院成本管理转向病种化、精细化，量化病种治疗的收益，同时也产生了大量关于各类病种的数据资源。目前这些数据资源还没有很好地得到利用，下一步我们将探索基于病种成本的耗材使用评价和管理。

七 结语

在 DIP 改革浪潮下，医院运营成本管理面临巨大挑战，我们通过病种成本平台的建设，能够精确掌握每个病种的成本，并动态优化资源配置。提高了运营效率，助力医院提质增效。

参考文献

［1］张华、李明：《基于 DIP 模式的医院成本管控与优化路径研究》，《中国医院管理》2022 年第 4 期。

［2］李伟、陈强：《医疗大数据与医院成本精细化管理的融合发展》，《信息与管理科学》2021 年第 3 期。

［3］王磊、张敏：《医院成本管理的挑战与大数据技术的应用》，《中国卫生经济》2023 年第 6 期。

［4］李娜、赵琳：《DIP 改革背景下的医院成本控制与资源配置研究》，《医学与卫生》2020 年第 2 期。

［5］杨斌、刘涛：《基于大数据分析的医院成本管控体系研究》，《中国医院信息管理杂志》2022 年第 1 期。

B.20
基于健康画像技术和药物知识库的个性化精准给药支持系统的建设
——以福建医科大学附属第一医院为例

林志刚　孙　晶*

摘　要： 门诊医生难以在短时间内全方位了解病人的病史与用药史。有鉴于此，个性化精准给药系统应运而生。该系统首先着力构建患者标签信息库，并以此精准勾勒用户健康画像，同步打造药物知识规则库。当医生开出处方后，系统即刻激活推荐与禁忌用药干预机制，且通过审方结果逆向反馈，实时更新干预策略。从实际成效来看，在医生看诊层面，医院日均接诊人次显著攀升；在药师审方层面，被干预处方数占比可观，处方合理率全面提高，大幅缩短患者取药等待时间。

关键词： 健康画像　药物知识库　患者标签库　精准给药

一　引言

2018年6月，为推动医疗机构处方审核工作迈向规范化轨道，切实促进临床合理用药，筑牢患者用药安全防线，国家卫生健康委等三个部门联合发布《医疗机构处方审核规范》。2022年4月，国务院办公厅发布的《"十四五"国民健康规划》着重指出，要全力构建覆盖诊前、诊中、诊后的线

---

* 林志刚，福建医科大学附属第一医院信息中心主任，主要研究方向为智能信息系统建设；孙晶，福建医科大学附属第一医院信息中心工程师，主要研究方向为医院信息化建设。

上线下一体化医疗服务新模式，明确要求审方务必确保用药安全、有效，审方流程涵盖患者、药品信息以及用药途径、用量、时长等关键要素，审方人员一旦察觉问题，须及时提供可替代方案、调整用药信息甚至拒签处方。在此背景下，如何巧用互联网思维快速甄别不合理处方，并高效给出可替代处方，已然成为医院信息中心亟待破解的核心命题。本文以福建医科大学附属第一医院（以下简称"本院"）个性化精准给药支持系统的实战运营经验为例，力求为实体医院处方给药机制革新贡献极具参考价值的经验。

二 医院审方建设的背景及存在的问题分析

早期医院的用药系统仅着眼于实现"开处方—审方—处方点评"的基础流程，达成最简易的人机交互，致使各个环节工作量激增，流程往复循环，耗时漫长。主要问题如下。

1. 门诊医生开具处方耗时久，医生多凭借病情信息与患者个人信息在脑海中勾勒患者画像，据此实施用药处置。这种人工用药模式对医生的专业素养要求颇高，且当今新药层出不穷，极大增加了医务人员正确用药难度。

2. 患者用药干预全然依赖药师审方，审方工作量繁重，降低用户看病取药整体效率，延长患者等待时间。

3. 审方过程仅展示患者病历与处方，其科学性与标准一致性高度依赖药师专业水平，导致临床用药合理性审核普遍存在不完整、不准确、标准难统一的弊病，尤其是一些发生概率低但后果严重的不合理用药情形极易被忽视。

三 基于健康画像技术和药物知识库的个性化精准 给药支持系统建设

本院在传统"开处方—审方—处方点评"流程基础上，借助人工智能与大数据技术，成功搭建基于健康画像技术和药物知识库的个性化精准给药支持系统（见图1）。该系统在医生问诊模块实现用药干预，在审方干预模块完

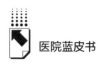

成药物知识库构建，在处方点评模块创设合理用药规则管理器，构筑契合PDCA循环管理模式的临床精准给药管理体系，最终切实满足合理用药管理的举措与要求，减少临床合理用药问题，提升临床药物治疗水准，助力医院可持续发展。

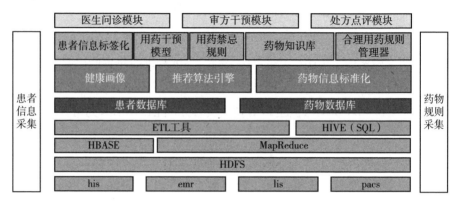

图1　基于健康画像技术和药物知识库的个性化精准给药支持系统

（一）基于健康画像技术实现患者信息标签化，建设患者标签信息库

本系统通过采集病人在本院及其他医院的就诊记录，包括本院门诊住院全程的检验检查记录、用药记录、诊断、不良反应史，通过全省检验检查互认系统接口采集病人在其他医院的处方及检验检查成果数据，并将这些数据转化为患者特征标签，以健康画像形式直观呈现给医生，提升问诊效率，缩减医生开处方时间。标签依类别不同，更新频率各异，诸如个人信息、既往病史、个人病史、家族病史等为相对静态的信息，而主诉、检验检查指标、体格检查、诊断等为动态的信息，需实时更新。

（二）运用大数据技术与图像识别技术，实现药物信息采集，建设药物知识库，达成处方审核标准化

本系统依托"智能推理引擎"与"图形化用药知识描绘技术"，能够建立精细的用药相关判断逻辑，化解传统数据库引擎技术难以应对多重复杂逻

辑分析的难题，同时智能推理引擎基于条件触发分析的特性可大幅降低对计算机硬件的依赖以及对数据量的限制，使得大规模、多用户、全样本的集中处方点评成为现实。

基于药物知识库与患者标签信息库，根据临床用药实际诉求，系统对处方（医嘱）用药合理性展开分析评价，完善合理用药规则，构建 1~8 级用药规则，促使处方点评在完整性、科学性等方面实现质的飞跃。同时，图形化的用药与点评知识库构建模式，让用药规范性、合理性评价指标的定义、验证与落地极为便捷，确保审方与处方点评指标的标准统一。

（三）以标准化药物知识库为基石，实现开处方环节的用药推荐与干预

依托药师精心搭建的药物知识库，结合患者本次就诊诊断及病历描述，系统可检索近 7 天内所用处方，实现开处方环节的用药推荐与干预，从而提升给药效率。之后管理人员通过干预审方系统与处方点评系统落实药物风险管控。此外，本系统利用医生最终开方信息、药师审方信息以及新药物说明书持续更新用药推荐干预模型，达成精准给药系统的闭环管理。

四　个性化精准给药支持系统在医院的建设成效

（一）系统建设实践

个性化精准给药支持系统于 2021 年 5 月启动建设，2022 年初在本院滨海院区试运行，其间持续收集医生、患者以及药师反馈意见优化系统，2023 年 1 月正式上线运营。

（二）刻画健康画像，构建患者标签信息库，提升看诊效率

截至 2024 年，本系统构建 74.8 万名患者的健康画像，打造千万级用户标签信息库与百万级处方信息库。医生借助患者健康画像，可快速、全面了

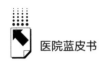

解患者信息，用药推荐干预与用药禁忌干预显著提升医生开药精准度与速度。主任医师日均看诊数从 21.05 人（2019 年全年）跃升至 27.78 人（2023 年全年），效率提升约 32.0%；其他医生的病人首次诊病时间由原来平均 15 分钟缩至 12 分钟；医院整体日均门诊数从 6590.44 人增至 7160.69 人，整体效率提升约 8.7%；医生日均看诊数从 15.81 人提升至 16.3 人，提升率约为 3.1%。在药师审方层面，系统实现门急诊全年 218 万份处方数字化，干预处方数达 48.3 万份，处方合理率全方位提升，实现了及时防范用药风险，审方效率亦从原来平均 9 分钟锐减至 4 分钟以内，大幅缩短患者取药等待时间。

五 结语

本文将健康画像技术与药物知识库有机融合，搭建以患者标签信息库为驱动的临床用药检测系统，使临床药师专业知识在信息化临床环境中得以高效运用，为医生开具的不合理处方智能推荐可替代处方，强化医生、药师与患者间的连接纽带。展望未来，结合大模型等新兴技术在精准用药领域的潜在应用前景，该系统有望辅助医生审核处方、提供用药建议、识别潜在风险等。

参考文献

［1］范春、马洁、徐安琪等：《健康画像的数据模型设计与智能化应用》，《医学信息学杂志》2024 年第 6 期。

［2］梁国威：《知识库驱动的临床用药监控系统研究》，硕士学位论文，浙江大学，2015。

［3］董松飞、徐昕：《我院医院信息系统的改进及合理用药监控软件的应用》，《中国药房》，2013 年第 5 期。

［4］李宁宁、梁天一、卢朝霞：《基于机器学习的个性化运动处方推荐系统的设计》，《数字通信世界》2019 年第 3 期。

［5］黄晓晖、周国华：《精准医学时代下临床药学监护模式新进展》，《医学研究生学报》2019 年第 5 期。

附录一
第四届创新医疗案例大赛 获奖名单

为树立全国医院创新科技赋能医管的标杆，挖掘可复制和可推广的优秀案例和成功经验。艾力彼 GAHA 于 2021 年启动"第一届创新医疗科技案例大赛"，八大赛道如下：一、影像未来，二、机器人应用，三、智慧检验，四、药事管理，五、智慧医院，六、新超声，七、医院物联，八、大介入。

以下为 2024 年经过初赛和复赛两轮角逐，最终进入总决赛的获奖名单。排名不分先后，按医院笔画排序。

医院名称	案例名称
大连医科大学附属第二医院	精细化采购管理赋能智慧运营,促进医院高质量发展
上饶市立医院	知"足"常乐一例糖尿病足伤口护理体会分享
上海交通大学医学院苏州九龙医院	以三高共管项目为抓手,医防融合规范慢病管理
上海慈源康复医院	健嘉医疗-康复管理系统的应用
广东三九脑科医院	通过基于患者交互方式的改进提升影像科技护服务质量
广西医科大学第一附属医院	日间化疗患者全程化药学服务模式的构建
广西医科大学第一附属医院	精益管理助力医院药学服务高质量发展——PIVAS 运营体系的创新探索
广州市花都区人民医院	绽放爱心之花,让服务温暖人心——全流程诊疗服务体系助力医院高质量发展
广州和睦家医院	门诊危重/复杂患者预警系统
广州和睦家医院	"港澳药械通"政策中药品管理的实施与优化
义乌复元私立医院	综合性医院内开展老年康养服务的探索-基于学科与政策

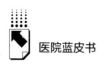

续表

医院名称	案例名称
天门市第一人民医院	依托 5G 智慧急救大平台,打造县-乡-村急诊急救新模式
天津市肿瘤医院	根因分析法在提升智能化 PIVAS 工作效率中的应用
瓦房店市中心医院	神经外科机器人辅助脑干出血手术
中山大学孙逸仙纪念医院	安不忘危——基于多医源大数据库的药物警戒学评价与管理
中山大学孙逸仙纪念医院	打通最后一公里——基于快速卫生技术评估的创新型药物临购准入
乌海市人民医院	多学科协作联合集束化干预对多重耐药菌医院感染的管理
玉田县中医医院	构建县域级中医医院医务社工服务新模式,提高医疗"暖实力"
东莞康华医院	提高静脉用药安全,建设适合 PIVAS 的静脉推注药物集中调配流程与质控管理体系
北大医疗淄博医院	高效利用外科资源,以超声科为主导的外科联合门诊
北大医疗鲁中医院	数据说话,说话算数——探索院内指标管理机制助力医院全面质量控制体系的完善
北大医疗潞安医院	基于信息化支撑的 DRG 支付下临床费用路径 MDT 管控模式
北安市第一人民医院	基于智慧考勤的薪资核算管理
北京大学国际医院	基于 CT 数据测算辅助腹主动脉球囊置入在腹膜后肿瘤切除术中的应用
北京大学国际医院	互联网药学助力瓣膜病患者围术期全程化抗凝治疗管理
北京京西肿瘤医院	"新质生产力"为放疗科提质增效
四川友谊医院	信息化助力无呕规范化病房的建立
四川锦欣西囡妇女儿童医院	AI 项目助力产科超声质量提升
包头医学院第二附属医院	以行政查房为抓手全面促进医院精细化管理提质增效
兰州大学第二医院	自动补货与智能预测技术在检验医学的应用
宁化县总医院	提高服务品质,纾解家属"陪护难"
辽宁中医药大学附属医院	探索构建符合中医药特点的医保按质支付新模式
成都医学院第一附属医院	首创医务社工信息化建设-全链路数字化解决方案

续表

医院名称	案例名称
同济大学附属上海市第四人民医院	基于护理敏感指标联合 PDCA 提高住院患者防跌倒措施落实率
江西省人民医院	信息化赋能、以职能处室周例会为抓手,高效推进医院重点工作
江西省萍乡市妇幼保健院	"6+1 孕安管理"服务模式
江苏大学附属澳洋医院	污水处理设备技术创新对再生水利用效率的提升研究
江苏省人民医院重庆医院	运用"互联网+"个案管理策略,深化房颤患者规范化管理
汕头大学医学院附属肿瘤医院	左前臂掌尺侧腺泡状横纹肌肉瘤并尺骨偏心性融骨破坏 1 例
兴安盟人民医院	5G+区域急救指挥中心提升兴安盟地区急危重症患者救治能力
兴安盟人民医院	提高门诊和住院处方前置审核合格率
安溪县医院	运用 HFMEA 优化急救用血流程,助力创伤中心建设
连江县医院	一种便于分类放置的标本箱
佛山复星禅诚医院	全病程管理:创新医疗服务模式与实践探索
灵山县人民医院	统筹多学科资源,高效发展大介入
武汉市普仁医院	天玑骨科手术机器人应用于脊柱、四肢、骨盆及手足踝手术
昆山市第一人民医院	半日诊线上线下一体化
国药同煤总医院	区域信息协同整合医疗优势资源,助力区域医疗高质量发展
郑州大学第一附属医院	基于 UMS 改进用药标签,推进药学服务适老化改革
郑州市中心医院	关口前移,持续降低手术并发症,提升医疗质量与安全
郑州市中心医院	流程再造,信息化赋能——以改善患者就医体验为导向的智慧药学服务实践
泗洪医院	多学科诊疗模式在降低基层医院危重孕产妇死亡中的作用
宜昌市第二人民医院	医用耗材 SPD 项目
建始县人民医院	实施耗材智廉监管 打造清廉建设品牌
陕西中医药大学附属医院	基于机器学习的多学科联合肺结节早诊模型的构建和应用
陕西中医药大学附属医院	新时代背景下的中药院内制剂"传承+创新"
南方医科大学南方医院	PDCA 循环联合品管圈在"提高门诊药房不合理处方前置审方系统拦截率"的应用
南方医科大学第十附属医院(东莞市人民医院)	构建患者需求导向型的出院带药新模式

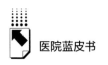
续表

医院名称	案例名称
南县人民医院	"以人为本"—基层医院的 IQC 管理
南昌大学第一附属医院	互联网+医疗,质量先行,服务更"懂你"
南昌大学第二附属医院	"肝"守一生,悦享健康-互联网 5A 护理模式在慢性乙型肝炎患者全生命周期的应用管理
南昌大学第二附属医院	点燃 AI 引擎 赋能影像高质量发展—提高 CTA 联合 CTP 全脑灌注成像质量
南京医科大学附属明基医院	新质生产力背景下的日间手术全流程管理
南部县人民医院	战略绩效助力医院高质量发展
临沂市人民医院	重塑合理用药新体系,赋能医院精细化管理
钟祥市人民医院	头颈动脉 CTA 人工智能辅助颅内动脉瘤诊断系统的应用
重庆三博江陵医院	机器人辅助下的全麻颅内病变activation
重庆大学附属三峡医院	"先诊后付"信用服务 提升患者就医体验
重庆大学附属三峡医院	以驻科药学服务为切入点 深化药学服务改革 切实推动药学服务转型发展
禹州市人民医院	环式服务助力孕产全周期
前海人寿广州总医院	医院消毒供应中心多酶清洗液水酶分配与恒温技术创新个案
珠海市人民医院	基于人工智能的支腔镜 3D 实时导航系统
都江堰市人民医院	以创建《全国规范化肿瘤营养治疗示范病房》为契机,打通肿瘤患者化疗的"最后一公里"
莱州市人民医院	品管圈活动在提高医学影像科室检查效率方面的应用及影响
浙江省中医院	基于大语言模型的 AI 中医病历内涵"智"控
浙江省中医院	基于人工智能(AI)的中医门诊电子病历智慧质控系统的构建
通辽市第二人民医院	优化超声科患者排队方式,节约大家时间
常州市中医医院	基于 5G+AI 体质辨识的中医远程智能诊疗服务模式
鄂尔多斯市中心医院	提高脑卒中吞咽障碍患者吞咽功能恢复率
鄂尔多斯市中心医院	构建圈帽联动新模式,提高门诊处方合格率
鄂州市中心医院	器械标识牌在消毒供应中心器械管理中的应用
深圳中山妇产医院	子宫内膜免疫细胞数字化分析平台的建立与持续改进
淄博市中心医院	多学科门诊在健康管理中心的运行探索
淄博市中心医院	双管齐下,做好静脉用药的"守门人"
厦门大学附属第一医院	依托信息自动化缩短临床生化标本检验周转时间
厦门大学附属第一医院	基于失效模式分析法的病区麻精药品管理策略
厦门弘爱医院	检验危急值信息化建设持续改进
焦作市第二人民医院	医保结算清单数据治理助力 DIP 支付方式下的医院发展
焦作市第二人民医院	自主设计信息化分析工具助力 DIP 结算数据挖掘的实践

续表

医院名称	案例名称
粤北人民医院	创新床位管理模式,提升医疗服务质量
普洱市人民医院	信息化助力门诊患者就诊体验提升
湖北省十堰市太和医院	DIP 改革下基于病种大数据的成本平台
湖北省十堰市太和医院	以问题为导向的多环节全程管理在门诊患者采血效率提升中的应用
滑县人民医院	携手共进,迈向卓越——品管圈助力医疗质量持续改进
滑县人民医院	创新药学服务模式——助力医共体建设
瑞安市人民医院	"四级联动"着力打造县域互联网+护理服务网
新疆医科大学附属肿瘤医院	肿瘤放射治疗数智化系统建设与思考
福建医科大学附属第一医院	基于健康画像技术和药物知识库的个性化精准给药支持系统的建设
福建医科大学附属第一医院	抗肿瘤药物合理使用信息化管理模式
福建医科大学附属第二医院	医院智慧后勤管理平台研究与实践分析
福建医科大学孟超肝胆医院	战略成本一体化解决方案助力医院高质量发展
福建医科大学孟超肝胆医院	基于信息化智能化开展麻精药品全流程闭环管理
镇平县人民医院	数据治理助力医院高质量发展
德江县人民医院	基于 MYLA+ Lab Analytic 与 LIS 系统的整合实现我院血培养快速三级报告和提高 ICU 呼吸内科以及感染科 BSI 抗菌药物合理使用比例及降低 DDD 值
遵化市人民医院	骨科手术导航在基层医院创伤骨科的临床应用
遵化市人民医院	临床药师基于病原学建立抗菌药物合理应用工作模式
潜江市中心医院	医保违规数据自动控制程序
潮州市人民医院	麻精药品智能管理柜在医院手术室全闭环信息化管理中的应用研究

附录二
2024年中国医院竞争力标杆医院

一 2024年智慧医院·AI潜力标杆（HAI）

定义：评价各类医院智慧化建设及人工智能应用潜力，含综合医院、专科医院、中医医院、社会办医医院等，不含部队医院。

2024年智慧医院·AI潜力标杆第一梯队（A档）

档位	序号	医院	省（区、市）	城市	级别	信息化评级（EMR/互联互通/智慧服务）
A++++	1	中国医学科学院阜外医院	北京	北京	三甲	八级/四级甲等/5级
A++++	2	上海交通大学医学院附属瑞金医院	上海	上海	三甲	七级/五级乙等/4级
A++++	3	北京大学第三医院	北京	北京	三甲	七级/五级乙等/4级
A++++	4	广州市妇女儿童医疗中心	广东	广州	三甲	七级/五级乙等/3级
A++++	5	中国医科大学附属盛京医院	辽宁	沈阳	三甲	七级/五级乙等/3级
A++++	6	厦门大学附属第一医院	福建	厦门	三甲	六级/五级乙等/3级
A++++	7	浙江大学医学院附属邵逸夫医院	浙江	杭州	三甲	六级/五级乙等/3级
A++++	8	青岛大学附属医院	山东	青岛	三甲	六级/五级乙等/3级
A++++	9	北京大学深圳医院	广东	深圳	三甲	六级/五级乙等/-
A++++	10	上海中医药大学附属龙华医院	上海	上海	三甲	-/五级乙等/-
A++++	11	中国科学技术大学附属第一医院(安徽省立医院)	安徽	合肥	三甲	五级/五级乙等/-

续表

档位	序号	医院	省 （区、市）	城市	级别	信息化评级 （EMR/互联 互通/智慧服务）
A++++	12	新疆维吾尔自治区人民医院	新疆	乌鲁木齐	三甲	六级/四级甲等/–
A++++	13	南昌大学第一附属医院	江西	南昌	三甲	六级/五级乙等/3级
A++++	14	南京鼓楼医院	江苏	南京	三甲	六级/五级乙等/3级
A++++	15	郑州大学第一附属医院	河南	郑州	三甲	六级/五级乙等/3级
A++++	16	复旦大学附属中山医院	上海	上海	三甲	六级/五级乙等/3级
A++++	17	首都医科大学附属北京天坛医院	北京	北京	三甲	六级/四级甲等/3级
A++++	18	江苏省苏北人民医院	江苏	扬州	三甲	六级/四级甲等/4级
A++++	19	浙江大学医学院附属第二医院	浙江	杭州	三甲	五级/五级乙等/3级
A++++	20	首都医科大学宣武医院	北京	北京	三甲	五级/五级乙等/–
A+++	21	温州医科大学附属第一医院	浙江	温州	三甲	六级/四级甲等/3级
A+++	22	上海市儿童医院	上海	上海	三甲	五级/五级乙等/3级
A+++	23	河南省人民医院	河南	郑州	三甲	五级/五级乙等/–
A+++	24	中南大学湘雅医院	湖南	长沙	三甲	五级/五级乙等/–
A+++	25	复旦大学附属儿科医院	上海	上海	三甲	五级/五级乙等/–
A+++	26	河北省人民医院	河北	石家庄	三甲	六级/四级甲等/–
A+++	27	浙江大学医学院附属第一医院	浙江	杭州	三甲	五级/五级乙等/3级
A+++	28	浙江省台州医院	浙江	台州	三甲	六级/五级乙等/4级
A+++	29	烟台毓璜顶医院	山东	烟台	三甲	五级/五级乙等/3级
A+++	30	深圳市人民医院	广东	深圳	三甲	五级/五级乙等/–
A+++	31	四川大学华西医院	四川	成都	三甲	五级/五级乙等/3级
A+++	32	北京协和医院	北京	北京	三甲	六级/四级甲等/3级
A+++	33	鄂东医疗集团黄石市中心医院	湖北	黄石	三甲	六级/四级甲等/–
A+++	34	江阴市人民医院	江苏	无锡	三甲	六级/四级甲等/3级
A+++	35	国药同煤总医院	山西	大同	三甲	六级/四级甲等/–
A+++	36	杭州市第一人民医院	浙江	杭州	三甲	六级/五级乙等/3级
A+++	37	新疆医科大学第一附属医院	新疆	乌鲁木齐	三甲	五级/五级乙等/–
A+++	38	厦门大学附属中山医院	福建	厦门	三甲	五级/五级乙等/3级
A+++	39	首都医科大学附属北京友谊医院	北京	北京	三甲	六级/五级乙等/3级
A+++	40	上海市第七人民医院	上海	上海	三甲	五级/四级甲等/–
A++	41	深圳市第二人民医院	广东	深圳	三甲	六级/五级乙等/3级

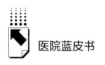

续表

档位	序号	医院	省（区、市）	城市	级别	信息化评级（EMR/互联互通/智慧服务）
A++	42	连云港市第一人民医院	江苏	连云港	三甲	六级/五级乙等/3级
A++	43	南方医科大学南方医院	广东	广州	三甲	六级/五级乙等/3级
A++	44	浙江省人民医院	浙江	杭州	三甲	六级/五级乙等/3级
A++	45	北京清华长庚医院	北京	北京	三级	六级/-/3级
A++	46	中国中医科学院广安门医院	北京	北京	三甲	五级/五级乙等/3级
A++	47	河南省儿童医院（郑州儿童医院）	河南	郑州	三甲	五级/五级乙等/-
A++	48	广州医科大学附属第二医院	广东	广州	三甲	五级/五级乙等/-
A++	49	深圳市中医院	广东	深圳	三甲	六级/五级乙等/-
A++	50	上海交通大学医学院附属仁济医院	上海	上海	三甲	六级/五级乙等/3级
A++	51	福建医科大学附属第一医院	福建	福州	三甲	六级/四级甲等/3级
A++	52	新疆医科大学附属肿瘤医院	新疆	乌鲁木齐	三甲	六级/四级甲等/-
A++	53	广东省人民医院	广东	广州	三甲	五级/五级乙等/3级
A++	54	首都儿科研究所附属儿童医院	北京	北京	三甲	五级/五级乙等/-
A++	55	苏州大学附属第一医院	江苏	苏州	三甲	五级/五级乙等/3级
A++	56	福建省立医院	福建	福州	三甲	六级/四级甲等/3级
A++	57	石河子市人民医院	新疆	（省直辖县）石河子	三甲	六级/四级甲等/-
A++	58	中山大学附属第一医院	广东	广州	三甲	五级/五级乙等/3级
A++	59	珠海市人民医院	广东	珠海	三甲	五级/五级乙等/-
A++	60	郑州市中心医院	河南	郑州	三甲	五级/五级乙等/-
A+	61	南京医科大学附属儿童医院	江苏	南京	三甲	五级/五级乙等/-
A+	62	华中科技大学同济医学院附属同济医院	湖北	武汉	三甲	五级/五级乙等/3级
A+	63	四川省人民医院	四川	成都	三甲	六级/四级甲等/-
A+	64	乌海市人民医院	内蒙古	乌海	三甲	六级/四级甲等/-
A+	65	四川大学华西妇产儿童医院（华西第二医院）	四川	成都	三甲	六级/五级乙等/-
A+	66	武汉市中心医院	湖北	武汉	三甲	五级/五级乙等/3级
A+	67	中山大学肿瘤防治中心	广东	广州	三甲	六级/四级甲等/3级
A+	68	喀什地区第二人民医院	新疆	喀什地区	三甲	六级/-/-
A+	69	浙江大学医学院附属儿童医院	浙江	杭州	三甲	六级/五级乙等/3级

续表

档位	序号	医院	省（区、市）	城市	级别	信息化评级（EMR/互联互通/智慧服务）
A+	70	中日友好医院	北京	北京	三甲	六级/四级甲等/-
A+	71	首都医科大学附属北京儿童医院	北京	北京	三甲	六级/四级甲等/-
A+	72	浙江省中医院	浙江	杭州	三甲	五级/五级乙等/3级
A+	73	吉林大学中日联谊医院	吉林	长春	三甲	五级/五级乙等/-
A+	74	浙江医院	浙江	杭州	三甲	六级/五级乙等/3级
A+	75	北京大学肿瘤医院	北京	北京	三甲	五级/五级乙等/3级
A+	76	上海市第一人民医院	上海	上海	三甲	五级/五级乙等/-
A+	77	复旦大学附属肿瘤医院	上海	上海	三甲	五级/四级甲等/3级
A+	78	深圳市第三人民医院	广东	深圳	三甲	六级/五级乙等/-
A+	79	赤峰市医院	内蒙古	赤峰	三甲	六级/四级甲等/-
A+	80	兰州大学第一医院	甘肃	兰州	三甲	五级/五级乙等/-
A	81	太和县人民医院	安徽	阜阳	三甲	六级/四级甲等/3级
A	82	武汉大学中南医院	湖北	武汉	三甲	五级/五级乙等/-
A	83	兰州大学第二医院	甘肃	兰州	三甲	五级/五级乙等/-
A	84	广东省中医院	广东	广州	三甲	五级/五级乙等/-
A	85	华中科技大学同济医学院附属协和医院	湖北	武汉	三甲	五级/五级乙等/3级
A	86	东南大学附属中大医院	江苏	南京	三甲	五级/五级乙等/-
A	87	广州中医药大学第一附属医院	广东	广州	三甲	五级/五级乙等/-
A	88	广州医科大学附属第一医院	广东	广州	三甲	五级/五级乙等/-
A	89	广东省第二人民医院	广东	广州	三甲	五级/五级乙等/-
A	90	厦门市第五医院	福建	厦门	三级	五级/四级甲等/-
A	91	大连医科大学附属第二医院	辽宁	大连	三甲	五级/五级乙等/-
A	92	北京大学人民医院	北京	北京	三甲	五级/四级甲等/-
A	93	上海市东方医院	上海	上海	三甲	五级/四级甲等/-
A	94	中国医科大学附属第一医院	辽宁	沈阳	三甲	五级/四级甲等/-
A	95	山东第一医科大学附属省立医院	山东	济南	三甲	五级/四级甲等/-
A	96	安徽医科大学第一附属医院	安徽	合肥	三甲	五级/四级甲等/-
A	97	吉林大学白求恩第一医院	吉林	长春	三甲	五级/五级乙等/-
A	98	西安交通大学第一附属医院	陕西	西安	三甲	五级/四级甲等/-
A	99	上海市第十人民医院	上海	上海	三甲	五级/四级甲等/-
A	100	南昌大学第二附属医院	江西	南昌	三甲	五级/四级甲等/3级

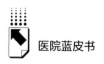
2024 年智慧医院·AI 潜力标杆第二梯队（B 档）

档位	序号	医院	省（区、市）	城市	级别
B++++	101	复旦大学附属华山医院	上海	上海	三甲
B++++	102	首都医科大学附属北京世纪坛医院	北京	北京	三甲
B++++	103	河南省肿瘤医院	河南	郑州	三甲
B++++	104	上海市杨浦区中心医院	上海	上海	三乙
B++++	105	昆明医科大学第一附属医院	云南	昆明	三甲
B++++	106	武汉市第一医院	湖北	武汉	三甲
B++++	107	浙江大学医学院附属妇产科医院	浙江	杭州	三甲
B++++	108	广东医科大学附属医院	广东	湛江	三甲
B++++	109	大连市妇女儿童医疗中心	辽宁	大连	三甲
B++++	110	上海市胸科医院	上海	上海	三甲
B++++	111	厦门市妇幼保健院	福建	厦门	三甲
B++++	112	上海市浦东新区人民医院	上海	上海	三乙
B++++	113	宁夏回族自治区人民医院	宁夏	银川	三甲
B++++	114	阜外华中心血管病医院	河南	郑州	三甲
B++++	115	山东第一医科大学第一附属医院	山东	济南	三甲
B++++	116	柳州市工人医院	广西	柳州	三甲
B++++	117	梅州市人民医院	广东	梅州	三甲
B++++	118	济南市妇幼保健院	山东	济南	三甲
B++++	119	济宁医学院附属医院	山东	济宁	三甲
B++++	120	深圳市南山区人民医院	广东	深圳	三甲
B++++	121	广州市中西医结合医院	广东	广州	三甲
B++++	122	江苏大学附属医院	江苏	镇江	三甲
B++++	123	大连大学附属中山医院	辽宁	大连	三甲
B++++	124	淮安市第一人民医院	江苏	淮安	三甲
B++++	125	临沂市人民医院	山东	临沂	三甲
B++++	126	福建医科大学附属协和医院	福建	福州	三甲
B++++	127	江苏省中医院	江苏	南京	三甲
B++++	128	深圳市儿童医院	广东	深圳	三甲
B++++	129	天津市北辰医院	天津	天津	三甲
B++++	130	南通大学附属医院	江苏	南通	三甲

续表

档位	序号	医院	省（区、市）	城市	级别
B++++	131	云南省肿瘤医院	云南	昆明	三甲
B++++	132	郑州人民医院	河南	郑州	三甲
B++++	133	宁波市医疗中心李惠利医院	浙江	宁波	三甲
B++++	134	聊城市人民医院	山东	聊城	三甲
B++++	135	十堰市太和医院（湖北医药学院附属医院）	湖北	十堰	三甲
B++++	136	镇江市第一人民医院	江苏	镇江	三甲
B++++	137	中山市人民医院	广东	中山	三甲
B++++	138	常州市第二人民医院	江苏	常州	三甲
B++++	139	阳江市人民医院	广东	阳江	三甲
B++++	140	无锡市人民医院	江苏	无锡	三甲
B+++	141	张家港市第一人民医院	江苏	苏州	三甲
B+++	142	绍兴市人民医院	浙江	绍兴	三甲
B+++	143	常州市第一人民医院	江苏	常州	三甲
B+++	144	赤峰学院附属医院	内蒙古	赤峰	三甲
B+++	145	日照市人民医院	山东	日照	三甲
B+++	146	建德市第一人民医院	浙江	杭州	三乙
B+++	147	浙江大学医学院附属第四医院	浙江	金华	三甲
B+++	148	北京大学口腔医院	北京	北京	三甲
B+++	149	杭州师范大学附属医院	浙江	杭州	三甲
B+++	150	克拉玛依市中心医院	新疆	克拉玛依	三甲
B+++	151	香港大学深圳医院	广东	深圳	三甲
B+++	152	南京市妇幼保健院	江苏	南京	三甲
B+++	153	上海交通大学医学院附属精神卫生中心	上海	上海	三甲
B+++	154	河北医科大学第一医院	河北	石家庄	三甲
B+++	155	南通市第一人民医院	江苏	南通	三甲
B+++	156	浙江省肿瘤医院	浙江	杭州	三甲
B+++	157	苏州大学附属儿童医院	江苏	苏州	三甲
B+++	158	甘肃省妇幼保健院	甘肃	兰州	三甲
B+++	159	宁波市中医院	浙江	宁波	三甲
B+++	160	厦门大学附属心血管病医院	福建	厦门	三甲
B+++	161	深圳市宝安区妇幼保健院	广东	深圳	三甲

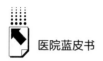
续表

档位	序号	医院	省(区、市)	城市	级别
B+++	162	徐州医科大学附属医院	江苏	徐州	三甲
B+++	163	南京医科大学第二附属医院	江苏	南京	三甲
B+++	164	江苏省人民医院	江苏	南京	三甲
B+++	165	上海市第六人民医院	上海	上海	三甲
B+++	166	河北省沧州中西医结合医院	河北	沧州	三甲
B+++	167	广西壮族自治区人民医院	广西	南宁	三甲
B+++	168	南京市第一医院	江苏	南京	三甲
B+++	169	重庆大学附属三峡医院	重庆	重庆	三甲
B+++	170	内蒙古自治区人民医院	内蒙古	呼和浩特	三甲
B+++	171	苏州市立医院	江苏	苏州	三甲
B+++	172	泰州市人民医院	江苏	泰州	三甲
B+++	173	无锡市第二人民医院	江苏	无锡	三甲
B+++	174	漳州市医院	福建	漳州	三甲
B+++	175	杭州市中医院	浙江	杭州	三甲
B+++	176	深圳市妇幼保健院	广东	深圳	三甲
B+++	177	沈阳市第四人民医院	辽宁	沈阳	三甲
B+++	178	江西省儿童医院	江西	南昌	三甲
B+++	179	杭州市红十字会医院	浙江	杭州	三甲
B+++	180	广西医科大学第一附属医院	广西	南宁	三甲
B++	181	宜兴市人民医院	江苏	无锡	三甲
B++	182	厦门医学院附属第二医院	福建	厦门	三甲
B++	183	靖江市人民医院	江苏	泰州	三甲
B++	184	广州市第一人民医院	广东	广州	三甲
B++	185	哈尔滨医科大学附属第二医院	黑龙江	哈尔滨	三甲
B++	186	南方医科大学珠江医院	广东	广州	三甲
B++	187	陕西省人民医院	陕西	西安	三甲
B++	188	北京朝阳医院	北京	北京	三甲
B++	189	莆田学院附属医院	福建	莆田	三甲
B++	190	苏州市中医医院	江苏	苏州	三甲
B++	191	云南省第一人民医院	云南	昆明	三甲
B++	192	哈尔滨医科大学附属第一医院	黑龙江	哈尔滨	三甲

续表

档位	序号	医院	省(区、市)	城市	级别
B++	193	宁夏医科大学总医院	宁夏	银川	三甲
B++	194	中南大学湘雅三医院	湖南	长沙	三甲
B++	195	济宁市第一人民医院	山东	济宁	三甲
B++	196	武汉大学人民医院	湖北	武汉	三甲
B++	197	南方医科大学第十附属医院(东莞市人民医院)	广东	东莞	三甲
B++	198	重庆医科大学附属儿童医院	重庆	重庆	三甲
B++	199	山西省人民医院	山西	太原	三甲
B++	200	福建医科大学附属第二医院	福建	泉州	三甲
B++	201	山东大学齐鲁医院	山东	济南	三甲
B++	202	辽宁省人民医院	辽宁	沈阳	三甲
B++	203	上海交通大学医学院附属新华医院	上海	上海	三甲
B++	204	中山大学中山眼科中心	广东	广州	三甲
B++	205	吉林大学第二医院	吉林	长春	三甲
B++	206	济南市中心医院	山东	济南	三甲
B++	207	襄阳市中心医院	湖北	襄阳	三甲
B++	208	泉州市第一医院	福建	泉州	三甲
B++	209	广州医科大学附属清远医院(清远市人民医院)	广东	清远	三甲
B++	210	河南科技大学第一附属医院	河南	洛阳	三甲
B++	211	粤北人民医院	广东	韶关	三甲
B++	212	中国医学科学院肿瘤医院深圳医院	广东	深圳	三甲
B++	213	天津泰达国际心血管病医院	天津	天津	三甲
B++	214	苏州大学附属第二医院	江苏	苏州	三甲
B++	215	安徽医科大学第二附属医院	安徽	合肥	三甲
B++	216	中山大学附属第六医院	广东	广州	三甲
B++	217	盐城市第一人民医院	江苏	盐城	三甲
B++	218	四川省肿瘤医院	四川	成都	三甲
B++	219	青海省人民医院	青海	西宁	三甲
B++	220	青岛妇女儿童医院	山东	青岛	三甲
B+	221	信阳市中心医院	河南	信阳	三甲
B+	222	青岛市市立医院	山东	青岛	三甲
B+	223	曲靖市第一人民医院	云南	曲靖	三甲

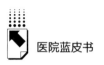

续表

档位	序号	医院	省(区、市)	城市	级别
B+	224	中山大学附属第五医院	广东	珠海	三甲
B+	225	湖南省肿瘤医院	湖南	长沙	三甲
B+	226	江西省人民医院	江西	南昌	三甲
B+	227	西南医科大学附属医院	四川	泸州	三甲
B+	228	沧州市中心医院	河北	沧州	三甲
B+	229	厦门弘爱医院	福建	厦门	三级
B+	230	南平市第一医院	福建	南平	三甲
B+	231	航天中心医院	北京	北京	三级
B+	232	柳州市人民医院	广西	柳州	三甲
B+	233	川北医学院附属医院	四川	南充	三甲
B+	234	龙岩市第一医院	福建	龙岩	三甲
B+	235	临沂市中心医院	山东	临沂	三甲
B+	236	辽宁省肿瘤医院	辽宁	沈阳	三甲
B+	237	淮安市第二人民医院	江苏	淮安	三甲
B+	238	吉林省肿瘤医院	吉林	长春	三甲
B+	239	温岭市第一人民医院	浙江	台州	三甲
B+	240	太仓市第一人民医院	江苏	苏州	三甲
B+	241	山东中医药大学附属医院	山东	济南	三甲
B+	242	汕头市中心医院	广东	汕头	三甲
B+	243	嘉兴大学附属医院(嘉兴市第一医院)	浙江	嘉兴	三甲
B+	244	洛阳市中心医院	河南	洛阳	三甲
B+	245	北京医院	北京	北京	三甲
B+	246	上海交通大学医学院附属第九人民医院	上海	上海	三甲
B+	247	北京大学第一医院	北京	北京	三甲
B+	248	中山大学孙逸仙纪念医院	广东	广州	三甲
B+	249	湖南省人民医院	湖南	长沙	三甲
B+	250	大连医科大学附属第一医院	辽宁	大连	三甲
B+	251	中山大学附属第三医院	广东	广州	三甲
B+	252	柳州市中医医院	广西	柳州	三甲
B+	253	南京市中医院	江苏	南京	三甲
B+	254	福建医科大学孟超肝胆医院	福建	福州	三甲

档位	序号	医院	省（区、市）	城市	级别
B+	255	河北医科大学第二医院	河北	石家庄	三甲
B+	256	复旦大学附属华东医院	上海	上海	三甲
B+	257	山西医科大学第一医院	山西	太原	三甲
B+	258	常州市第三人民医院	江苏	常州	三甲
B+	259	湖北省妇幼保健院	湖北	武汉	三甲
B+	260	徐州仁慈医院	江苏	徐州	三甲
B	261	英山县人民医院	湖北	黄冈	三级
B	262	武汉市普仁医院	湖北	武汉	三甲
B	263	天津市宁河区医院	天津	天津	三乙
B	264	秦皇岛市第一医院	河北	秦皇岛	三甲
B	265	郴州市第一人民医院	湖南	郴州	三甲
B	266	福建中医药大学附属人民医院	福建	福州	三甲
B	267	金华市中心医院	浙江	金华	三甲
B	268	淄博市中心医院	山东	淄博	三甲
B	269	大连理工大学附属中心医院（大连市中心医院）	辽宁	大连	三甲
B	270	延安大学附属医院	陕西	延安	三甲
B	271	赣州市人民医院（南方医院赣州医院）	江西	赣州	三甲
B	272	江苏省妇幼保健院	江苏	南京	三甲
B	273	阜阳市人民医院	安徽	阜阳	三甲
B	274	湖南省儿童医院	湖南	长沙	三甲
B	275	驻马店市中心医院	河南	驻马店	三甲
B	276	漯河市中心医院	河南	漯河	三甲
B	277	湖南医药学院总医院	湖南	怀化	三甲
B	278	周口市中心医院	河南	周口	三甲
B	279	台州市第一人民医院	浙江	台州	三甲
B	280	马鞍山市人民医院	安徽	马鞍山	三甲
B	281	喀什地区第一人民医院	新疆	喀什地区	三甲
B	282	瑞安市人民医院	浙江	温州	三甲
B	283	邳州市人民医院	江苏	徐州	三甲
B	284	沭阳医院	江苏	宿迁	三乙
B	285	东台市人民医院	江苏	盐城	三甲
B	286	内蒙古自治区妇幼保健院	内蒙古	呼和浩特	三甲

档位	序号	医院	省(区、市)	城市	级别
B	287	临沂市妇幼保健院	山东	临沂	三甲
B	288	南京江北医院	江苏	南京	三乙
B	289	常德市第一人民医院	湖南	常德	三甲
B	290	上海市中医医院	上海	上海	三甲
B	291	复旦大学附属妇产科医院	上海	上海	三甲
B	292	中国医学科学院阜外医院深圳医院	广东	深圳	三甲
B	293	昆明医科大学第二附属医院	云南	昆明	三甲
B	294	宁波大学附属第一医院	浙江	宁波	三甲
B	295	佛山市妇幼保健院	广东	佛山	三甲
B	296	中国中医科学院西苑医院	北京	北京	三甲
B	297	暨南大学附属第一医院	广东	广州	三甲
B	298	上海中医药大学附属曙光医院	上海	上海	三甲
B	299	中国医学科学院肿瘤医院	北京	北京	三甲
B	300	南京医科大学附属明基医院	江苏	南京	三甲

2024 年智慧医院·AI 潜力标杆第三梯队（C 档）

医院	城市	级别	医院	城市	级别
辽宁					
鞍山市中心医院	鞍山	三甲	中国医科大学附属第四医院	沈阳	三甲
辽宁省健康产业集团抚矿总医院	抚顺	三甲			
黑龙江					
北大荒集团总医院	哈尔滨	三甲	肇东市人民医院	绥化	三乙
牡丹江市肿瘤医院	牡丹江	三甲			
北京					
北京中医药大学东直门医院	北京	三甲	首都医科大学附属北京中医医院	北京	三甲
首都医科大学附属北京安贞医院	北京	三甲	北京大学国际医院	北京	三级
首都医科大学附属北京同仁医院	北京	三甲			

医院	城市	级别	医院	城市	级别
天津					
天津医科大学肿瘤医院	天津	三甲	天津医科大学总医院	天津	三甲
河北					
邯郸市第一医院	邯郸	三甲	石家庄市妇产医院	石家庄	三甲
河北省中医院	石家庄	三甲	唐山中心医院	唐山	三级
河北医科大学第三医院	石家庄	三甲			
山西					
山西省汾阳医院	吕梁	三甲	山西医科大学第二医院	太原	三甲
内蒙古					
赤峰市宁城县中心医院	赤峰	三甲	内蒙古医科大学附属医院	呼和浩特	三甲
鄂尔多斯市中心医院	鄂尔多斯	三甲	兴安盟人民医院	兴安盟	三甲
上海					
复旦大学附属眼耳鼻喉医院	上海	三甲	上海市普陀区中心医院	上海	三乙
上海交通大学医学院附属上海儿童医学中心	上海	三甲	上海市静安区市北医院	上海	二甲
上海市同济医院	上海	三甲	上海市普陀区利群医院	上海	二甲
上海中医药大学附属岳阳中西医结合医院	上海	三甲	上海市普陀区人民医院	上海	二甲
复旦大学附属上海市第五人民医院	上海	三乙	上海市徐汇区大华医院	上海	二甲
上海交通大学医学院附属同仁医院	上海	三乙	同济大学附属上海市第四人民医院	上海	二甲
上海市浦东新区公利医院	上海	三乙	上海市静安区闸北中心医院	上海	二级
江苏					
常州市中医医院	常州	三甲	上海交通大学医学院苏州九龙医院	苏州	三甲
常州市金坛第一人民医院	常州	三乙	苏州瑞华骨科医院	苏州	三乙
涟水县人民医院	淮安	三乙	苏州市第九人民医院	苏州	三乙
连云港市第二人民医院	连云港	三甲	苏州明基医院	苏州	三级
连云港市儿童医院	连云港	三级	苏州市独墅湖医院	苏州	三级
江苏省第二中医院	南京	三甲	张家港澳洋医院	苏州	三级

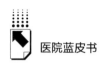

续表

医院	城市	级别	医院	城市	级别
江苏省中西医结合医院	南京	三甲	沭阳中医院	宿迁	三甲
江苏省肿瘤医院	南京	三甲	泰州市中医院	泰州	三甲
南京大学医学院附属口腔医院	南京	三甲	泰州市第二人民医院	泰州	三乙
南京市高淳人民医院	南京	三甲	无锡市骨科医院	无锡	三甲
南京市江宁医院	南京	三甲	无锡市中医医院	无锡	三甲
南京市溧水区中医院	南京	三乙	无锡市锡山人民医院	无锡	三乙
南京市溧水区人民医院	南京	三级	无锡市惠山区人民医院	无锡	三级
南京医科大学第四附属医院	南京	三级	建湖县人民医院	盐城	三级
南通市肿瘤医院	南通	三甲	阜宁县人民医院	盐城	三级
南通市通州区人民医院	南通	三乙	射阳县人民医院	盐城	三级
南通市第一老年病医院	南通	三级	扬州市妇幼保健院	扬州	三甲
常熟市第二人民医院	苏州	三甲			
浙江					
杭州市第三人民医院	杭州	三甲	宁波大学附属人民医院	宁波	三甲
树兰(杭州)医院	杭州	三甲	宁波市第二医院	宁波	三甲
浙江中医药大学附属第三医院	杭州	三甲	宁波市妇女儿童医院	宁波	三甲
长兴县人民医院	湖州	三乙	宁波市鄞州区第二医院	宁波	三乙
嘉兴市第二医院	嘉兴	三甲	衢州市人民医院	衢州	三甲
嘉兴市妇幼保健院	嘉兴	三甲	台州恩泽医疗中心(集团)路桥医院	台州	三乙
嘉兴市中医医院	嘉兴	三甲	温州医科大学附属第二医院	温州	三甲
东阳市人民医院	金华	三甲			
安徽					
安庆市立医院	安庆	三甲	合肥市第一人民医院	合肥	三甲
东至县人民医院	池州	三级	安徽省庐江县人民医院	合肥	三级
全椒县人民医院	滁州	三级	淮南东方医院集团总医院	淮南	三甲
界首市人民医院	阜阳	三级	德驭医疗马鞍山总医院	马鞍山	三甲
安徽省妇幼保健院	合肥	三甲	马鞍山市妇幼保健	马鞍山	三甲
安徽中医药大学第一附属医院	合肥	三甲	皖北煤电集团总医院	宿州	三甲

续表

医院	城市	级别	医院	城市	级别
福建					
福建省妇幼保健院	福州	三甲	复旦大学附属中山医院厦门医院	厦门	三级
宁德师范学院附属宁德市医院	宁德	三甲	厦门市海沧医院	厦门	三级
宁德市闽东医院	宁德	三甲	漳州第三医院	漳州	三级
厦门市儿童医院	厦门	三甲	漳州正兴医院	漳州	三级
江西					
兴国县人民医院	赣州	三级	江西中医药大学附属医院	南昌	三甲
山东					
滨州医学院附属医院	滨州	三甲	莒县人民医院	日照	三乙
胜利油田中心医院	东营	三甲	泰安市中心医院	泰安	三甲
山东中医药大学附属医院东营医院	东营	三级	威海市立医院	威海	三甲
曹县人民医院	菏泽	三乙	潍坊市妇幼保健院	潍坊	三甲
成武县人民医院	菏泽	三乙	潍坊市人民医院	潍坊	三甲
山东大学第二医院	济南	三甲	潍坊市益都中心医院	潍坊	三甲
平阴县人民医院	济南	二甲	潍坊市中医院	潍坊	三甲
东阿县人民医院	聊城	三乙	安丘市人民医院	潍坊	三乙
平邑县人民医院	临沂	三乙	昌乐县人民医院	潍坊	三乙
沂南县人民医院	临沂	三乙	北大医疗鲁中医院	淄博	三甲
河南					
安阳市第六人民医院（安阳市口腔医院）	安阳	三级	许昌市中心医院	许昌	三甲
滑县人民医院	安阳	三级	襄城县人民医院	许昌	三级
鹤壁市人民医院	鹤壁	三甲	河南省胸科医院	郑州	三甲
河南大学第一附属医院	开封	三甲	河南中医药大学第一附属医院	郑州	三甲
汝阳县人民医院	洛阳	三级	太康县人民医院	周口	三乙
南阳南石医院	南阳	三甲	平舆县人民医院	驻马店	三级
新乡医学院第一附属医院	新乡	三甲			

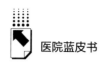
续表

医院	城市	级别	医院	城市	级别
湖北					
天门市第一人民医院	（省直辖县）天门	三甲	武汉大学口腔医院	武汉	三甲
鄂州市中心医院	鄂州	三甲	泰康同济（武汉）医院	武汉	三乙
十堰市人民医院	十堰	三甲	宜昌市中心人民医院	宜昌	三甲
湖南					
石门县人民医院	常德	三级	岳阳市中心医院	岳阳	三甲
广东					
东莞东华医院	东莞	三甲	深圳平乐骨伤科医院（深圳市坪山区中医院）	深圳	三甲
佛山市第一人民医院	佛山	三甲	深圳市宝安区中医院	深圳	三甲
佛山市中医院	佛山	三甲	深圳市龙岗区人民医院	深圳	三甲
广东省妇幼保健院	广州	三甲	深圳市龙岗中心医院	深圳	三甲
广州市花都区人民医院	广州	三甲	深圳市眼科医院	深圳	三甲
广州医科大学附属番禺中心医院	广州	三甲	中山大学附属第七医院	深圳	三甲
南方医科大学第三附属医院	广州	三甲	深圳大学总医院	深圳	三级
江门市妇幼保健院	江门	三甲	深圳市南山区蛇口人民医院	深圳	三级
汕头大学医学院第一附属医院	汕头	三甲	肇庆市第一人民医院	肇庆	三甲
北京中医药大学深圳医院（龙岗）	深圳	三甲	中山市中医院	中山	三甲
广西					
桂林市人民医院	桂林	三甲			
海南					
海南省人民医院	海口	三甲	海南医科大学第一附属医院	海口	三甲
陕西					
咸阳市第一人民医院	咸阳	三甲			
甘肃					
甘肃省中医院	兰州	三甲	庆阳市人民医院	庆阳	三甲
青海					
青海大学附属医院	西宁	三甲			

续表

医院	城市	级别	医院	城市	级别
宁夏					
银川市妇幼保健院	银川	三甲			
新疆					
新疆博尔塔拉蒙古自治州人民医院	博尔塔拉州	三甲	新疆佳音医院	乌鲁木齐	三甲
新疆克州人民医院（南京医科大学附属克州人民医院）	克孜州	三甲	新疆生产建设兵团医院	乌鲁木齐	三甲
重庆					
重庆医科大学附属第二医院	重庆	三甲	重庆医科大学附属第一医院	重庆	三甲
四川					
成都市第二人民医院	成都	三甲	成都市中西医结合医院	成都	三甲
成都市第六人民医院	成都	三甲	四川大学华西口腔医院	成都	三甲
成都市第三人民医院	成都	三甲	德阳市人民医院	德阳	三甲
贵州					
贵州省人民医院	贵阳	三甲	德江县人民医院	铜仁	三甲
兴义市人民医院	黔西南州	三甲			
云南					
保山市人民医院	保山	三甲	云南省阜外心血管病医院	昆明	三甲
昆明市儿童医院	昆明	三甲	普洱市人民医院	普洱	三甲
昆明市中医医院	昆明	三甲			
西藏					
日喀则市人民医院	日喀则地区	三甲			

二　2024年顶级医院标杆

顶级医院：全国最佳综合医院，不含中医医院、专科医院和部队医院。

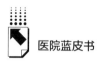
档位	序号	医院	省 (区、市)	城市	级别	信息化评级 (电子病历/互联 互通/智慧服务)
A++++	1	北京协和医院	北京	北京	三甲	六级/四级甲等/3级
A++++	2	四川大学华西医院	四川	成都	三甲	五级/五级乙等/3级
A++++	3	复旦大学附属中山医院	上海	上海	三甲	六级/五级乙等/3级
A++++	4	上海交通大学医学院附属瑞金医院	上海	上海	三甲	七级/五级乙等/4级
A++++	5	华中科技大学同济医学院附属同济医院	湖北	武汉	三甲	五级/五级乙等/3级
A++++	6	浙江大学医学院附属第一医院	浙江	杭州	三甲	五级/五级乙等/3级
A++++	7	浙江大学医学院附属第二医院	浙江	杭州	三甲	五级/五级乙等/3级
A++++	8	北京大学第三医院	北京	北京	三甲	七级/五级乙等/4级
A++++	9	复旦大学附属华山医院	上海	上海	三甲	六级/五级乙等/-
A++++	10	华中科技大学同济医学院附属协和医院	湖北	武汉	三甲	五级/五级乙等/3级
A++++	11	中山大学附属第一医院	广东	广州	三甲	五级/五级乙等/3级
A++++	12	上海交通大学医学院附属仁济医院	上海	上海	三甲	六级/五级乙等/3级
A++++	13	山东大学齐鲁医院	山东	济南	三甲	五级/四级甲等/-
A++++	14	北京大学第一医院	北京	北京	三甲	-/四级甲等/-
A++++	15	中南大学湘雅医院	湖南	长沙	三甲	五级/五级乙等/-
A++++	16	南方医科大学南方医院	广东	广州	三甲	六级/五级乙等/3级
A++++	17	江苏省人民医院	江苏	南京	三甲	-/五级乙等/3级
A++++	18	郑州大学第一附属医院	河南	郑州	三甲	六级/五级乙等/3级
A++++	19	中国医科大学附属第一医院	辽宁	沈阳	三甲	五级/四级甲等/-
A++++	20	上海交通大学医学院附属第九人民医院	上海	上海	三甲	-/四级甲等/-
A+++	21	北京大学人民医院	北京	北京	三甲	五级/四级甲等/-
A+++	22	南京鼓楼医院	江苏	南京	三甲	六级/五级乙等/3级
A+++	23	广东省人民医院	广东	广州	三甲	五级/五级乙等/3级
A+++	24	中南大学湘雅二医院	湖南	长沙	三甲	
A+++	25	中山大学孙逸仙纪念医院	广东	广州	三甲	-/四级甲等/-
A+++	26	山东第一医科大学附属省立医院	山东	济南	三甲	五级/四级甲等/
A+++	27	浙江大学医学院附属邵逸夫医院	浙江	杭州	三甲	六级/五级乙等/3级
A+++	28	上海市第六人民医院	上海	上海	三甲	五级/四级乙等/3级
A+++	29	首都医科大学附属北京天坛医院	北京	北京	三甲	六级/四级甲等/3级
A+++	30	中国医科大学附属盛京医院	辽宁	沈阳	三甲	七级/五级乙等/3级
A+++	31	苏州大学附属第一医院	江苏	苏州	三甲	五级/五级乙等/3级
A+++	32	广州医科大学附属第一医院	广东	广州	三甲	五级/五级乙等/-
A+++	33	武汉大学人民医院	湖北	武汉	三甲	-/五级乙等/-

续表

档位	序号	医院	省 (区、市)	城市	级别	信息化评级 (电子病历/互联 互通/智慧服务)
A+++	34	上海交通大学医学院附属新华医院	上海	上海	三甲	-/五级乙等/-
A+++	35	中山大学附属第三医院	广东	广州	三甲	-/四级甲等/-
A+++	36	中日友好医院	北京	北京	三甲	六级/四级甲等/-
A+++	37	四川省人民医院	四川	成都	三甲	六级/四级甲等/-
A+++	38	首都医科大学附属北京安贞医院	北京	北京	三甲	-/四级甲等/-
A+++	39	青岛大学附属医院	山东	青岛	三甲	六级/五级乙等/3级
A+++	40	首都医科大学宣武医院	北京	北京	三甲	五级/五级乙等/-
A++	41	吉林大学白求恩第一医院	吉林	长春	三甲	五级/五级乙等/-
A++	42	首都医科大学附属北京同仁医院	北京	北京	三甲	-/四级甲等/-
A++	43	西安交通大学第一附属医院	陕西	西安	三甲	五级/四级甲等/-
A++	44	重庆医科大学附属第一医院	重庆	重庆	三甲	-/四级甲等/-
A++	45	东南大学附属中大医院	江苏	南京	三甲	五级/五级乙等/-
A++	46	天津医科大学总医院	天津	天津	三甲	-/四级甲等/-
A++	47	上海市第一人民医院	上海	上海	三甲	五级/五级乙等/-
A++	48	武汉大学中南医院	湖北	武汉	三甲	五级/五级乙等/-
A++	49	中国科学技术大学附属第一医院(安徽省立医院)	安徽	合肥	三甲	五级/五级乙等/-
A++	50	安徽医科大学第一附属医院	安徽	合肥	三甲	五级/四级甲等/-
A++	51	福建医科大学附属协和医院	福建	福州	三甲	五级/五级乙等/-
A++	52	福建医科大学附属第一医院	福建	福州	三甲	六级/四级甲等/3级
A++	53	北京朝阳医院	北京	北京	三甲	五级/四级甲等/-
A++	54	哈尔滨医科大学附属第一医院	黑龙江	哈尔滨	三甲	五级/四级甲等/-
A++	55	北京医院	北京	北京	三甲	五级/-/-
A++	56	哈尔滨医科大学附属第二医院	黑龙江	哈尔滨	三甲	五级/四级甲等/-
A++	57	首都医科大学附属北京友谊医院	北京	北京	三甲	六级/五级乙等/3级
A++	58	新疆医科大学第一附属医院	新疆	乌鲁木齐	三甲	五级/五级乙等/-
A++	59	南昌大学第一附属医院	江西	南昌	三甲	六级/五级乙等/3级
A++	60	北京积水潭医院	北京	北京	三甲	
A+	61	上海市东方医院	上海	上海	三甲	五级/四级甲等/-
A+	62	温州医科大学附属第一医院	浙江	温州	三甲	六级/四级甲等/3级
A+	63	重庆医科大学附属第二医院	重庆	重庆	三甲	-/四级甲等/-

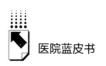
续表

档位	序号	医院	省 (区、市)	城市	级别	信息化评级 (电子病历/互联 互通/智慧服务)
A+	64	徐州医科大学附属医院	江苏	徐州	三甲	五级/四级甲等/-
A+	65	西安交通大学第二附属医院	陕西	西安	三甲	-/四级乙等/-
A+	66	南方医科大学珠江医院	广东	广州	三甲	五级/四级甲等/-
A+	67	河北医科大学第二医院	河北	石家庄	三甲	-/四级甲等/-
A+	68	中南大学湘雅三医院	湖南	长沙	三甲	五级/四级乙等/-
A+	69	河南省人民医院	河南	郑州	三甲	五级/五级乙等/-
A+	70	广州市第一人民医院	广东	广州	三甲	五级/四级甲等/-
A+	71	福建省立医院	福建	福州	三甲	六级/四级甲等/3级
A+	72	广西医科大学第一附属医院	广西	南宁	三甲	五级/四级甲等/-
A+	73	吉林大学第二医院	吉林	长春	三甲	-/五级乙等/-
A+	74	新疆维吾尔自治区人民医院	新疆	乌鲁木齐	三甲	六级/四级甲等/-
A+	75	昆明医科大学第一附属医院	云南	昆明	三甲	六级/四级甲等/3级
A+	76	湖南省人民医院	湖南	长沙	三甲	-/四级甲等/-
A+	77	浙江省人民医院	浙江	杭州	三甲	六级/五级乙等/3级
A+	78	深圳市人民医院	广东	深圳	三甲	五级/五级乙等/-
A+	79	上海市第十人民医院	上海	上海	三甲	五级/四级甲等/-
A+	80	厦门大学附属第一医院	福建	厦门	三甲	六级/五级乙等/3级
A	81	吉林大学中日联谊医院	吉林	长春	三甲	五级/五级乙等/-
A	82	大连医科大学附属第二医院	辽宁	大连	三甲	五级/五级乙等/-
A	83	大连医科大学附属第一医院	辽宁	大连	三甲	-/四级甲等/-
A	84	兰州大学第二医院	甘肃	兰州	三甲	五级/五级乙等/-
A	85	宁夏医科大学总医院	宁夏	银川	三甲	五级/四级甲等/-
A	86	烟台毓璜顶医院	山东	烟台	三甲	五级/五级乙等/3级
A	87	兰州大学第一医院	甘肃	兰州	三甲	五级/五级乙等/-
A	88	南昌大学第二附属医院	江西	南昌	三甲	五级/四级甲等/3级
A	89	山东第一医科大学第一附属医院	山东	济南	三甲	五级/四级甲等/3级
A	90	贵州医科大学附属医院	贵州	贵阳	三甲	
A	91	云南省第一人民医院	云南	昆明	三甲	五级/四级甲等/-
A	92	杭州市第一人民医院	浙江	杭州	三甲	六级/五级乙等/3级
A	93	广西壮族自治区人民医院	广西	南宁	三甲	五级/四级甲等/-
A	94	山西医科大学第一医院	山西	太原	三甲	-/四级甲等/-

档位	序号	医院	省(区、市)	城市	级别	信息化评级(电子病历/互联互通/智慧服务)
A	95	陕西省人民医院	陕西	西安	三甲	五级/四级甲等/-
A	96	广州医科大学附属第二医院	广东	广州	三甲	五级/五级乙等/-
A	97	郑州市中心医院	河南	郑州	三甲	五级/五级乙等/-
A	98	重庆大学附属三峡医院	重庆	重庆	三甲	五级/四级甲等/-
A	99	北京大学深圳医院	广东	深圳	三甲	六级/五级乙等/-
A	100	十堰市太和医院(湖北医药学院附属医院)	湖北	十堰	三甲	五级/五级乙等/-

三 2024年省单医院标杆

潜在入围顶级标杆医院的位于省会城市、单列市和直辖市的综合医院,包含医学院附属综合医院,不含中医医院、专科医院和部队医院。

档位	序号	医院	省(区、市)	城市	级别	信息化评级(EMR/互联互通/智慧服务)
A++++	1	贵州省人民医院	贵州	贵阳	三甲	-/四级甲等/-
A++++	2	天津市第一中心医院	天津	天津	三甲	
A++++	3	武汉市中心医院	湖北	武汉	三甲	五级/五级乙等/3级
A++++	4	河北医科大学第三医院	河北	石家庄	三甲	-/四级甲等/-
A++++	5	厦门大学附属中山医院	福建	厦门	三甲	五级/五级乙等/3级
A++++	6	北京清华长庚医院	北京	北京	三级	六级/-/3级
A++++	7	上海市同济医院	上海	上海	三甲	-/四级乙等/-
A++++	8	内蒙古医科大学附属医院	内蒙古	呼和浩特	三甲	-/四级甲等/-
A++++	9	山东大学第二医院	山东	济南	三甲	-/四级甲等/-
A++++	10	复旦大学附属华东医院	上海	上海	三甲	-/四级甲等/-
A++++	11	南京市第一医院	江苏	南京	三甲	五级/四级甲等/-
A++++	12	海南省人民医院	海南	海口	三甲	-/四级甲等/-
A++++	13	天津医科大学第二医院	天津	天津	三甲	-/四级甲等/-

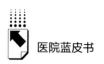
续表

档位	序号	医院	省 (区、市)	城市	级别	信息化评级 (EMR/互联 互通/智慧服务)
A++++	14	山西医科大学第二医院	山西	太原	三甲	-/四级甲等/-
A++++	15	深圳市第二人民医院	广东	深圳	三甲	六级/五级乙等/3级
A++++	16	甘肃省人民医院	甘肃	兰州	三甲	
A++++	17	山西省人民医院	山西	太原	三甲	五级/四级甲等/-
A++++	18	成都市第三人民医院	四川	成都	三甲	-/四级甲等/-
A++++	19	哈尔滨医科大学附属第四医院	黑龙江	哈尔滨	三甲	
A++++	20	江西省人民医院	江西	南昌	三甲	五级/四级甲等/-
A+++	21	昆明医科大学第二附属医院	云南	昆明	三甲	-/五级乙等/-
A+++	22	内蒙古自治区人民医院	内蒙古	呼和浩特	三甲	五级/四级甲等/-
A+++	23	暨南大学附属第一医院	广东	广州	三甲	-/四级甲等/-
A+++	24	济南市中心医院	山东	济南	三甲	五级/四级甲等/-
A+++	25	河北省人民医院	河北	石家庄	三甲	六级/四级甲等/-
A+++	26	宁夏回族自治区人民医院	宁夏	银川	三甲	五级/五级乙等/-
A+++	27	郑州大学第二附属医院	河南	郑州	三甲	
A+++	28	天津市人民医院	天津	天津	三甲	
A+++	29	青岛市市立医院	山东	青岛	三甲	五级/四级甲等/-
A+++	30	河北医科大学第一医院	河北	石家庄	三甲	五级/五级乙等/-
A+++	31	安徽医科大学第二附属医院	安徽	合肥	三甲	五级/四级甲等/-
A+++	32	中山大学附属第六医院	广东	广州	三甲	五级/四级甲等/-
A+++	33	山西白求恩医院	山西	太原	三甲	-/四级甲等/-
A+++	34	南京医科大学第二附属医院	江苏	南京	三甲	五级/四级甲等/-
A+++	35	首都医科大学附属北京潞河医院	北京	北京	三级	
A+++	36	郑州人民医院	河南	郑州	三甲	五级/四级甲等/3级
A+++	37	成都市第二人民医院	四川	成都	三甲	-/四级甲等/-
A+++	38	青海大学附属医院	青海	西宁	三甲	
A+++	39	石家庄市人民医院	河北	石家庄	三甲	-/四级甲等/-
A+++	40	宁波大学附属第一医院	浙江	宁波	三甲	-/五级乙等/-
A++	41	首都医科大学附属北京世坛医院	北京	北京	三甲	五级/五级乙等/3级
A++	42	宁波市第二医院	浙江	宁波	三甲	-/四级甲等/-
A++	43	天津市天津医院	天津	天津	三甲	

续表

档位	序号	医院	省（区、市）	城市	级别	信息化评级（EMR/互联互通/智慧服务）
A++	44	宁波市医疗中心李惠利医院	浙江	宁波	三甲	五级/五级乙等/-
A++	45	西安交通大学医学院附属红会医院	陕西	西安	三甲	-/三级/-
A++	46	大连理工大学附属中心医院（大连市中心医院）	辽宁	大连	三甲	五级/四级甲等/-
A++	47	浙江医院	浙江	杭州	三甲	六级/五级乙等/3级
A++	48	成都市第五人民医院	四川	成都	三甲	-/四级甲等/-
A++	49	重庆市人民医院	重庆	重庆	三甲	
A++	50	青海省人民医院	青海	西宁	三甲	五级/四级甲等/-
A++	51	深圳市第三人民医院	广东	深圳	三甲	六级/五级乙等/-
A++	52	广东省第二人民医院	广东	广州	三甲	五级/五级乙等/-
A++	53	大连大学附属中山医院	辽宁	大连	三甲	五级/四级甲等/3级
A++	54	上海交通大学医学院附属同仁医院	上海	上海	三乙	-/四级甲等/-
A++	55	香港大学深圳医院	广东	深圳	三甲	五级/五级乙等/-
A++	56	合肥市第一人民医院	安徽	合肥	三甲	五级/四级乙等/-
A++	57	长沙市中心医院	湖南	长沙	三甲	
A++	58	海南医科大学第二附属医院	海南	海口	三甲	
A++	59	昆明市延安医院	云南	昆明	三甲	
A++	60	海南医科大学第一附属医院	海南	海口	三甲	-/四级甲等/-
A+	61	云南大学附属医院	云南	昆明	三甲	
A+	62	辽宁省人民医院	辽宁	沈阳	三甲	五级/四级甲等/-
A+	63	武汉市第三医院	湖北	武汉	三甲	-/四级甲等/-
A+	64	清华大学第一附属医院	北京	北京	三级	
A+	65	航天中心医院	北京	北京	三级	五级/四级甲等/-
A+	66	深圳市南山区人民医院	广东	深圳	三甲	五级/五级乙等/3级
A+	67	广州医科大学附属第三医院	广东	广州	三甲	-/四级甲等/-
A+	68	海口市人民医院	海南	海口	三甲	
A+	69	昆明市第一人民医院	云南	昆明	三甲	
A+	70	中国医科大学附属第四医院	辽宁	沈阳	三甲	五级/四级甲等/-
A+	71	南京市江宁医院	江苏	南京	三甲	五级/四级甲等/-
A+	72	沈阳市第四人民医院	辽宁	沈阳	三甲	五级/四级甲等/-

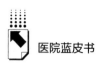

续表

档位	序号	医院	省（区、市）	城市	级别	信息化评级（EMR/互联互通/智慧服务）
A+	73	广州医科大学附属番禺中心医院	广东	广州	三甲	-/四级甲等/-
A+	74	福州市第二总医院	福建	福州	三甲	
A+	75	广西医科大学第二附属医院	广西	南宁	三甲	
A+	76	西安市人民医院（西安市第四医院）	陕西	西安	三甲	-/四级甲等/-
A+	77	南宁市第二人民医院	广西	南宁	三甲	-/四级甲等/-
A+	78	吉林省人民医院	吉林	长春	三甲	
A+	79	福州市第一总医院	福建	福州	三甲	-/四级甲等/-
A+	80	黑龙江省医院	黑龙江	哈尔滨	三甲	-/四级甲等/-
A	81	天津市第三中心医院	天津	天津	三甲	-/四级甲等/-
A	82	沈阳医学院附属中心医院	辽宁	沈阳	三甲	-/四级甲等/-
A	83	合肥市第二人民医院	安徽	合肥	三甲	-/四级乙等/-
A	84	安徽省第二人民医院	安徽	合肥	三甲	-/四级甲等/-
A	85	复旦大学附属中山医院厦门医院	福建	厦门	三甲	-/五级乙等/-
A	86	广州市红十字会医院	广东	广州	三甲	-/四级甲等/-
A	87	厦门医学院附属第二医院	福建	厦门	三甲	五级/四级甲等/-
A	88	厦门市第五医院	福建	厦门	三乙	五级/四级甲等/-
A	89	中山大学附属第八医院	广东	深圳	三甲	
A	90	南方医科大学深圳医院	广东	深圳	三甲	-/四级甲等/-
A	91	同济大学附属上海市第四人民医院	上海	上海	二甲	-/四级甲等/-
A	92	深圳市罗湖区人民医院	广东	深圳	三甲	-/四级甲等/-
A	93	南方医科大学第三附属医院	广东	广州	三甲	-/四级甲等/-
A	94	中山大学附属第七医院	广东	深圳	三甲	-/五级乙等/-
A	95	深圳市光明区人民医院	广东	深圳	三甲	
A	96	山东省立第三医院	山东	济南	三甲	-/四级甲等/-
A	97	大连市第三人民医院	辽宁	大连	三甲	
A	98	北大荒集团总医院	黑龙江	哈尔滨	三甲	-/四级甲等/-
A	99	宁波大学附属人民医院	浙江	宁波	三甲	五级/四级甲等/-
A	100	厦门大学附属翔安医院	福建	厦门	三甲	-/四级甲等/-

四 2024年地级城市医院标杆

地级城市医院：位于地级城市的综合医院、各级医学院附属综合医院和区级医院，不含中医医院、专科医院和部队医院。地级城市包括地级城市【不含省会（首府）城市和计划单列市】、自治州、自治盟、地区

2024年地级城市医院标杆第一梯队（A档）

档位	序号	医院	省（区、市）	城市	级别	信息化评级（EMR/互联互通/智慧服务）
A++++	1	苏州大学附属第一医院	江苏	苏州	三甲	五级/五级乙等/3级
A++++	2	温州医科大学附属第一医院	浙江	温州	三甲	六级/四级甲等/3级
A++++	3	徐州医科大学附属医院	江苏	徐州	三甲	五级/四级甲等/-
A++++	4	烟台毓璜顶医院	山东	烟台	三甲	五级/五级乙等/3级
A++++	5	十堰市太和医院（湖北医药学院附属医院）	湖北	十堰	三甲	五级/五级乙等/-
A++++	6	汕头大学医学院第一附属医院	广东	汕头	三甲	-/四级甲等/-
A++++	7	聊城市人民医院	山东	聊城	三甲	五级/五级乙等/-
A++++	8	临沂市人民医院	山东	临沂	三甲	五级/四级甲等/-
A++++	9	佛山市第一人民医院	广东	佛山	三甲	-/四级甲等/-
A++++	10	济宁市第一人民医院	山东	济宁	三甲	五级/四级甲等/-
A++++	11	沧州市中心医院	河北	沧州	三甲	-/四级甲等/-
A++++	12	南通大学附属医院	江苏	南通	三甲	五级/四级甲等/3级
A++++	13	南方医科大学第十附属医院（东莞市人民医院）	广东	东莞	三甲	五级/四级甲等/-
A++++	14	徐州市中心医院	江苏	徐州	三甲	-/四级甲等/-
A++++	15	济宁医学院附属医院	山东	济宁	三甲	五级/五级乙等/3级
A++++	16	常州市第一人民医院	江苏	常州	三甲	五级/四级甲等/-
A++++	17	浙江省台州医院	浙江	台州	三甲	六级/五级乙等/4级
A++++	18	中山市人民医院	广东	中山	三甲	五级/五级乙等/-
A++++	19	温州医科大学附属第二医院	浙江	温州	三甲	-/四级甲等/-
A++++	20	江苏省苏北人民医院	江苏	扬州	三甲	六级/四级甲等/4级
A+++	21	郴州市第一人民医院	湖南	郴州	三甲	五级/四级甲等/-
A+++	22	无锡市人民医院	江苏	无锡	三甲	五级/五级乙等/-

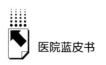

档位	序号	医院	省 （区、市）	城市	级别	信息化评级 （EMR/互联 互通/智慧服务）
A+++	23	遵义医科大学附属医院	贵州	遵义	三甲	-/四级甲等/-
A+++	24	新乡医学院第一附属医院	河南	新乡	三甲	-/四级甲等/-
A+++	25	广东医科大学附属医院	广东	湛江	三甲	五级/五级乙等/3级
A+++	26	梅州市人民医院	广东	梅州	三甲	五级/四级甲等/3级
A+++	27	潍坊市人民医院	山东	潍坊	三甲	五级/四级甲等/-
A+++	28	苏州市立医院	江苏	苏州	三甲	五级/四级甲等/-
A+++	29	西南医科大学附属医院	四川	泸州	三甲	五级/四级甲等/-
A+++	30	宜昌市中心人民医院	湖北	宜昌	三甲	-/四级甲等/-
A+++	31	蚌埠医科大学第一附属医院	安徽	蚌埠	三甲	-/四级甲等/-
A+++	32	邯郸市中心医院	河北	邯郸	三甲	-/四级甲等/-
A+++	33	惠州市中心人民医院	广东	惠州	三甲	-/四级甲等/-
A+++	34	淮安市第一人民医院	江苏	淮安	三甲	五级/四级甲等/3级
A+++	35	襄阳市中心医院	湖北	襄阳	三甲	五级/四级甲等/-
A+++	36	常州市第二人民医院	江苏	常州	三甲	五级/四级甲等/-
A+++	37	粤北人民医院	广东	韶关	三甲	五级/四级甲等/-
A+++	38	福建医科大学附属第二医院	福建	泉州	三甲	五级/四级甲等/-
A+++	39	泉州市第一医院	福建	泉州	三甲	五级/四级甲等/-
A+++	40	江门市中心医院	广东	江门	三甲	-/四级甲等/-
A++	41	汕头市中心医院	广东	汕头	三甲	五级/四级甲等/-
A++	42	柳州市工人医院	广西	柳州	三甲	五级/四级甲等/-
A++	43	河南科技大学第一附属医院	河南	洛阳	三甲	五级/四级甲等/-
A++	44	金华市中心医院	浙江	金华	三甲	五级/四级甲等/-
A++	45	苏州大学附属第二医院	江苏	苏州	三甲	五级/四级甲等/-
A++	46	广州医科大学附属清远医院（清远市人民医院）	广东	清远	三甲	五级/四级甲等/-
A++	47	漳州市医院	福建	漳州	三甲	五级/四级甲等/-
A++	48	连云港第一人民医院	江苏	连云港	三甲	六级/五级乙等/3级
A++	49	泰州市人民医院	江苏	泰州	三甲	五级/四级甲等/-
A++	50	柳州市人民医院	广西	柳州	三甲	五级/四级甲等/-
A++	51	川北医学院附属医院	四川	南充	三甲	五级/四级甲等/-
A++	52	南阳市中心医院	河南	南阳	三甲	
A++	53	盐城市第一人民医院	江苏	盐城	三甲	五级/四级甲等/-

续表

档位	序号	医院	省（区、市）	城市	级别	信息化评级（EMR/互联互通/智慧服务）
A++	54	遂宁市中心医院	四川	遂宁	三甲	-/四级甲等/-
A++	55	滨州医学院附属医院	山东	滨州	三甲	-/四级甲等/-
A++	56	南华大学附属第一医院	湖南	衡阳	三甲	-/四级甲等/-
A++	57	皖南医学院第一附属医院（弋矶山医院）	安徽	芜湖	三甲	-/四级甲等/-
A++	58	齐齐哈尔市第一医院	黑龙江	齐齐哈尔	三甲	-/四级乙等/-
A++	59	泰安市中心医院	山东	泰安	三甲	-/四级甲等/-
A++	60	常德市第一人民医院	湖南	常德	三甲	五级/四级甲等/-
A+	61	绍兴市人民医院	浙江	绍兴	三甲	五级/五级乙等/-
A+	62	淄博市中心医院	山东	淄博	三甲	五级/四级甲等/-
A+	63	新乡市中心医院	河南	新乡	三甲	-/四级甲等/-
A+	64	湛江中心人民医院	广东	湛江	三甲	-/四级甲等/-
A+	65	德阳市人民医院	四川	德阳	三甲	-/四级甲等/-
A+	66	丽水市中心医院	浙江	丽水	三甲	-/四级甲等/-
A+	67	无锡市第二人民医院	江苏	无锡	三甲	五级/四级甲等/-
A+	68	荆州市中心医院	湖北	荆州	三甲	-/四级甲等/-
A+	69	江南大学附属医院	江苏	无锡	三甲	
A+	70	株洲市中心医院	湖南	株洲	三甲	
A+	71	河北大学附属医院	河北	保定	三甲	-/四级甲等/-
A+	72	湖州市中心医院	浙江	湖州	三甲	-/四级甲等/-
A+	73	唐山市工人医院	河北	唐山	三甲	
A+	74	珠海市人民医院	广东	珠海	三甲	五级/五级乙等/-
A+	75	中山大学附属第五医院	广东	珠海	三甲	五级/四级甲等/-
A+	76	赣州市人民医院（南方医院赣州医院）	江西	赣州	三甲	五级/四级甲等/-
A+	77	佛山复星禅诚医院	广东	佛山	三甲	-/四级甲等/-
A+	78	赣南医科大学第一附属医院	江西	赣州	三甲	-/四级乙等/-
A+	79	东莞东华医院	广东	东莞	三甲	-/四级甲等/-
A+	80	恩施土家族苗族自治州中心医院	湖北	恩施土家族苗族自治州	三甲	-/四级甲等/-
A	81	江苏大学附属医院	江苏	镇江	三甲	五级/四级甲等/3级
A	82	茂名市人民医院	广东	茂名	三甲	-/四级甲等/-

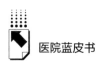

档位	序号	医院	省（区、市）	城市	级别	信息化评级（EMR/互联互通/智慧服务）
A	83	承德医学院附属医院	河北	承德	三甲	-/四级甲等/-
A	84	扬州大学附属医院	江苏	扬州	三甲	
A	85	曲靖市第一人民医院	云南	曲靖	三甲	五级/四级甲等/-
A	86	南方医科大学第八附属医院（佛山市顺德区第一人民医院）	广东	佛山	三甲	-/四级甲等/-
A	87	荆门市中心医院	湖北	荆门	三甲	-/四级甲等/-
A	88	烟台市烟台山医院	山东	烟台	三甲	-/四级甲等/-
A	89	首都医科大学附属北京安贞医院南充医院	四川	南充	三甲	-/四级甲等/-
A	90	秦皇岛市第一医院	河北	秦皇岛	三甲	六级/-/-
A	91	邢台市人民医院	河北	邢台	三甲	-/四级甲等/-
A	92	龙岩市第一医院	福建	龙岩	三甲	五级/四级甲等/-
A	93	赤峰市医院	内蒙古	赤峰	三甲	六级/四级甲等/-
A	94	襄阳市第一人民医院	湖北	襄阳	三甲	
A	95	玉林市第一人民医院	广西	玉林	三甲	
A	96	十堰市人民医院	湖北	十堰	三甲	-/四级甲等/-
A	97	锦州医科大学附属第一医院	辽宁	锦州	三甲	-/四级甲等/-
A	98	嘉兴大学附属医院（嘉兴市第一医院）	浙江	嘉兴	三甲	五级/四级甲等/-
A	99	阜阳市人民医院	安徽	阜阳	三甲	五级/四级甲等/-
A	100	盘锦市中心医院	辽宁	盘锦	三甲	-/四级甲等/-

2024 年地级城市医院标杆第二梯队（B 档）

档位	序号	医院	省（区、市）/城市	级别	档位	序号	医院	省（区、市）/城市	级别
B++++	101	沧州市人民医院	河北/沧州	三甲	B++++	105	湘潭市中心医院	湖南/湘潭	三甲
B++++	102	大庆油田总医院	黑龙江/大庆	三甲	B++++	106	徐州市第一人民医院	江苏/徐州	三甲
B++++	103	镇江市第一人民医院	江苏/镇江	三甲	B++++	107	肇庆市第一人民医院	广东/肇庆	三甲
B++++	104	荆州市第一人民医院	湖北/荆州	三甲	B++++	108	菏泽市立医院	山东/菏泽	三甲

续表

档位	序号	医院	省(区、市)/城市	级别	档位	序号	医院	省(区、市)/城市	级别
B++++	109	桂林医科大学附属医院	广西/桂林	三甲	B++++	125	华南理工大学附属第六医院(佛山市南海区人民医院)	广东/佛山	三甲
B++++	110	驻马店市中心医院	河南/驻马店	三甲	B++++	126	商丘市第一人民医院	河南/商丘	三甲
B++++	111	乐山市人民医院	四川/乐山	三甲	B++++	127	河北北方学院附属第一医院	河北/张家口	三甲
B++++	112	娄底市中心医院	湖南/娄底	三甲	B++++	128	河南大学淮河医院	河南/开封	三甲
B++++	113	鄂东医疗集团黄石市中心医院	湖北/黄石	三甲	B++++	129	运城市中心医院	山西/运城	三甲
B++++	114	保定市第一中心医院	河北/保定	三甲	B++++	130	延安大学附属医院	陕西/延安	三甲
B++++	115	衢州市人民医院	浙江/衢州	三甲	B++++	131	延边大学附属医院	吉林/延边州	三甲
B++++	116	宜宾市第二人民医院	四川/宜宾	三甲	B++++	132	葫芦岛市中心医院	辽宁/葫芦岛	三甲
B++++	117	鄂尔多斯市中心医院	内蒙古/鄂尔多斯	三甲	B++++	133	日照市人民医院	山东/日照	三甲
B++++	118	丽水市人民医院	浙江/丽水	三甲	B++++	134	邵阳市中心医院	湖南/邵阳	三甲
B++++	119	山东大学齐鲁医院德州医院	山东/德州	三甲	B++++	135	南通市第一人民医院	江苏/南通	三甲
B++++	120	安徽医科大学直属附属六安医院(六安市人民医院)	安徽/六安	三甲	B++++	136	山东第二医科大学附属医院	山东/潍坊	三甲
B++++	121	石河子大学医学院第一附属医院	新疆/省管县	三甲	B++++	137	洛阳市中心医院	河南/洛阳	三甲
B++++	122	临沂市中心医院	山东/临沂	三甲	B++++	138	玉溪市人民医院	云南/玉溪	三甲
B++++	123	赤峰学院附属医院	内蒙古/赤峰	三甲	B++++	139	佳木斯大学附属第一医院	黑龙江/佳木斯	三甲
B++++	124	右江民族医学院附属医院	广西/百色	三甲	B++++	140	达州市中心医院	四川/达州	三甲

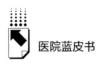
续表

档位	序号	医院	省(区、市)/城市	级别	档位	序号	医院	省(区、市)/城市	级别
B+++	141	东莞康华医院	广东/东莞	三甲	B+++	159	亳州市人民医院	安徽/亳州	三甲
B+++	142	吉林市中心医院	吉林/吉林	三甲	B+++	160	安阳市人民医院	河南/安阳	三甲
B+++	143	喀什地区第一人民医院	新疆/喀什地区	三甲	B+++	161	上饶市人民医院	江西/上饶	三甲
B+++	144	宜宾市第一人民医院	四川/宜宾	三甲	B+++	162	国药同煤总医院	山西/大同	三甲
B+++	145	邯郸市第一医院	河北/邯郸	三甲	B+++	163	孝感市中心医院	湖北/孝感	三甲
B+++	146	信阳市中心医院	河南/信阳	三甲	B+++	164	华北理工大学附属医院	河北/唐山	三甲
B+++	147	唐山市人民医院	河北/唐山	三甲	B+++	165	钦州市第一人民医院	广西/钦州	三甲
B+++	148	安庆市立医院	安徽/安庆	三甲	B+++	166	阳江市人民医院	广东/阳江	三甲
B+++	149	长治医学院附属和平医院	山西/长治	三甲	B+++	167	威海市立医院	山东/威海	三甲
B+++	150	滨州市人民医院	山东/滨州	三甲	B+++	168	华东师范大学附属芜湖医院	安徽/芜湖	三甲
B+++	151	胜利油田中心医院	山东/东营	三甲	B+++	169	山东第一医科大学第二附属医院	山东/泰安	三甲
B+++	152	南华大学附属第二医院	湖南/衡阳	三甲	B+++	170	漯河市中心医院	河南/漯河	三甲
B+++	153	自贡市第一人民医院	四川/自贡	三甲	B+++	171	佳木斯市中心医院	黑龙江/佳木斯	三甲
B+++	154	周口市中心医院	河南/周口	三甲	B+++	172	嘉兴市第二医院	浙江/嘉兴	三甲
B+++	155	莆田学院附属医院	福建/莆田	三甲	B+++	173	随州市中心医院	湖北/随州	三甲
B+++	156	濮阳市人民医院	河南/濮阳	三甲	B+++	174	莆田市第一医院	福建/莆田	三甲
B+++	157	贵港市人民医院	广西/贵港	三甲	B+++	175	揭阳市人民医院	广东/揭阳	三甲
B+++	158	盐城市第三人民医院	江苏/盐城	三甲	B+++	176	攀枝花市中心医院	四川/攀枝花	三甲

续表

档位	序号	医院	省(区、市)/城市	级别	档位	序号	医院	省(区、市)/城市	级别
B+++	177	河南大学第一附属医院	河南/开封	三甲	B++	194	通辽市人民医院	内蒙古/通辽	三甲
B+++	178	萍乡市人民医院	江西/萍乡	三甲	B++	195	辽宁省健康产业集团抚矿总医院	辽宁/抚顺	三甲
B+++	179	平顶山市第一人民医院	河南/平顶山	三甲	B++	196	辽阳市中心医院	辽宁/辽阳	三甲
B+++	180	九江市第一人民医院	江西/九江	三甲	B++	197	三门峡市中心医院	河南/三门峡	三甲
B++	181	内蒙古科技大学包头医学院第一附属医院	内蒙古/包头	三甲	B++	198	宝鸡市中心医院	陕西/宝鸡	三甲
B++	182	北海市人民医院	广西/北海	三甲	B++	199	贺州市人民医院	广西/贺州	三甲
B++	183	湖南医药学院总医院	湖南/怀化	三甲	B++	200	上海交通大学医学院苏州九龙医院	江苏/苏州	三甲
B++	184	濮阳油田总医院	河南/濮阳	三甲	B++	201	温州市中心医院	浙江/温州	三甲
B++	185	遵义市第一人民医院	贵州/遵义	三甲	B++	202	汕头大学医学院第二附属医院	广东/汕头	三甲
B++	186	普洱市人民医院	云南/普洱	三甲	B++	203	徐州矿务集团总医院	江苏/徐州	三甲
B++	187	宁德市闽东医院	福建/宁德	三甲	B++	204	温州市人民医院	浙江/温州	三甲
B++	188	东营市人民医院	山东/东营	三甲	B++	205	湘西土家族苗族自治州人民医院	湖南/湘西州	三甲
B++	189	保山市人民医院	云南/保山	三甲	B++	206	台州市中心医院	浙江/台州	三甲
B++	190	吉林市人民医院	吉林/吉林	三甲	B++	207	汉中市中心医院	陕西/汉中	三甲
B++	191	四平市中心人民医院	吉林/四平	三甲	B++	208	宿州市立医院	安徽/宿州	三甲
B++	192	许昌市中心医院	河南/许昌	三甲	B++	209	铜陵市人民医院	安徽/铜陵	三甲
B++	193	枣庄市立医院	山东/枣庄	三甲	B++	210	广元市中心医院	四川/广元	三甲

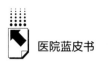
续表

档位	序号	医院	省(区、市)/城市	级别	档位	序号	医院	省(区、市)/城市	级别
B++	211	本溪市中心医院	辽宁/本溪	三甲	B+	231	益阳市中心医院	湖南/益阳	三甲
B++	212	台州市立医院	浙江/台州	三乙	B+	232	大理白族自治州人民医院	云南/大理州	三甲
B++	213	聊城市第二人民医院	山东/聊城	三甲	B+	233	浙江大学医学院附属第四医院	浙江/金华	三甲
B++	214	台州市第一人民医院	浙江/台州	三甲	B+	234	淮安市第二人民医院	江苏/淮安	三甲
B++	215	榆林市第一医院	陕西/榆林	三甲	B+	235	晋城市人民医院	山西/晋城	三甲
B++	216	广西壮族自治区南溪山医院	广西/桂林	三甲	B+	236	焦作市人民医院	河南/焦作	三甲
B++	217	佛山市第二人民医院	广东/佛山	三甲	B+	237	南阳市第二人民医院	河南/南阳	三甲
B++	218	滁州市第一人民医院	安徽/滁州	三甲	B+	238	南平市第一医院	福建/南平	三甲
B++	219	张家口市第一医院	河北/张家口	三甲	B+	239	鞍钢集团总医院	辽宁/鞍山	三甲
B++	220	宿迁市第一人民医院	江苏/宿迁	三甲	B+	240	连云港市第二人民医院	江苏/连云港	三甲
B+	221	百色市人民医院	广西/百色	三甲	B+	241	文山壮族苗族自治州人民医院	云南/文山州	三甲
B+	222	黔西南州人民医院	贵州/黔西南州	三甲	B+	242	绵阳市第三人民医院	四川/绵阳	三甲
B+	223	南京鼓楼医院集团宿迁医院	江苏/宿迁	三甲	B+	243	咸阳市中心医院	陕西/咸阳	三甲
B+	224	黄冈市中心医院	湖北/黄冈	三甲	B+	244	渭南市中心医院	陕西/渭南	三甲
B+	225	鄂州市中心医院	湖北/鄂州	三甲	B+	245	梧州市红十字会医院	广西/梧州	三甲
B+	226	安康市中心医院	陕西/安康	三甲	B+	246	永州市中心医院	湖南/永州	三甲
B+	227	廊坊市人民医院	河北/廊坊	三甲	B+	247	岳阳市中心医院	湖南/岳阳	三甲
B+	228	安顺市人民医院	贵州/安顺	三甲	B+	248	惠州市第一人民医院	广东/惠州	三甲
B+	229	临汾市人民医院	山西/临汾	三甲	B+	249	昭通市第一人民医院	云南/昭通	三甲
B+	230	楚雄彝族自治州人民医院	云南/楚雄州	三甲	B+	250	盘锦辽油宝石花医院	辽宁/盘锦	三甲

档位	序号	医院	省（区、市）/城市	级别	档位	序号	医院	省（区、市）/城市	级别
B+	251	三明市第一医院	福建/三明	三甲	B	268	巴中市中心医院	四川/巴中	三甲
B+	252	眉山市人民医院	四川/眉山	三甲	B	269	南阳市第一人民医院	河南/南阳	三甲
B+	253	黔东南州人民医院	贵州/黔东南州	三甲	B	270	广安市人民医院	四川/广安	三甲
B+	254	宁德师范学院附属宁德市医院	福建/宁德	三甲	B	271	南阳南石医院	河南/南阳	三甲
B+	255	六盘水市人民医院	贵州/六盘水	三甲	B	272	惠州市第三人民医院	广东/惠州	三甲
B+	256	临汾市中心医院	山西/临汾	三甲	B	273	舟山医院	浙江/舟山	三甲
B+	257	桂林市人民医院	广西/桂林	三甲	B	274	大理大学第一附属医院	云南/大理	三甲
B+	258	湖州市第一人民医院	浙江/湖州	三甲	B	275	内蒙古包钢医院	内蒙古/包头	三甲
B+	259	贵州医科大学第二附属医院	贵州/黔东南州	三甲	B	276	焦作市第二人民医院	河南/焦作	三甲
B+	260	南华大学附属南华医院	湖南/衡阳	三甲	B	277	中山市小榄人民医院	广东/中山	三甲
B	261	包头市中心医院	内蒙古/包头	三甲	B	278	钦州市第二人民医院	广西/钦州	三甲
B	262	新余市人民医院	江西/新余	三甲	B	279	张家界市人民医院	湖南/张家界	三甲
B	263	咸宁市中心医院	湖北/咸宁	三甲	B	280	内江市第一人民医院	四川/内江	三甲
B	264	延安大学咸阳医院	陕西/咸阳	三甲	B	281	黄山市人民医院	安徽/黄山	三甲
B	265	中山市博爱医院	广东/中山	三甲	B	282	天水市第一人民医院	甘肃/天水	三甲
B	266	宜春市人民医院	江西/宜春	三甲	B	283	河源市人民医院	广东/河源	三甲
B	267	铜仁市人民医院	贵州/铜仁	三甲	B	284	安徽理工大学第一附属医院（淮南市第一人民医院）	安徽/淮南	三甲

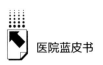
续表

档位	序号	医院	省(区、市)/城市	级别	档位	序号	医院	省(区、市)/城市	级别
B	285	雅安市人民医院	四川/雅安	三甲	B	293	朝阳市中心医院	辽宁/朝阳	三甲
B	286	庆阳市人民医院	甘肃/庆阳	三甲	B	294	玉林市红十字会医院	广西/玉林	三甲
B	287	东莞市松山湖中心医院	广东/东莞	三甲	B	295	开封市中心医院	河南/开封	三甲
B	288	马鞍山市人民医院	安徽/马鞍山	三甲	B	296	德宏州人民医院	云南/德宏州	三乙
B	289	威海市中心医院	山东/威海	三甲	B	297	咸阳市第一人民医院	陕西/咸阳	三甲
B	290	东莞市滨海湾中心医院	广东/东莞	三甲	B	298	营口市中心医院	辽宁/营口	三甲
B	291	凉山彝族自治州第一人民医院	四川/凉山州	三甲	B	299	滨州医学院烟台附属医院	山东/烟台	三甲
B	292	红河州第一人民医院	云南/红河州	三甲	B	300	临沧市人民医院	云南/临沧	三甲

2024 年地级城市医院标杆第三梯队（C 档）

医院	城市	级别	医院	城市	级别
黑龙江省					
大庆龙南医院	大庆	三甲	牡丹江医科大学附属红旗医院	牡丹江	三甲
大庆市人民医院	大庆	三甲	七台河市人民医院	七台河	三甲
鹤岗鹤矿医院	鹤岗	三甲	齐齐哈尔医学院附属第二医院	齐齐哈尔	三甲
鹤岗市人民医院	鹤岗	三甲	齐齐哈尔医学院附属第三医院	齐齐哈尔	三甲
鸡西鸡矿医院	鸡西	三甲	齐齐哈尔医学院附属第一医院	齐齐哈尔	三甲
牡丹江市第二人民医院	牡丹江	三甲	双鸭山双矿医院	双鸭山	三甲
牡丹江市第一人民医院	牡丹江	三甲	绥化市第一医院	绥化	三甲

续表

医院	城市	级别	医院	城市	级别
吉林省					
北华大学附属医院	吉林	三甲	松原吉林油田医院	松原	三甲
吉化总医院	吉林	三甲	松原市中心医院	松原	三级
吉林医药学院附属医院	吉林	三甲	通化市中心医院	通化	三甲
辽源市中心医院	辽源	三甲			
辽宁省					
鞍山市中心医院	鞍山	三甲	辽宁省健康产业集团阜新矿总医院	阜新	三甲
本钢总医院	本溪	三甲	葫芦岛市第二人民医院	葫芦岛	三级
朝阳市第二医院	朝阳	三甲	锦州市中心医院	锦州	三甲
丹东市中心医院	丹东	三甲	锦州医科大学附属第三医院	锦州	三甲
抚顺市中心医院	抚顺	三甲	铁岭市中心医院	铁岭	三甲
阜新市中心医院	阜新	三甲			
河北省					
保定市第二医院	保定	三甲	哈励逊国际和平医院	衡水	三甲
保定市第二中心医院	保定	三甲	京东中美医院	廊坊	三级
承德市中心医院	承德	三甲	唐山市丰南区医院	唐山	二甲
河北工程大学附属医院	邯郸	三甲	唐山市丰润区人民医院	唐山	三级
华北医疗健康集团峰峰总医院	邯郸	三甲	唐山中心医院	唐山	三级
内蒙古自治区					
巴彦淖尔市医院	巴彦淖尔	三甲	乌海市人民医院	乌海	三甲
包头医学院第二附属医院	包头	三甲	乌兰察布市中心医院	乌兰察布	三甲
呼伦贝尔市人民医院	呼伦贝尔	三甲	兴安盟人民医院	兴安盟	三甲
通辽市第二人民医院	通辽	三乙			
山西省					
大同市第三人民医院	大同	三甲	忻州市人民医院	忻州	三甲
大同市第五人民医院	大同	三甲	阳泉煤业总医院	阳泉	三甲
晋城大医院	晋城	三甲	阳泉市第一人民医院	阳泉	三甲

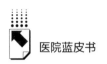
续表

医院	城市	级别	医院	城市	级别
晋中市第一人民医院	晋中	三甲	北大医疗潞安医院	长治	三甲
吕梁市人民医院	吕梁	三甲	长治市人民医院	长治	三甲
山西省汾阳医院	吕梁	三甲			
安徽省					
安徽医科大学附属安庆第一人民医院	安庆	三甲	淮南新华医疗集团新华医院	淮南	三甲
蚌埠市第三人民医院	蚌埠	三甲	黄山首康医院	黄山	三甲
蚌埠市第一人民医院	蚌埠	三甲	六安市第二人民医院	六安	三级
蚌埠医科大学第二附属医院	蚌埠	三甲	德驭医疗马鞍山总医院	马鞍山	三甲
池州市人民医院	池州	三甲	皖北煤电集团总医院	宿州	三甲
阜阳市第二人民医院	阜阳	三甲	皖南医学院第二附属医院	芜湖	三甲
淮北矿工总医院	淮北	三甲	芜湖市第一人民医院	芜湖	三甲
淮北市人民医院	淮北	三甲	宣城市人民医院	宣城	三甲
淮南朝阳医院	淮南	三乙	宣城中心医院	宣城	三级
淮南东方医院集团总医院	淮南	三级			
福建省					
龙岩人民医院	龙岩	三乙	三明市第二医院	三明	三乙
龙岩市第二医院	龙岩	三甲	漳州正兴医院	漳州	三级
江苏省					
常州市金坛第一人民医院	常州	三级	苏州明基医院	苏州	三级
常州市武进人民医院	常州	三甲	苏州市第九人民医院	苏州	三乙
南通瑞慈医院	南通	三乙	泰州市第二人民医院	泰州	三乙
南通市第三人民医院	南通	三甲	徐州仁慈医院	徐州	三甲
南通市海门区人民医院	南通	三级	扬州市江都人民医院	扬州	三级
南通市通州区人民医院	南通	三乙			
江西省					
抚州市第一人民医院	抚州	三甲	景德镇市第一人民医院	景德镇	三甲
吉安市中心人民医院	吉安	三甲	九江学院附属医院	九江	三甲
井冈山大学附属医院	吉安	三甲	鹰潭市人民医院	鹰潭	三甲
景德镇市第二人民医院	景德镇	三甲			
山东省					
滨州市中心医院	滨州	三甲	山东国欣颐养集团枣庄中心医院	枣庄	三甲

续表

医院	城市	级别	医院	城市	级别
菏泽市牡丹人民医院	菏泽	三乙	北大医疗鲁中医院	淄博	三甲
济宁市第三人民医院	济宁	三级	淄博市第一医院	淄博	三甲
阳光融和医院	潍坊	三甲	淄博市市立医院	淄博	三甲
浙江省					
金华市人民医院	金华	三乙	绍兴市中心医院	绍兴	三乙
绍兴第二医院	绍兴	三乙	绍兴文理学院附属医院（绍兴市立医院）	绍兴	三甲
绍兴市上虞人民医院	绍兴	三乙			
河南省					
安阳地区医院	安阳	三甲	平顶山市第二人民医院	平顶山	三级
鹤壁市人民医院	鹤壁	三甲	平煤神马集团总医院	平顶山	三甲
河南能源焦煤中央医院	焦作	三甲	黄河三门峡医院	三门峡	三甲
开封市人民医院	开封	三级	新乡市第一人民医院	新乡	三甲
河南科技大学第二附属医院	洛阳	三甲	新乡医学院第三附属医院	新乡	三级
洛阳东方医院	洛阳	三级	驻马店市第一人民医院	驻马店	三级
南阳医专第一附属医院	南阳	三甲			
湖北省					
湖北民族大学附属民大医院	恩施州	三甲	荆州市第二人民医院	荆州	三级
黄石爱康医院	黄石	三甲	孝感市第一人民医院	孝感	三级
荆门市第二人民医院	荆门	三甲	宜昌市第二人民医院	宜昌	三甲
湖南省					
郴州市第四人民医院	郴州	三级	怀化市第二人民医院	怀化	三甲
湘南学院附属医院	郴州	三甲	邵阳学院附属第一医院	邵阳	三甲
衡阳市中心医院	衡阳	三甲	湘潭市第一人民医院	湘潭	三甲
湖南医药学院第一附属医院	怀化	三甲	岳阳市人民医院	岳阳	三甲
广东省					
潮州市人民医院	潮州	三甲	中山大学附属第三医院粤东医院	梅州	三甲
潮州市中心医院	潮州	三甲	汕头潮南民生医院	汕头	三乙
惠州市第六人民医院	惠州	三甲	韶关市第一人民医院	韶关	三甲
江门市人民医院	江门	三甲	云浮市人民医院	云浮	三甲
江门市新会区人民医院	江门	三级	肇庆市第二人民医院	肇庆	三甲

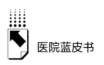
续表

医院	城市	级别	医院	城市	级别
广东省人民医院粤西医院（茂名市电白区人民医院）	茂名	三级	遵义医科大学第五附属（珠海）医院	珠海	三甲
广西壮族自治区					
崇左市人民医院	崇左	三甲	广西科技大学第一附属医院	柳州	三甲
桂林市第二人民医院	桂林	三甲	柳州市柳铁中心医院	柳州	三甲
桂林医科大学第二附属医院	桂林	三甲	广西壮族自治区桂东人民医院	梧州	三甲
河池市人民医院	河池	三甲	梧州市工人医院	梧州	三甲
来宾市人民医院	来宾	三甲			
海南省					
儋州市人民医院	儋州	三甲	三亚市人民医院	三亚	三甲
海南西部中心医院	儋州	三甲	三亚中心医院（海南省第三人民医院）	三亚	三甲
甘肃省					
定西市人民医院	定西	三甲	武威市凉州医院	武威	三甲
酒泉市人民医院	酒泉	三甲	武威市人民医院	武威	三甲
临夏州人民医院	临夏州	三甲	河西学院附属张掖人民医院	张掖	三甲
宁夏回族自治区					
固原市人民医院	固原	三乙	吴忠市人民医院	吴忠	三乙
宁夏回族自治区第五人民医院	石嘴山	三乙			
陕西省					
宝鸡市人民医院	宝鸡	三甲	陕西省核工业二一五医院	咸阳	三甲
三二〇一医院	汉中	三甲	延安市人民医院	延安	三甲
商洛市中心医院	商洛	三甲	榆林市第二医院	榆林	三甲
铜川市人民医院	铜川	三甲			
新疆维吾尔自治区					
阿克苏地区第一人民医院	阿克苏地区	三甲	克拉玛依市中心医院	克拉玛依	三甲
巴音郭楞蒙古自治州人民医院	巴州	三甲	新疆克州人民医院（南京医科大学附属克州人民医院）	克孜州	三甲

续表

医院	城市	级别	医院	城市	级别
昌吉回族自治州人民医院	昌吉州	三甲	伊犁哈萨克自治州友谊医院	伊犁州	三甲
喀什地区第二人民医院	喀什地区	三甲			
贵州省					
毕节市第一人民医院	毕节	三甲	遵义市播州区人民医院	遵义	三级
黔南州人民医院	黔南州	三甲			
四川省					
广元市第一人民医院	广元	三甲	资阳市第一人民医院	资阳	三甲
绵阳市第一人民医院（绵阳四〇四医院）	绵阳	三甲	自贡市第三人民医院	自贡	三甲
内江市第二人民医院	内江	三甲	自贡市第四人民医院	自贡	三甲
云南省					
曲靖市第二人民医院	曲靖	三甲	西双版纳傣族自治州人民医院	西双版纳州	三甲

五　2024年县级医院标杆

县级医院：位于县域的综合医院。不含中医医院、专科医院和部队医院。

2024年县级医院标杆第一梯队（A档）

档位	序号	医院	省（区、市）	城市	级别	信息化评级（EMR/互联互通/智慧服务）
A++++	1	瑞安市人民医院	浙江	温州	三甲	五级/四级乙等/3级
A++++	2	江阴市人民医院	江苏	无锡	三甲	六级/四级甲等/3级
A++++	3	昆山市第一人民医院	江苏	苏州	三甲	
A++++	4	高州市人民医院	广东	茂名	三甲	-/四级甲等/-
A++++	5	宜兴市人民医院	江苏	无锡	三甲	五级/四级甲等/-
A++++	6	张家港市第一人民医院	江苏	苏州	三甲	五级/四级甲等/-

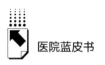

续表

档位	序号	医院	省 (区、市)	城市	级别	信息化评级 (EMR/互联 互通/智慧服务)
A++++	7	温岭市第一人民医院	浙江	台州	三甲	五级/四级甲等/-
A++++	8	天门市第一人民医院	湖北	天门*	三甲	-/四级甲等/-
A++++	9	东阳市人民医院	浙江	金华	三甲	五级/-/-
A++++	10	义乌市中心医院	浙江	金华	三甲	-/四级甲等/-
A++++	11	滕州市中心人民医院	山东	枣庄	三甲	-/四级甲等/-
A++++	12	诸暨市人民医院	浙江	绍兴	三甲	-/四级甲等/-
A++++	13	常熟市第二人民医院	江苏	苏州	三甲	五级/四级甲等/-
A++++	14	泰兴市人民医院	江苏	泰州	三甲	-/四级甲等/-
A++++	15	常熟市第一人民医院	江苏	苏州	三乙	
A++++	16	普宁市人民医院	广东	揭阳	三甲	-/四级甲等/-
A++++	17	平邑县人民医院	山东	临沂	三乙	-/四级乙等/-
A++++	18	简阳市人民医院	四川	成都	三甲	
A++++	19	永康市第一人民医院	浙江	金华	三乙	-/四级甲等/-
A++++	20	仙桃市第一人民医院	湖北	仙桃*	三甲	-/四级甲等/-
A+++	21	余姚市人民医院	浙江	宁波	三乙	-/四级甲等/-
A+++	22	太仓市第一人民医院	江苏	苏州	三甲	五级/四级甲等/-
A+++	23	单县中心医院	山东	菏泽	三甲	
A+++	24	宁乡市人民医院	湖南	长沙	三甲	
A+++	25	莒县人民医院	山东	日照	三乙	五级/-/-
A+++	26	廉江市人民医院	广东	湛江	三级	-/四级甲等/-
A+++	27	乐清市人民医院	浙江	温州	三乙	
A+++	28	潍坊市益都中心医院	山东	潍坊	三甲	-/五级乙等/-
A+++	29	寿光市人民医院	山东	潍坊	三乙	-/四级乙等/-
A+++	30	新昌县人民医院	浙江	绍兴	三乙	-/四级甲等/-
A+++	31	靖江市人民医院	江苏	泰州	三甲	五级/四级甲等/-
A+++	32	开平市中心医院	广东	江门	三甲	
A+++	33	兴化市人民医院	江苏	泰州	三乙	-/四级甲等/-
A+++	34	兰陵县人民医院	山东	临沂	三乙	-/四级甲等/-
A+++	35	慈溪市人民医院	浙江	宁波	三乙	-/四级甲等/-
A+++	36	安丘市人民医院	山东	潍坊	三乙	-/四级甲等/-
A+++	37	汉川市人民医院	湖北	孝感	三甲	-/四级甲等/-
A+++	38	梅河口市中心医院	吉林	通化	三甲	

续表

档位	序号	医院	省 （区、市）	城市	级别	信息化评级 （EMR/互联 互通/智慧服务）
A+++	39	兴义市人民医院	贵州	黔西南州	三甲	五级/-/-
A+++	40	遵化市人民医院	河北	唐山	三级	
A++	41	诸城市人民医院	山东	潍坊	三乙	
A++	42	金乡县人民医院	山东	济宁	三乙	-/四级乙等/-
A++	43	邳州市人民医院	江苏	徐州	三甲	五级/四级甲等/-
A++	44	沭阳医院	江苏	宿迁	三乙	五级/四级甲等/-
A++	45	海安市人民医院	江苏	南通	三乙	
A++	46	福鼎市医院	福建	宁德	三乙	-/四级甲等/-
A++	47	太和县人民医院	安徽	阜阳	三甲	六级/四级甲等/3级
A++	48	嵊州市人民医院（浙大一院嵊州分院）	浙江	绍兴	三乙	-/四级乙等/-
A++	49	象山县第一人民医院	浙江	宁波	三乙	-/四级甲等/-
A++	50	曹县人民医院	山东	菏泽	三乙	五级/四级乙等/-
A++	51	台山市人民医院	广东	江门	三级	
A++	52	莱州市人民医院	山东	烟台	三级	
A++	53	滑县人民医院	河南	安阳	三级	
A++	54	平度市人民医院	山东	青岛	三乙	
A++	55	丹阳市人民医院	江苏	镇江	三甲	-/四级甲等/-
A++	56	浏阳市人民医院	湖南	长沙	三甲	-/四级甲等/-
A++	57	沂南县人民医院	山东	临沂	三乙	
A++	58	灵山县人民医院	广西	钦州	三甲	
A++	59	新泰市人民医院	山东	泰安	三乙	-/四级乙等/-
A++	60	都江堰市人民医院	四川	成都	三甲	
A+	61	临泉县人民医院	安徽	阜阳	三级	-/四级甲等/-
A+	62	启东市人民医院	江苏	南通	三乙	-/四级甲等/-
A+	63	北流市人民医院	广西	玉林	三甲	
A+	64	庄河市中心医院	辽宁	大连	三级	
A+	65	瓦房店市中心医院	辽宁	大连	三乙	
A+	66	如皋市人民医院	江苏	南通	三乙	-/四级甲等/-
A+	67	莱阳市中心医院	山东	烟台	三甲	
A+	68	垫江县人民医院	重庆	重庆	三甲	
A+	69	石门县人民医院	湖南	常德	三级	
A+	70	惠东县人民医院	广东	惠州	三级	

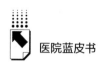

续表

档位	序号	医院	省 (区、市)	城市	级别	信息化评级 （EMR/互联 互通/智慧服务）
A+	71	福清市医院	福建	福州	三甲	-/四级甲等/-
A+	72	巩义市人民医院	河南	郑州	三级	-/四级甲等/-
A+	73	莒南县人民医院	山东	临沂	三乙	
A+	74	桐乡市第一人民医院	浙江	嘉兴	三乙	
A+	75	安徽医科大学附属巢湖医院	安徽	合肥	三甲	
A+	76	枣阳市第一人民医院	湖北	襄阳	三甲	-/四级甲等/-
A+	77	昌乐县人民医院	山东	潍坊	三乙	五级/四级甲等/-
A+	78	平阳县人民医院	浙江	温州	三乙	-/四级甲等/-
A+	79	东台市人民医院	江苏	盐城	三甲	五级/四级甲等/-
A+	80	苍南县人民医院	浙江	温州	三乙	-/四级甲等/-
A	81	兰溪市人民医院	浙江	金华	三乙	
A	82	红河州滇南中心医院（个旧市人民医院）	云南	红河州	三甲	
A	83	普宁市华侨医院	广东	揭阳	三甲	
A	84	安岳县人民医院	四川	资阳	三乙	
A	85	桂平市人民医院	广西	贵港	三甲	
A	86	晋江市医院	福建	泉州	三甲	
A	87	张家港澳洋医院	江苏	苏州	三级	
A	88	定州市人民医院	河北	保定	三级	-/四级乙等/-
A	89	三台县人民医院	四川	绵阳	三甲	-/四级乙等/-
A	90	阆中市人民医院	四川	南充	三甲	-/四级乙等/-
A	91	赤峰市宁城县中心医院	内蒙古	赤峰	三甲	
A	92	唐河县人民医院	河南	南阳	三级	-/四级甲等/-
A	93	吴川市人民医院	广东	湛江	三级	
A	94	邹城市人民医院	山东	济宁	三乙	-/四级甲等/-
A	95	建湖县人民医院	江苏	盐城	三甲	五级/四级乙等/-
A	96	麻城市人民医院	湖北	黄冈	三甲	
A	97	丰城市人民医院	江西	宜春	三乙	-/四级甲等/-
A	98	昆明理工大学附属安宁市第一人民医院	云南	昆明	三甲	-/四级乙等/-
A	99	成武县人民医院	山东	菏泽	三乙	五级/四级乙等/-
A	100	高密市人民医院	山东	潍坊	三乙	-/四级甲等/-

注：＊为省直辖县。

2024 年县级医院标杆第二梯队（B 档）

档位	序号	医院	省份/城市	级别	档位	序号	医院	省份/城市	级别
B++++	101	宣汉县人民医院	四川/达州	三甲	B++++	119	湘乡市人民医院	湖南/湘潭	三级
B++++	102	桃江县人民医院	湖南/益阳	三级	B++++	120	敦化市医院	吉林/延边州	三级
B++++	103	新郑华信民生医院	河南/郑州	三级	B++++	121	长兴县人民医院	浙江/湖州	三乙
B++++	104	溧阳市人民医院	江苏/常州	三乙	B++++	122	罗定市人民医院	广东/云浮	三甲
B++++	105	武安市第一人民医院	河北/邯郸	三乙	B++++	123	河南宏力医院	河南/新乡	三甲
B++++	106	新沂市人民医院	江苏/徐州	三乙	B++++	124	桓台县人民医院	山东/淄博	三乙
B++++	107	涿州市医院	河北/保定	三甲	B++++	125	高邮市人民医院	江苏/扬州	三乙
B++++	108	义乌復元私立医院	浙江/金华	二甲	B++++	126	英德市人民医院	广东/清远	三甲
B++++	109	利辛县人民医院	安徽/亳州	三级	B++++	127	博罗县人民医院	广东/惠州	三级
B++++	110	安徽省庐江县人民医院	安徽/合肥	三级	B++++	128	怀集县人民医院	广东/肇庆	三级
B++++	111	钟祥市人民医院	湖北/荆门	三甲	B++++	129	德清县人民医院	浙江/湖州	三乙
B++++	112	彭州市人民医院	四川/成都	三甲	B++++	130	青岛市胶州中心医院	山东/青岛	三乙
B++++	113	涟水县人民医院	江苏/淮安	三乙	B++++	131	潜江市中心医院	湖北/潜江*	三甲
B++++	114	建德市第一人民医院	浙江/杭州	三乙	B++++	132	阜南县人民医院	安徽/阜阳	三级
B++++	115	镇雄县人民医院	云南/昭通	三级	B++++	133	博白县人民医院	广西/玉林	三甲
B++++	116	嘉善县第一人民医院	浙江/嘉兴	三乙	B++++	134	柘城县人民医院	河南/商丘	三级
B++++	117	泗洪医院	江苏/宿迁	三级	B++++	135	如东县人民医院	江苏/南通	三乙
B++++	118	信宜市人民医院	广东/茂名	三甲	B++++	136	平江县第一人民医院	湖南/岳阳	三甲

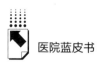

档位	序号	医院	省份/城市	级别	档位	序号	医院	省份/城市	级别
B++++	137	宁海县第一医院	浙江/宁波	三乙	B+++	155	临清市人民医院	山东/聊城	三乙
B++++	138	东海县人民医院	江苏/连云港	三级	B+++	156	崇州市人民医院	四川/成都	三甲
B++++	139	湘潭县人民医院	湖南/湘潭	三甲	B+++	157	丰县人民医院	江苏/徐州	三乙
B++++	140	阳新县人民医院	湖北/黄石	三乙	B+++	158	江油市人民医院	四川/绵阳	三甲
B+++	141	肥城市人民医院	山东/泰安	三乙	B+++	159	禹州市人民医院	河南/许昌	三级
B+++	142	应城市人民医院	湖北/孝感	三级	B+++	160	神木市医院	陕西/榆林	三乙
B+++	143	浠水县人民医院	湖北/黄冈	三乙	B+++	161	隆回县人民医院	湖南/邵阳	三甲
B+++	144	郯城县第一人民医院	山东/临沂	三乙	B+++	162	澧县人民医院	湖南/常德	三级
B+++	145	大石桥市中心医院	辽宁/营口	三乙	B+++	163	榆树市医院	吉林/长春	二甲
B+++	146	邛崃市医疗中心医院	四川/成都	三甲	B+++	164	颍上县人民医院	安徽/阜阳	三级
B+++	147	镇平县人民医院	河南/南阳	三级	B+++	165	安溪县医院	福建/泉州	三级
B+++	148	武冈市人民医院	湖南/邵阳	三级	B+++	166	沛县人民医院	江苏/徐州	三级
B+++	149	永城市人民医院	河南/商丘	三级	B+++	167	射洪市人民医院	四川/遂宁	三乙
B+++	150	乳山市人民医院	山东/威海	三乙	B+++	168	昌邑市人民医院	山东/潍坊	二甲
B+++	151	费县人民医院	山东/临沂	三乙	B+++	169	玉环市人民医院	浙江/台州	三乙
B+++	152	天台县人民医院	浙江/台州	三乙	B+++	170	清河县中心医院	河北/邢台	二甲
B+++	153	邹平市人民医院	山东/滨州	三级	B+++	171	琼海市人民医院	海南/琼海*	三甲
B+++	154	三门县人民医院	浙江/台州	三乙	B+++	172	蒙自市人民医院	云南/红河州	三乙

续表

档位	序号	医院	省份/城市	级别	档位	序号	医院	省份/城市	级别
B+++	173	罗平县人民医院	云南/曲靖	三乙	B++	191	合浦县人民医院	广西/北海	三甲
B+++	174	界首市人民医院	安徽/阜阳	三级	B++	192	公安县人民医院	湖北/荆州	三乙
B+++	175	化州市人民医院	广东/茂名	三级	B++	193	汶上县人民医院	山东/济宁	三级
B+++	176	杞县人民医院	河南/开封	二甲	B++	194	大理市第一人民医院	云南/大理州	三级
B+++	177	南部县人民医院	四川/南充	三甲	B++	195	盱眙县人民医院	江苏/淮安	三乙
B+++	178	德惠市人民医院	吉林/长春	二甲	B++	196	西昌市人民医院	四川/凉山州	三甲
B+++	179	阳春市人民医院	广东/阳江	三级	B++	197	临朐县人民医院	山东/潍坊	三乙
B+++	180	开远市人民医院	云南/红河州	三级	B++	198	武义县第一人民医院	浙江/金华	三乙
B++	181	陆丰市人民医院	广东/汕尾	二甲	B++	199	建瓯市立医院	福建/南平	二甲
B++	182	莱西市人民医院	山东/青岛	二甲	B++	200	临海市第一人民医院	浙江/台州	二甲
B++	183	海宁市人民医院	浙江/嘉兴	三乙	B++	201	青州市人民医院	山东/潍坊	二甲
B++	184	湖南师范大学附属湘东医院	湖南/株洲	三甲	B++	202	平南县人民医院	广西/贵港	三级
B++	185	监利市人民医院	湖北/荆州	三甲	B++	203	大竹县人民医院	四川/达州	三级
B++	186	荣成市人民医院	山东/威海	三级	B++	204	阜宁县人民医院	江苏/盐城	三级
B++	187	巨野县人民医院	山东/菏泽	三乙	B++	205	邓州市人民医院	河南/南阳	三级
B++	188	涡阳县人民医院	安徽/亳州	三级	B++	206	滨海县人民医院	江苏/盐城	三级
B++	189	香河县人民医院	河北/廊坊	二甲	B++	207	龙口市人民医院	山东/烟台	三乙
B++	190	太康县人民医院	河南/周口	三乙	B++	208	大冶市人民医院	湖北/黄石	三甲

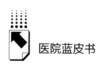

续表

档位	序号	医院	省份/城市	级别	档位	序号	医院	省份/城市	级别
B++	209	云阳县人民医院	重庆/重庆	三甲	B+	227	富顺县人民医院	四川/自贡	三甲
B++	210	江山市人民医院	浙江/衢州	三乙	B+	228	忠县人民医院	重庆/重庆	三级
B++	211	平湖市第一人民医院	浙江/嘉兴	三乙	B+	229	横县人民医院	广西/南宁	三级
B++	212	仙居县人民医院	浙江/台州	三乙	B+	230	登封市人民医院	河南/郑州	三级
B++	213	安徽省濉溪县医院	安徽/淮北	三级	B+	231	瓦房店第三医院	辽宁/大连	三级
B++	214	宁国市人民医院	安徽/宣城	三级	B+	232	青县人民医院	河北/沧州	二甲
B++	215	曲阜市人民医院	山东/济宁	三级	B+	233	莎车县人民医院	新疆/喀什地区	二甲
B++	216	昌图县中心医院	辽宁/铁岭	三级	B+	234	睢宁县人民医院	江苏/徐州	三级
B++	217	福建省仙游县总医院	福建/莆田	三级	B+	235	岳池县人民医院	四川/广安	三甲
B++	218	玉田县医院	河北/唐山	二甲	B+	236	兴国县人民医院	江西/赣州	三级
B++	219	仪征市人民医院	江苏/扬州	三乙	B+	237	丰都县人民医院	重庆/重庆	三级
B++	220	恩施市中心医院	湖北/恩施州	三乙	B+	238	绵竹市人民医院	四川/德阳	三级
B+	221	灌云县人民医院	江苏/连云港	三级	B+	239	修水县第一人民医院	江西/九江	三甲
B+	222	凌源市中心医院	辽宁/朝阳	三级	B+	240	新兴县人民医院	广东/云浮	三级
B+	223	南皮县人民医院	河北/沧州	三级	B+	241	沂源县人民医院	山东/淄博	三乙
B+	224	安化县人民医院	湖南/益阳	三级	B+	242	安吉县人民医院	浙江/湖州	二甲
B+	225	石河子市人民医院	新疆/石河子*	三甲	B+	243	临沭县人民医院	山东/临沂	三乙
B+	226	鲁山县人民医院	河南/平顶山	三级	B+	244	宝应县人民医院	江苏/扬州	三级

续表

档位	序号	医院	省份/城市	级别	档位	序号	医院	省份/城市	级别
B+	245	陆川县人民医院	广西/玉林	二甲	B	263	红安县人民医院	湖北/黄冈	三级
B+	246	林州市人民医院	河南/安阳	三级	B	264	武穴市第一人民医院	湖北/黄冈	三级
B+	247	隆昌市人民医院	四川/内江	三乙	B	265	邵东市人民医院	湖南/邵阳	三级
B+	248	平昌县人民医院	四川/巴中	三甲	B	266	临洮县人民医院	甘肃/定西	三乙
B+	249	建水县人民医院	云南/红河州	三乙	B	267	盘州市人民医院	贵州/六盘水	三级
B+	250	郓城县人民医院	山东/菏泽	三乙	B	268	石狮市总医院	福建/泉州	三乙
B+	251	龙海市第一医院	福建/漳州	三乙	B	269	仁怀市人民医院	贵州/遵义	三乙
B+	252	靖边县人民医院	陕西/榆林	二甲	B	270	巨鹿县医院	河北/邢台	三级
B+	253	郸城县人民医院	河南/周口	三级	B	271	句容市人民医院	江苏/镇江	三级
B+	254	德江县人民医院	贵州/铜仁	三甲	B	272	平舆县人民医院	河南/驻马店	三级
B+	255	西平县人民医院	河南/驻马店	三级	B	273	资中县人民医院	四川/内江	三甲
B+	256	新化县人民医院	湖南/娄底	三级	B	274	光山县人民医院	河南/信阳	三级
B+	257	江汉油田总医院	湖北/潜江*	三甲	B	275	故城县医院	河北/衡水	三级
B+	258	奉节县人民医院	重庆/重庆	三甲	B	276	汝州市第一人民医院	河南/平顶山	三级
B+	259	仪陇县人民医院	四川/南充	三甲	B	277	禹城市人民医院	山东/德州	二甲
B+	260	岑溪市人民医院	广西/梧州	三甲	B	278	京山市人民医院	湖北/荆门	三级
B	261	信丰县人民医院	江西/赣州	三级	B	279	祁阳市人民医院	湖南/永州	三级
B	262	龙川县人民医院	广东/河源	三级	B	280	射阳县人民医院	江苏/盐城	三级

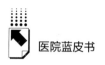

续表

档位	序号	医院	省份/城市	级别	档位	序号	医院	省份/城市	级别
B	281	西峡县人民医院	河南/南阳	三级	B	291	于都县人民医院	江西/赣州	三级
B	282	金堂县第一人民医院	四川/成都	三甲	B	292	邵武市立医院	福建/南平	三乙
B	283	浦北县人民医院	广西/钦州	三级	B	293	伽师县人民医院	新疆/喀什地区	二甲
B	284	东平县人民医院	山东/泰安	三级	B	294	景洪市第一人民医院	云南/西双版纳州	三乙
B	285	浚县人民医院	河南/鹤壁	三级	B	295	滦州市人民医院	河北/唐山	二甲
B	286	广宁县人民医院	广东/肇庆	三级	B	296	福建医科大学附一院泉港总医院	福建/泉州	二甲
B	287	招远市人民医院	山东/烟台	二甲	B	297	蒲城县医院	陕西/渭南	三级
B	288	北安市第一人民医院	黑龙江/黑河	三乙	B	298	新野县人民医院	河南/南阳	三级
B	289	息县人民医院	河南/信阳	三级	B	299	栖霞市人民医院	山东/烟台	二甲
B	290	新蔡县人民医院	河南/驻马店	三级	B	300	范县人民医院	河南/濮阳	三级

注：＊为省直辖县。

2024年县级医院标杆第三梯队（C档）

医院	城市	级别	医院	城市	级别
黑龙江省					
海伦市人民医院	绥化	三乙	肇东市人民医院	绥化	三乙
吉林省					
磐石市医院	吉林	二甲	公主岭市中心医院	长春	三级
吉林省柳河医院	通化	三级	农安县人民医院	长春	三级
辽宁省					
海城市中心医院	鞍山	三级	宽甸县中心医院	丹东	三乙
北票市中心医院	朝阳	三级	兴城市人民医院	葫芦岛	三级
建平县医院	朝阳	三级	新民市人民医院	沈阳	三级

续表

医院	城市	级别	医院	城市	级别
东港市中心医院	丹东	三级	铁岭县中心医院	铁岭	二甲
凤城市中心医院	丹东	三级			
河北省					
高阳县医院	保定	二甲	大名县人民医院	邯郸	二甲
唐县人民医院	保定	三级	涉县医院	邯郸	二甲
河间市人民医院	沧州	二甲	霸州市第一医院	廊坊	三级
黄骅市人民医院	沧州	二甲	迁安市人民医院	唐山	二甲
泊头市医院	沧州	二甲	清河县人民医院	邢台	二甲
任丘市人民医院	沧州	二甲			
山西省					
平遥县人民医院	晋中	三级	孝义市人民医院	吕梁	三级
内蒙古自治区					
达拉特旗人民医院	鄂尔多斯	三级	扎兰屯市人民医院	呼伦贝尔	三级
准格尔旗中心医院	鄂尔多斯	三级			
安徽省					
宿松县人民医院	安庆	三级	霍邱县第一人民医院	六安	三级
桐城市人民医院	安庆	三级	舒城县人民医院	六安	三级
蒙城县第一人民医院	亳州	三级	砀山县人民医院	宿州	三级
凤阳县人民医院	滁州	三级	灵璧县人民医院	宿州	三级
明光市人民医院	滁州	三级	萧县人民医院	宿州	三级
全椒县人民医院	滁州	三级	枞阳县人民医院	铜陵	三级
天长市人民医院	滁州	三级	无为县人民医院	芜湖	三级
肥东县人民医院	合肥	三级	广德市人民医院	宣城	三级
肥西县人民医院	合肥	二甲			
福建省					
连江县总医院（连江县医院）	福州	二甲	晋江市安海医院	泉州	三级
平潭县医院	福州	二甲	南安市医院	泉州	三乙
上杭县医院	龙岩	二甲	宁化县总医院	三明	二甲
武平县医院	龙岩	二甲	尤溪县总医院	三明	二甲
德化县医院	泉州	二甲	漳浦县医院	漳州	三级
惠安县医院	泉州	二甲	诏安县总医院	漳州	二甲

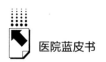

续表

医院	城市	级别	医院	城市	级别
江苏省					
金湖县人民医院	淮安	二甲	南京鼓楼医院集团仪征医院	扬州	二甲
灌南县第一人民医院	连云港	二甲	扬中市人民医院	镇江	三级
泗阳医院	宿迁	三级			
江西省					
会昌县人民医院	赣州	三级	南昌县人民医院	南昌	三级
宁都县人民医院	赣州	三级	鄱阳县人民医院	上饶	三级
瑞金市人民医院	赣州	三级	铅山县人民医院	上饶	三级
都昌县人民医院	九江	三级	高安市人民医院	宜春	三级
山东省					
博兴县人民医院	滨州	二甲	泗水县人民医院	济宁	二甲
齐河县人民医院	德州	二甲	鱼台县人民医院	济宁	二甲
庆云县人民医院	德州	三乙	高唐县人民医院	聊城	三级
夏津县人民医院	德州	二甲	阳谷县人民医院	聊城	三级
广饶县人民医院	东营	三乙	蒙阴县人民医院	临沂	三乙
东明县人民医院	菏泽	三级	沂水县人民医院	临沂	三乙
平阴县人民医院	济南	二甲	胶州市人民医院	青岛	三级
嘉祥县人民医院	济宁	二甲	宁阳县第一人民医院	泰安	三级
梁山县人民医院	济宁	三级	海阳市人民医院	烟台	二甲
浙江省					
桐庐县第一人民医院	杭州	二甲	常山县人民医院	衢州	二甲
海盐县人民医院	嘉兴	三乙			
河南省					
温县人民医院	焦作	三级	长垣市人民医院	新乡	三级
兰考第一医院	开封	三级	固始县人民医院	信阳	三级
汝阳县人民医院	洛阳	三级	潢川县人民医院	信阳	三级
伊川县人民医院	洛阳	三级	商城县人民医院	信阳	三级
宜阳县人民医院	洛阳	三级	襄城县人民医院	许昌	三级
方城县人民医院	南阳	三级	长葛市人民医院	许昌	三级
汝州市人民医院	平顶山	三级	新密市第一人民医院	郑州	二甲
灵宝市第一人民医院	三门峡	三级	鹿邑县人民医院	周口	三级
夏邑县人民医院	商丘	三级	沈丘县人民医院	周口	三级

续表

医院	城市	级别	医院	城市	级别
虞城县人民医院	商丘	二甲	西华县人民医院	周口	三级
济源市人民医院	济源*	三级	上蔡县人民医院	驻马店	三级
辉县市人民医院	新乡	三级			
湖北省					
建始县人民医院	恩施州	三级	郧西县人民医院	十堰	三级
利川市人民医院	恩施州	三乙	广水市第一人民医院	随州	三乙
黄梅县人民医院	黄冈	三级	赤壁市人民医院	咸宁	三级
蕲春县人民医院	黄冈	三级	通城县人民医院	咸宁	三级
英山县人民医院	黄冈	三级	通山县人民医院	咸宁	三级
洪湖市人民医院	荆州	三级	谷城县人民医院	襄阳	三级
石首市人民医院	荆州	三级	南漳县人民医院	襄阳	三级
松滋市人民医院	荆州	三级	宜城市人民医院	襄阳	三级
丹江口市第一医院	十堰	三级	当阳市人民医院	宜昌	三级
湖南省					
汉寿县人民医院	常德	三级	新宁县人民医院	邵阳	三级
桃源县人民医院	常德	三级	龙山县人民医院	湘西州	三级
桂阳县第一人民医院	郴州	三级	南县人民医院	益阳	二甲
耒阳市人民医院	衡阳	三级	华容县人民医院	岳阳	三级
溆浦县人民医院	怀化	三级	湘阴县人民医院	岳阳	三级
涟源市人民医院	娄底	三级			
广东省					
鹤山市人民医院	江门	二甲	南雄市人民医院	韶关	二甲
惠来县人民医院	揭阳	三级	雷州市人民医院	湛江	二甲
五华县人民医院	梅州	二甲	遂溪县人民医院	湛江	二甲
兴宁市人民医院	梅州	三级	徐闻县人民医院	湛江	二甲
连州市人民医院	清远	三级	四会市人民医院	肇庆	三级
海丰县彭湃纪念医院	汕尾	二甲			
广西壮族自治区					
平果市人民医院	百色	二甲	藤县人民医院	梧州	三级
宾阳县人民医院	南宁	三级			
海南省					
万宁市人民医院	万宁*	三级	文昌市人民医院	文昌*	三甲

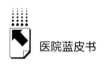
续表

医院	城市	级别	医院	城市	级别
甘肃省					
会宁县人民医院	白银	三乙	甘谷县人民医院	天水	三级
庄浪县人民医院	平凉	三乙			
陕西省					
大荔县医院	渭南	二甲	周至县人民医院	西安	二甲
富平县医院	渭南	三级			
新疆维吾尔自治区					
新疆库尔勒市第一人民医院	巴州	二甲	奎屯医院	伊犁州	三甲
新疆医科大学第一附属医院昌吉分院	昌吉州	二甲	伊宁县人民医院	伊犁州	二甲
沙湾市人民医院	塔城地区	二甲			
重庆市					
石柱土家族自治县人民医院	重庆	三级	秀山县人民医院	重庆	三级
贵州省					
大方县人民医院	毕节	三级	松桃苗族自治县人民医院	铜仁	三乙
威宁自治县人民医院	毕节	三级	习水县人民医院	遵义	三级
清镇市第一人民医院	贵阳	三级	正安县人民医院	遵义	三级
思南县人民医院	铜仁	三甲			
四川省					
大邑县人民医院	成都	三乙	江油市第二人民医院	绵阳	三甲
什邡市人民医院	德阳	三甲	九〇三医院	绵阳	三甲
中江县人民医院	德阳	三甲	营山县人民医院	南充	三乙
邻水县人民医院	广安	三乙	乐至县人民医院	资阳	三乙
古蔺县人民医院	泸州	三甲	荣县人民医院	自贡	三甲
泸县人民医院	泸州	三甲			
云南省					
腾冲市人民医院	保山	三级	宣威市第一人民医院	曲靖	三级
宜良县第一人民医院	昆明	三级	广南县人民医院	文山州	三级
凤庆县人民医院	临沧	三乙	文山市人民医院	文山州	三乙
会泽县人民医院	曲靖	三乙			

注：＊为省直辖县。

六 2024年中医医院标杆

中医医院：由各级中医药管理局管辖的综合性中医医院，包含中西医结合医院和民族医院，不含专科医院和部队医院。

2024 年中医医院标杆第一梯队（A 档）

档位	序号	医院	省 (区、市)	城市	级别	信息化评级 （EMR/互联 互通/智慧服务）
A++++	1	广东省中医院	广东	广州	三甲	五级/五级乙等/-
A++++	2	江苏省中医院	江苏	南京	三甲	五级/四级甲等/3 级
A++++	3	上海中医药大学附属龙华医院	上海	上海	三甲	-/五级乙等/-
A++++	4	中国中医科学院西苑医院	北京	北京	三甲	-/四级甲等
A++++	5	中国中医科学院广安门医院	北京	北京	三甲	五级/五级乙等/3 级
A++++	6	上海中医药大学附属曙光医院	上海	上海	三甲	-/四级甲等/-
A++++	7	北京中医药大学东直门医院	北京	北京	三甲	-/四级甲等/-
A++++	8	浙江省中医院	浙江	杭州	三甲	五级/五级乙等/3 级
A++++	9	辽宁中医药大学附属医院	辽宁	沈阳	三甲	
A++++	10	广州中医药大学第一附属医院	广东	广州	三甲	五级/五级乙等/-
A++++	11	天津中医药大学第一附属医院	天津	天津	三甲	
A++++	12	成都中医药大学附属医院	四川	成都	三甲	
A++++	13	首都医科大学附属北京中医医院	北京	北京	三甲	-/四级甲等/-
A++++	14	河南中医药大学第一附属医院	河南	郑州	三甲	-/四级甲等/-
A++++	15	山东中医药大学附属医院	山东	济南	三甲	-/四级甲等/-
A++++	16	上海中医药大学附属岳阳中西医结合医院	上海	上海	三甲	-/四级甲等/-
A++++	17	重庆市中医院	重庆	重庆	三甲	-/四级乙等/-
A++++	18	湖北省中医院	湖北	武汉	三甲	-/四级甲等/-
A++++	19	广西中医药大学第一附属医院	广西	南宁	三甲	
A++++	20	安徽中医药大学第一附属医院	安徽	合肥	三甲	五级/四级甲等/-
A+++	21	长春中医药大学附属医院	吉林	长春	三甲	-/四级甲等/-
A+++	22	黑龙江中医药大学附属第一医院	黑龙江	哈尔滨	三甲	
A+++	23	武汉市第一医院	湖北	武汉	三甲	五级/五级乙等/3 级

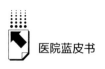
续表

档位	序号	医院	省 （区、市）	城市	级别	信息化评级 （EMR/互联 互通/智慧服务）
A+++	24	北京中医药大学东方医院	北京	北京	三甲	-/四级甲等/-
A+++	25	浙江省立同德医院	浙江	杭州	三甲	-/四级甲等/-
A+++	26	湖南中医药大学第一附属医院	湖南	长沙	三甲	-/四级甲等/-
A+++	27	佛山市中医院	广东	佛山	三甲	-/四级甲等/-
A+++	28	福建中医药大学附属人民医院	福建	福州	三甲	五级/四级甲等/-
A+++	29	江西中医药大学附属医院	江西	南昌	三甲	-/四级甲等/-
A+++	30	陕西中医药大学附属医院	陕西	咸阳	三甲	-/二级/-
A+++	31	中国中医科学院望京医院	北京	北京	三甲	-/四级甲等/-
A+++	32	新疆维吾尔自治区中医医院	新疆	乌鲁木齐	三甲	
A+++	33	深圳市中医院	广东	深圳	三甲	六级/五级乙等/-
A+++	34	河北省沧州中西医结合医院	河北	沧州	三甲	五级/四级甲等/-
A+++	35	成都市中西医结合医院	四川	成都	三甲	-/四级甲等/-
A+++	36	河北省中医院	河北	石家庄	三甲	-/四级甲等/-
A+++	37	甘肃省中医院	甘肃	兰州	三甲	-/五级乙等/-
A+++	38	厦门市中医院	福建	厦门	三甲	-/四级甲等/-
A+++	39	西南医科大学附属中医医院	四川	泸州	三甲	
A+++	40	中山市中医院	广东	中山	三甲	五级/四级甲等/-
A++	41	河南省中医院	河南	郑州	三甲	
A++	42	常州市中医医院	江苏	常州	三甲	五级/-/-
A++	43	广东省第二中医院	广东	广州	三甲	
A++	44	杭州市中医院	浙江	杭州	三甲	五级/四级甲等/-
A++	45	上海市中医医院	上海	上海	三甲	五级/四级甲等/-
A++	46	山西省中医院	山西	太原	三甲	
A++	47	潍坊市中医院	山东	潍坊	三甲	五级/四级甲等/-
A++	48	陕西省中医医院	陕西	西安	三甲	
A++	49	柳州市中医医院	广西	柳州	三甲	五级/四级甲等/-
A++	50	湖南中医药大学第二附属医院	湖南	长沙	三甲	-/四级乙等/-
A++	51	黑龙江省中医医院	黑龙江	哈尔滨	三甲	
A++	52	贵州中医药大学第一附属医院	贵州	贵阳	三甲	
A++	53	杭州市红十字会医院	浙江	杭州	三甲	五级/四级甲等/-
A++	54	天津中医药大学第二附属医院	天津	天津	三甲	-/四级甲等/-
A++	55	云南省中医医院	云南	昆明	三甲	

续表

档位	序号	医院	省（区、市）	城市	级别	信息化评级（EMR/互联互通/智慧服务）
A++	56	西安市中医医院	陕西	西安	三甲	-/四级甲等/-
A++	57	天津市中医药研究院附属医院	天津	天津	三甲	
A++	58	江门市五邑中医院	广东	江门	三甲	-/四级甲等/-
A++	59	东莞市中医院	广东	东莞	三甲	-/四级甲等/-
A++	60	襄阳市中医医院（襄阳市中医药研究所）	湖北	襄阳	三甲	
A+	61	南京市中医院	江苏	南京	三甲	五级/四级甲等/-
A+	62	浙江中医药大学附属第二医院（浙江省新华医院）	浙江	杭州	三甲	
A+	63	无锡市中医医院	江苏	无锡	三甲	五级/四级/-
A+	64	贵州中医药大学第二附属医院	贵州	贵阳	三甲	
A+	65	上海市第七人民医院	上海	上海	三甲	五级/四级甲等/-
A+	66	长沙市中医医院	湖南	长沙	三甲	
A+	67	苏州市中医医院	江苏	苏州	三甲	五级/四级甲等/-
A+	68	湖南省直中医医院	湖南	株洲	三甲	
A+	69	北京中医药大学第三附属医院	北京	北京	三甲	
A+	70	天津市中西医结合医院	天津	天津	三甲	
A+	71	昆山市中医医院	江苏	苏州	三甲	
A+	72	福建中医药大学附属第二人民医院	福建	福州	三甲	
A+	73	山东中医药大学第二附属医院	山东	济南	三甲	
A+	74	广州中医药大学茂名医院（茂名市中医院）	广东	茂名	三甲	
A+	75	徐州市中医院	江苏	徐州	三甲	
A+	76	安康市中医医院	陕西	安康	三甲	-/四级甲等/-
A+	77	青岛市中医医院（海慈）	山东	青岛	三甲	
A+	78	湖南省中医药研究院附属医院	湖南	长沙	三甲	
A+	79	上海市中西医结合医院	上海	上海	三甲	-/四级甲等/-
A+	80	江苏省中西医结合医院	江苏	南京	三甲	五级/四级甲等/-
A	81	郑州市中医院	河南	郑州	三甲	
A	82	临沂市中医医院	山东	临沂	三甲	-/四级甲等/-
A	83	宁波市中医院	浙江	宁波	三甲	五级/五级乙等/-
A	84	甘肃中医药大学附属医院	甘肃	兰州	三甲	-/四级甲等/-
A	85	六安市中医院	安徽	六安	三甲	

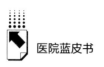
续表

档位	序号	医院	省 (区、市)	城市	级别	信息化评级 (EMR/互联 互通/智慧服务)
A	86	温州市中医院	浙江	温州	三甲	-/四级甲等/-
A	87	北京中医药大学房山医院	北京	北京	三甲	
A	88	湖北省中西医结合医院	湖北	武汉	三甲	
A	89	海南省中医院	海南	海口	三甲	-/四级甲等/-
A	90	内蒙古民族大学附属医院	内蒙古	通辽	三甲	
A	91	上海市宝山区中西医结合医院	上海	上海	三甲	
A	92	陕西中医药大学第二附属医院	陕西	咸阳	三甲	-/四级乙等/-
A	93	桂林市中医医院	广西	桂林	三甲	
A	94	泰州市中医院	江苏	泰州	三甲	
A	95	武汉市中医医院	湖北	武汉	三甲	-/四级甲等/-
A	96	南方医科大学中西医结合医院	广东	广州	三甲	-/四级甲等/-
A	97	广东祈福医院	广东	广州	三甲	
A	98	山西省中西医结合医院	山西	太原	三甲	
A	99	深圳市宝安区中医院	广东	深圳	三甲	五级/-/-
A	100	宁夏回族自治区中医医院	宁夏	银川	三甲	

2024 年中医医院标杆第二梯队（B 档）

档位	序号	医院	省份/ 城市*	级别	档位	序号	医院	省份/ 城市*	级别
B++++	101	黑龙江中医药大学附属第二医院	黑龙江/ 哈尔滨	三甲	B++++	107	深圳市中西医结合医院	广东/ 深圳	三甲
B++++	102	广州医科大学附属中医医院	广东/ 广州	三甲	B++++	108	齐齐哈尔市中医医院	黑龙江/ 齐齐哈尔	三甲
B++++	103	广东省中西医结合医院	广东/ 佛山	三甲	B++++	109	广州市番禺区中医院	广东/ 广州	三甲
B++++	104	芜湖市中医医院	安徽/ 芜湖	三甲	B++++	110	常德市第一中医医院	湖南/ 常德	三甲
B++++	105	日照市中医医院	山东/ 日照	三甲	B++++	111	九江市中医医院	江西/ 九江	三甲
B++++	106	广州市中西医结合医院	广东/ 广州	三甲	B++++	112	攀枝花市中西医结合医院	四川/ 攀枝花	三甲

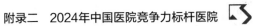

续表

档位	序号	医院	省份/城市*	级别	档位	序号	医院	省份/城市*	级别
B++++	113	昆明市中医医院	云南/昆明	三甲	B++++	131	内蒙古国际蒙医医院	内蒙古/呼和浩特	三甲
B++++	114	张家港市中医医院	江苏/苏州	三甲	B++++	132	河南中医药大学第三附属医院	河南/郑州	三甲
B++++	115	嘉兴市中医医院	浙江/嘉兴	三甲	B++++	133	玉林市中医医院	广西/玉林	三甲
B++++	116	驻马店市中医院	河南/驻马店	三甲	B++++	134	洛阳市中医院	河南/洛阳	三甲
B++++	117	南昌市洪都中医院	江西/南昌	三甲	B++++	135	濮阳市中医医院	河南/濮阳	三甲
B++++	118	石家庄市中医院	河北/石家庄	三甲	B++++	136	昭通市中医医院	云南/昭通	三甲
B++++	119	内蒙古自治区中医医院	内蒙古/呼和浩特	三甲	B++++	137	辽宁中医药大学附属第二医院	辽宁/沈阳	三甲
B++++	120	浙江中医药大学附属第三医院	浙江/杭州	三甲	B++++	138	杭州市萧山区中医院	浙江/杭州	三甲
B++++	121	广州中医药大学顺德医院	广东/佛山	三甲	B++++	139	四川省第二中医医院	四川/成都	三甲
B++++	122	广州中医药大学深圳医院（福田）	广东/深圳	三甲	B++++	140	山西中医药大学附属医院	山西/太原	三甲
B++++	123	眉山市中医医院	四川/眉山	三甲	B+++	141	长春市中医院	吉林/长春	三甲
B++++	124	遂宁市中医院	四川/遂宁	三甲	B+++	142	开封市中医院	河南/开封	三甲
B++++	125	浏阳市中医医院	湖南/长沙	三甲	B+++	143	金华市中医医院	浙江/金华	三甲
B++++	126	沭阳县中医院	江苏/宿迁	三甲	B+++	144	泰安市中医医院	山东/泰安	三甲
B++++	127	周口市中医院	河南/周口	三甲	B+++	145	内江市中医医院	四川/内江	三甲
B++++	128	温州市中西医结合医院	浙江/温州	三甲	B+++	146	盐城市中医院	江苏/盐城	三甲
B++++	129	宝鸡市中医医院	陕西/宝鸡	三甲	B+++	147	北京市第一中西医结合医院	北京/北京	三甲
B++++	130	江苏省第二中医院	江苏/南京	三甲	B+++	148	安阳市中医院	河南/安阳	三甲

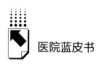
续表

档位	序号	医院	省份/城市*	级别	档位	序号	医院	省份/城市*	级别
B+++	149	青海省中医院	青海/西宁	三甲	B+++	167	高州市中医院	广东/茂名	三甲
B+++	150	唐山市中医医院	河北/唐山	三甲	B+++	168	淄博市中医医院	山东/淄博	三甲
B+++	151	烟台市中医医院	山东/烟台	三甲	B+++	169	昌吉回族自治州中医医院	新疆/昌吉州	三甲
B+++	152	达州市中西医结合医院	四川/达州	三甲	B+++	170	重庆市北碚区中医院	重庆/重庆	三甲
B+++	153	乌鲁木齐市中医医院	新疆/乌鲁木齐	三甲	B+++	171	连云港市中医院	江苏/连云港	三甲
B+++	154	秦皇岛市中医医院	河北/秦皇岛	三甲	B+++	172	泸州市中医医院	四川/泸州	三甲
B+++	155	荆州市中医医院	湖北/荆州	三甲	B+++	173	楚雄彝族自治州中医医院	云南/楚雄州	三甲
B+++	156	江西省中西医结合医院	江西/南昌	三甲	B+++	174	荆门市中医院	湖北/荆门	三甲
B+++	157	南通市中医院	江苏/南通	三甲	B+++	175	乐山市中医医院	四川/乐山	三甲
B+++	158	黔南州中医院	贵州/黔南州	三甲	B+++	176	玉溪市中医医院	云南/玉溪	三甲
B+++	159	江阴市中医院	江苏/无锡	三甲	B+++	177	中国中医科学院广安门医院南区	北京/北京	三甲
B+++	160	常熟市中医院（常熟市新区医院）	江苏/苏州	三甲	B+++	178	丽水市中医院	浙江/丽水	三甲
B+++	161	天津市武清区中医医院	天津/天津	三甲	B+++	179	北京中医医院顺义医院	北京/北京	三甲
B+++	162	岳阳市中医医院	湖南/岳阳	三甲	B+++	180	珠海市中西医结合医院	广东/珠海	三甲
B+++	163	天水市中西医结合医院	甘肃/天水	三甲	B++	181	新疆维吾尔自治区维吾尔医院	新疆/乌鲁木齐	三甲
B+++	164	广元市中医院	四川/广元	三甲	B++	182	重庆市永川区中医院	重庆/重庆	三甲
B+++	165	太和县中医院	安徽/阜阳	三甲	B++	183	沈阳市第七人民医院	辽宁/沈阳	三甲
B+++	166	北京中医医院怀柔医院	北京/北京	三甲	B++	184	诸暨市中医医院	浙江/绍兴	三甲

续表

档位	序号	医院	省份/城市*	级别	档位	序号	医院	省份/城市*	级别
B++	185	扬州市中医院	江苏/扬州	三甲	B++	203	普洱市中医医院	云南/普洱	三甲
B++	186	温岭市中医院	浙江/台州	三甲	B++	204	湛江市第一中医医院	广东/湛江	三甲
B++	187	吉林省吉林中西医结合医院	吉林/吉林	三甲	B++	205	菏泽市中医医院	山东/菏泽	三甲
B++	188	绍兴市中医院	浙江/绍兴	三甲	B++	206	梅州市中医医院	广东/梅州	三甲
B++	189	清远市中医院	广东/清远	三甲	B++	207	抚顺市中医院	辽宁/抚顺	三甲
B++	190	青岛西海岸新区中医医院	山东/青岛	三甲	B++	208	北京中医药大学深圳医院(龙岗)	广东/深圳	三甲
B++	191	北京市中西医结合医院	北京/北京	三甲	B++	209	泉州市中医院	福建/泉州	三甲
B++	192	湖州市中医院	浙江/湖州	三甲	B++	210	河北以岭医院	河北/石家庄	三甲
B++	193	榆林市中医医院	陕西/榆林	三甲	B++	211	河南省中医药研究院附属医院	河南/郑州	三甲
B++	194	威海市中医院	山东/威海	三甲	B++	212	湘西土家族苗族自治州民族中医院	湖南/湘西州	三甲
B++	195	北京市和平里医院	北京/北京	三甲	B++	213	资阳市中医院	四川/资阳	三甲
B++	196	重庆市垫江县中医院	重庆/重庆	三甲	B++	214	庆阳市中医医院	甘肃/庆阳	三甲
B++	197	广西国际壮医医院	广西/南宁	三甲	B++	215	陕西省中西医结合医院	陕西/西安	三甲
B++	198	惠州市中医医院	广东/惠州	三甲	B++	216	亳州市中医院	安徽/亳州	三甲
B++	199	绵阳市中医医院	四川/绵阳	三甲	B++	217	锡林郭勒盟蒙医医院	内蒙古/锡林郭勒	三甲
B++	200	四川省中西医结合医院	四川/成都	三甲	B++	218	南京市中西医结合医院	江苏/南京	三甲
B++	201	宜兴市中医医院	江苏/无锡	三甲	B++	219	宜昌市中医医院	湖北/宜昌	三甲
B++	202	大连市中西医结合医院	辽宁/大连	三甲	B++	220	贺州市中医医院	广西/贺州	三甲

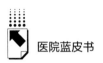
续表

档位	序号	医院	省份/城市*	级别	档位	序号	医院	省份/城市*	级别
B+	221	新郑天佑中医院	河南/郑州	二甲	B+	239	邳州市中医院	江苏/徐州	三甲
B+	222	公安县中医医院	湖北/荆州	三甲	B+	240	南京市浦口区中医医院	江苏/南京	三级
B+	223	西藏自治区藏医院	西藏/拉萨	三甲	B+	241	长兴县中医院	浙江/湖州	三甲
B+	224	新密市中医院	河南/郑州	三级	B+	242	长春中医药大学附属第三临床医院	吉林/长春	三甲
B+	225	济南市章丘区中医医院	山东/济南	三甲	B+	243	南宁市中医医院	广西/南宁	三甲
B+	226	醴陵市中医院	湖南/株洲	三甲	B+	244	上海市奉贤区中医医院	上海/上海	二甲
B+	227	漳州市中医院	福建/漳州	三甲	B+	245	玉田县中医医院	河北/唐山	三级
B+	228	平邑县中医医院	山东/临沂	三甲	B+	246	绍兴市上虞中医医院	浙江/绍兴	三甲
B+	229	寿光市中医医院	山东/潍坊	二甲	B+	247	通许县中医院	河南/开封	二甲
B+	230	太仓市中医医院	江苏/苏州	三乙	B+	248	重庆市铜梁区中医院	重庆/重庆	三甲
B+	231	石家庄平安医院	河北/石家庄	三甲	B+	249	自贡市中医医院	四川/自贡	三甲
B+	232	廊坊市中医医院	河北/廊坊	三甲	B+	250	新昌县中医院	浙江/绍兴	三甲
B+	233	北京市丰台中西医结合医院	北京/北京	三甲	B+	251	河池市中医医院	广西/河池	三甲
B+	234	福州市中医院	福建/福州	三甲	B+	252	泰州市姜堰中医院	江苏/泰州	三甲
B+	235	青岛市即墨区中医医院	山东/青岛	三甲	B+	253	阳江市中医医院	广东/阳江	三甲
B+	236	天津市北辰区中医医院	天津/天津	三甲	B+	254	聊城市中医医院	山东/聊城	三甲
B+	237	中山陈星海中西医结合医院	广东/中山	三甲	B+	255	毕节市中医院	贵州/毕节	三甲
B+	238	永嘉县中医医院	浙江/温州	三乙	B+	256	南平市人民医院	福建/南平	三甲

续表

档位	序号	医院	省份/城市*	级别	档位	序号	医院	省份/城市*	级别
B+	257	淮安市中医院	江苏/淮安	三甲	B	275	桂林市中西医结合医院	广西/桂林	三甲
B+	258	伊犁哈萨克自治州中医医院	新疆/伊犁州	三甲	B	276	莱州市中医医院	山东/烟台	三甲
B+	259	晋江市中医院	福建/泉州	三甲	B	277	成都市双流区中医院	四川/成都	三甲
B+	260	义乌市中医医院	浙江/金华	三甲	B	278	重庆市江津区中医院	重庆/重庆	三甲
B	261	新泰市中医医院	山东/泰安	三甲	B	279	宁乡市中医医院	湖南/长沙	三甲
B	262	广州市增城区中医医院	广东/广州	三甲	B	280	简阳市中医医院	四川/成都	三甲
B	263	海安市中医院	江苏/南通	三甲	B	281	迁安市中医医院	河北/唐山	三甲
B	264	钦州市中医医院	广西/钦州	三甲	B	282	北京中医医院平谷医院	北京/北京	三甲
B	265	枣庄市中医医院	山东/枣庄	三甲	B	283	济南市中西医结合医院	山东/济南	三甲
B	266	射洪市中医院	四川/遂宁	三甲	B	284	东阳市中医院	浙江/金华	三甲
B	267	衢州市中医医院	浙江/衢州	三甲	B	285	盱眙县中医院	江苏/淮安	三级
B	268	海宁市中医院	浙江/嘉兴	三乙	B	286	泗阳县中医院	江苏/宿迁	三乙
B	269	梧州市中医医院	广西/梧州	三甲	B	287	重庆市渝北区中医院	重庆/重庆	三级
B	270	武威市中医院	甘肃/武威	三甲	B	288	山东中医药大学附属医院东营医院	山东/东营	三级
B	271	汕头市中医医院	广东/汕头	三甲	B	289	溧阳市中医院	江苏/常州	三级
B	272	苏州市中西医结合医院	江苏/苏州	三乙	B	290	北京市密云区中医医院	北京/北京	三级
B	273	天津市滨海新区中医医院	天津/天津	三甲	B	291	南京市江宁中医院	江苏/南京	三级
B	274	上海市嘉定区中医医院	上海/上海	二甲	B	292	南京市溧水区中医院	江苏/南京	三乙

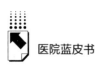

续表

档位	序号	医院	省份/城市*	级别	档位	序号	医院	省份/城市*	级别
B	293	济南市济阳区中医医院	山东/济南	二甲	B	297	兴化市中医院	江苏/泰州	二甲
B	294	东莞市中西医结合医院	广东/东莞	三级	B	298	涡阳县中医院	安徽/亳州	三级
B	295	成都市新都区中医医院	四川/成都	三甲	B	299	曲靖市中医医院	云南/曲靖	三甲
B	296	蒙城县中医院	安徽/亳州	三甲	B	300	防城港市中医医院	广西/防城港	三甲

注：* 包括自治州。

2024 年中医医院标杆第三梯队（C 档）

医院	城市*	级别	医院	城市*	级别
黑龙江省					
大庆市中医医院	大庆	三甲	佳木斯市中医医院	佳木斯	三甲
哈尔滨市中医医院	哈尔滨	三甲	牡丹江市中医医院	牡丹江	三甲
鸡西市中医医院	鸡西	三甲			
吉林省					
吉林省中医药科学院第一临床医院	长春	三甲	延边朝医医院	延边州	三级
辽源市中医院	辽源	三甲			
辽宁省					
本溪市中医院	本溪	三甲	辽宁省蒙医医院	阜新	三甲
大连市中医院	大连	三甲	锦州市中医院	锦州	三甲
丹东市中医院	丹东	三甲	辽宁中医药大学附属第四医院	沈阳	三甲
东港市中医院	丹东	三甲	沈阳市中医院	沈阳	三甲
阜新市中医医院	阜新	三甲			
北京市					
北京市宣武中医医院	北京	三乙	北京市东城区第一人民医院	北京	二甲
河北省					
保定市第一中医院	保定	三甲	邯郸市中医院	邯郸	三甲

续表

医院	城市*	级别	医院	城市*	级别
承德市中医院	承德	三甲	衡水市中医医院	衡水	三甲
邯郸市中西医结合医院	邯郸	三级			
内蒙古自治区					
包头市蒙医中医医院	包头	三甲	呼和浩特市蒙医中医医院	呼和浩特	三甲
宁城县中医蒙医医院	赤峰	三甲	呼伦贝尔市中蒙医院	呼伦贝尔	三甲
山西省					
长治市中医研究所附属医院	长治	三甲	晋中市中医院	晋中	三甲
长治市中医医院	长治	三甲	太原市中医医院	太原	三乙
安徽省					
蚌埠市中医医院	蚌埠	三甲	安徽省中西医结合医院	合肥	三级
利辛县中医院	亳州	三级	庐江县中医院	合肥	三级
滁州市中西医结合医院	滁州	三甲	淮北市中医医院	淮北	三甲
明光市中医院	滁州	三级	濉溪县中医院	淮北	三级
天长市中医院	滁州	三级	铜陵市中医医院	铜陵	三甲
福建省					
福建中医药大学附属第三人民医院	福州	三甲	宁德市中医院	宁德	三甲
龙岩市中医院	龙岩	三甲	三明市中西医结合医院	三明	三甲
江苏省					
常州市武进区中医医院	常州	三甲	睢宁县中医院	徐州	三乙
启东市中医院	南通	三乙	东台市中医院	盐城	三乙
如东县中医院	南通	三乙	高邮市中医院	扬州	三乙
如皋市中医院	南通	三甲	丹阳市中医院	镇江	三乙
宿迁市中医院	宿迁	三甲	镇江市中西医结合医院	镇江	三乙
靖江市中医院	泰州	三乙	镇江市中医院	镇江	三甲
泰兴市中医院	泰州	三级			
江西省					
赣州市中医院	赣州	三甲	新余市中医院	新余	三甲
泰和县中医院	吉安	三甲	宜春市中医院	宜春	三甲
景德镇市中医医院	景德镇	三甲	鹰潭市中医院	鹰潭	三甲
萍乡市中医院	萍乡	三甲			
山东省					
滨州市中医医院	滨州	三甲	肥城市中医医院	泰安	三甲

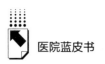

续表

医院	城市*	级别	医院	城市*	级别
德州市中医院	德州	三甲	泰安市中医二院	泰安	二甲
郓城县中医医院	菏泽	二甲	高密市中医院	潍坊	三甲
济南市中医医院	济南	三甲	莱阳市中医院	烟台	二甲
济宁市中医院	济宁	三甲	烟台市蓬莱中医医院	烟台	三甲
曲阜市中医院	济宁	三甲	滕州市中医医院	枣庄	三甲
山东青岛中西医结合医院	青岛	三甲	淄博市中西医结合医院	淄博	三甲
莒县中医医院	日照	三甲			
上海市					
上海市长宁区天山中医医院	上海	二甲	上海市松江区方塔中医医院	上海	二甲
上海市青浦区中医医院	上海	二甲			
浙江省					
淳安县中医院	杭州	三乙	余姚市中医医院	宁波	三乙
杭州市临平区中医院	杭州	三乙	绍兴市柯桥区中医医院	绍兴	三乙
安吉县中医院	湖州	三乙	黄岩中医院	台州	二甲
兰溪市中医院	金华	二甲	台州市中医院	台州	三甲
宁波市奉化区中医医院	宁波	三甲	瑞安市中医院	温州	三乙
宁波市镇海区中医医院	宁波	三乙	舟山市中医院	舟山	三甲
河南省					
焦作市中医院	焦作	三甲	三门峡市中医院	三门峡	三甲
漯河市中医院	漯河	三甲	商丘市中医院	商丘	三甲
邓州市中医院	南阳	二甲	睢县中医院	商丘	二甲
南阳市中医院	南阳	三甲	禹州市中医院	许昌	三级
平顶山市中医医院	平顶山	三甲	项城市中医院	周口	三级
湖北省					
鄂州市中医医院	鄂州	三甲	钟祥市中医院	荆门	三甲
建始县中医医院	恩施州	三甲	洪湖市中医院	荆州	三甲
利川市民族中医院	恩施州	三甲	十堰市中医院	十堰	三甲
黄冈市中医医院	黄冈	三甲	随州市中医院	随州	三甲
大冶市中医医院	黄石	三级	天门市中医医院	天门 (省直辖县)	三甲
黄石市中医医院	黄石	三甲	仙桃市中医医院	仙桃 (省直辖县)	三甲

续表

医院	城市*	级别	医院	城市*	级别
湖南省					
澧县中医医院	常德	三甲	邵阳市中医医院	邵阳	三甲
郴州市中医医院	郴州	三甲	湘潭市中医医院	湘潭	三甲
常宁市中医院	衡阳	三甲	桃江县中医医院	益阳	三级
衡阳市中医医院	衡阳	三甲	益阳市第一中医医院	益阳	三甲
怀化市中医医院	怀化	三甲	祁阳市中医医院	永州	三级
娄底市中医医院	娄底	三甲	永州市中医医院	永州	三甲
邵东市中医医院	邵阳	三级	张家界市中医医院	张家界	三甲
邵阳市中西医结合医院	邵阳	三甲			
广东省					
佛山市中医院三水医院（三水区中医院）	佛山	三级	英德市中医院	清远	三甲
广州市黄埔区中医医院	广州	二甲	韶关市中医院	韶关	三甲
广州市荔湾区中医医院	广州	二甲	翁源县中医院	韶关	二甲
广州中医药大学第一附属医院白云医院	广州	三甲	深圳市罗湖区中医院	深圳	三甲
江门市新会区中医院	江门	二甲	罗定市中医院	云浮	三甲
开平市中医院	江门	二甲	云浮市中医院	云浮	三甲
台山市中医院	江门	二甲	湛江市第二中医医院	湛江	三甲
梅州市第二中医医院	梅州	三甲	肇庆市中医院	肇庆	三甲
广西壮族自治区					
北海市中医医院	北海	三甲	南宁市武鸣区中医医院	南宁	三级
贵港市中医医院	贵港	三甲			
海南省					
海口市中医院	海口	三甲	三亚市中医院	三亚	三甲
琼海市中医院	琼海（省直辖县）	三甲			
甘肃省					
长春中医药大学附属医院定西医院	定西	三乙	天水市中医医院	天水	三甲
青海省					
青海省藏医院	西宁	三甲			

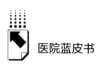

续表

医院	城市*	级别	医院	城市*	级别
宁夏回族自治区					
银川市中医医院	银川	三甲	中卫市中医医院	中卫	三甲
陕西省					
商洛市中医医院	商洛	三甲	延安市中医医院	延安	三甲
北京中医药大学孙思邈医院	铜川	三甲			
重庆市					
重庆三峡医专附属中医院	重庆	三级	重庆市开州区中医院	重庆	三级
重庆市长寿区中医院	重庆	三级	重庆市綦江区中医院	重庆	三甲
重庆市涪陵区中医院	重庆	三甲	重庆市石柱县中医院	重庆	三级
重庆市九龙坡区中医院	重庆	三甲	云阳县中医院	重庆	三甲
贵州省					
金沙县中医院	毕节	三级	贵州德江县民族中医院	铜仁	三甲
黔东南州中医医院	黔东南州	三甲	仁怀市中医院	遵义	三甲
瓮安县中医医院	黔南州	三甲	遵义市中医院	遵义	三甲
黔西南州中医医院	黔西南州	三甲			
四川省					
巴中市中医院	巴中	三甲	凉山州中西医结合医院	凉山州	三甲
成都市新津区中医医院	成都	三甲	三台县中医院	绵阳	三甲
都江堰市中医医院	成都	三甲	阆中市中医医院	南充	三甲
彭州市中医医院	成都	三甲	南充市中医医院	南充	三甲
邛崃市中医医院	成都	三甲	雅安市中医医院	雅安	三甲
四川成都市龙泉驿区中医医院	成都	三甲	宜宾市中医医院	宜宾	三甲
德阳市中西医结合医院	德阳	三甲	长宁县中医医院	宜宾	三甲
绵竹市中医医院	德阳	三乙	安岳县中医医院	资阳	三甲
四川什邡市中医医院	德阳	三乙	富顺县中医医院	自贡	三乙
邻水县中医医院	广安	三甲			
云南省					
保山市中医医院	保山	三甲	文山州中医医院	文山州	三甲
大理白族自治州中医医院	大理州	三甲			

注：*包括自治州和省直辖县。

七　2024~2025年社会办医·单体医院标杆

社会办医·单体医院：社会资本（含国有商业资本）持股大于50%的股份制医院，不包括参加国家公立医院绩效考核的股份制医院。包括（一）社会办康复专科医院。（二）社会办医养结合机构。

2024~2025年社会办医·单体医院标杆第一梯队（A档）

档位	序号	医院	省（区、市）	城市	级别	信息化评级（EMR/互联互通/智慧服务）	起源
A++++	1	佛山复星禅诚医院	广东	佛山	三甲	-/四级甲等/-	改制
A++++	2	东莞东华医院	广东	东莞	三甲	-/四级甲等/-	原创
A++++	3	濮阳油田总医院	河南	濮阳	三甲		改制
A++++	4	浙江萧山医院	浙江	杭州	三乙		改制
A++++	5	东莞康华医院	广东	东莞	三甲		原创
A++++	6	南京医科大学附属明基医院	江苏	南京	三甲	-/四级甲等/-	原创
A++++	7	上海交通大学医学院苏州九龙医院	江苏	苏州	三甲		原创
A++++	8	武汉市普仁医院	湖北	武汉	三甲	-/四级乙等/-	改制
A++++	9	首都医科大学三博脑科医院	北京	北京	三级		原创
A++++	10	徐州矿务集团总医院	江苏	徐州	三甲	-/四级甲等/-	改制
A++++	11	西安国际医学中心医院	陕西	西安	三甲		原创
A++++	12	西安高新医院	陕西	西安	三甲		原创
A++++	13	南京鼓楼医院集团宿迁医院	江苏	宿迁	三甲		改制
A++++	14	北京和睦家医院	北京	北京	二级		原创
A++++	15	北京大学国际医院	北京	北京	三级	-/四级甲等/-	原创
A++++	16	树兰(杭州)医院	浙江	杭州	三甲	五级/-/3级	原创
A++++	17	宁波明州医院	浙江	宁波	三乙		原创
A++++	18	延安大学咸阳医院	陕西	咸阳	三甲	-/三级/-	改制
A++++	19	厦门弘爱医院	福建	厦门	三级	五级/四级甲等/-	改制

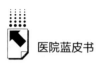

续表

档位	序号	医院	省（区、市）	城市	级别	信息化评级（EMR/互联互通/智慧服务）	起源
A++++	20	长安医院	陕西	西安	三甲		改制
A+++	21	厦门长庚医院	福建	厦门	三甲		原创
A+++	22	南阳南石医院	河南	南阳	三甲		改制
A+++	23	海南省肿瘤医院	海南	海口	三甲	-/四级甲等/-	原创
A+++	24	贵州医科大学附属肿瘤医院	贵州	贵阳	三甲		改制
A+++	25	广东祈福医院	广东	广州	三甲		原创
A+++	26	南京江北医院	江苏	南京	三乙	五级/四级甲等/-	改制
A+++	27	北京京煤集团总医院	北京	北京	三级	-/四级甲等/-	改制
A+++	28	河北燕达陆道培医院	河北	廊坊	三甲		原创
A+++	29	武汉亚洲心脏病医院	湖北	武汉	三甲		原创
A+++	30	南京同仁医院	江苏	南京	三乙		改制
A+++	31	汕头潮南民生医院	广东	汕头	三乙		改制
A+++	32	沭阳中医院	江苏	宿迁	三甲		改制
A+++	33	重庆医科大学附属第三医院	重庆	重庆	三甲		原创
A+++	34	沭阳医院	江苏	宿迁	三乙	五级/四级甲等/-	改制
A+++	35	德驭医疗马鞍山总医院	安徽	马鞍山	三甲	-/四级甲等/-	改制
A+++	36	张家港澳洋医院	江苏	苏州	三级		原创
A+++	37	徐州市肿瘤医院	江苏	徐州	三甲	-/四级甲等/-	原创
A+++	38	皖北煤电集团总医院	安徽	宿州	三甲	五级/四级甲等/-	改制
A+++	39	温州康宁医院	浙江	温州	三甲		原创
A+++	40	阳光融和医院	山东	潍坊	三甲		原创
A++	41	新郑华信民生医院	河南	郑州	三级		改制
A++	42	河南能源焦煤中央医院	河南	焦作	三甲		原创
A++	43	黄石爱康医院	湖北	黄石	三甲		改制
A++	44	淮南新华医疗集团新华医院	安徽	淮南	三甲		改制
A++	45	淮南东方医院集团总医院	安徽	淮南	三甲	-/四级乙等/-	改制
A++	46	上海杨思医院	上海	上海	未定级		原创

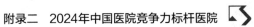

续表

档位	序号	医院	省（区、市）	城市	级别	信息化评级（EMR/互联互通/智慧服务）	起源
A++	47	中一东北国际医院	辽宁	沈阳	三级		原创
A++	48	义乌復元私立医院	浙江	金华	二甲		原创
A++	49	唐山中心医院	河北	唐山	三级	-/四级甲等/-	原创
A++	50	涿州市医院	河北	保定	三甲		改制
A++	51	浙江金华广福医院	浙江	金华	三乙		改制
A++	52	北大医疗鲁中医院[1]	山东	淄博	三甲	-/四级甲等/-	改制
A++	53	西安大兴医院	陕西	西安	三甲	-/四级甲等/-	改制
A++	54	漳州正兴医院	福建	漳州	三级	五级/-/-	原创
A++	55	泗洪医院	江苏	宿迁	三级		改制
A++	56	河南宏力医院	河南	新乡	三甲		原创
A++	57	河北中石油中心医院	河北	廊坊	三甲		改制
A++	58	武汉市汉阳医院	湖北	武汉	三级		改制
A++	59	吉林国文医院	吉林	长春	三甲		原创
A++	60	深圳恒生医院	广东	深圳	三级		原创
A+	61	双鸭山双矿医院	黑龙江	双鸭山	三甲		改制
A+	62	鸡西鸡矿医院	黑龙江	鸡西	三甲		改制
A+	63	新疆佳音医院	新疆	乌鲁木齐	三甲		原创
A+	64	淮南朝阳医院	安徽	淮南	三乙	-/四级乙等/-	原创
A+	65	四川锦欣西囡妇女儿童医院	四川	成都	三甲		改制
A+	66	漳州第三医院	福建	漳州	三级		改制
A+	67	四川现代医院	四川	成都	三甲		原创
A+	68	苏州明基医院	江苏	苏州	三级	-/四级甲等/-	原创
A+	69	厦门莲花医院	福建	厦门	三级		改制
A+	70	中信湘雅生殖与遗传专科医院	湖南	长沙	三级		原创
A+	71	石家庄平安医院	河北	石家庄	三甲		原创
A+	72	松原吉林油田医院	吉林	松原	三甲		原创
A+	73	贵黔国际总医院	贵州	贵阳	三级	-/四级甲等/-	原创

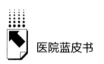
续表

档位	序号	医院	省（区、市）	城市	级别	信息化评级（EMR/互联互通/智慧服务）	起源
A+	74	厦门大学附属厦门眼科中心	福建	厦门	三甲		改制
A+	75	北京市健宫医院	北京	北京	三甲		改制
A+	76	上海和睦家医院	上海	上海	未定级		原创
A+	77	瓦房店第三医院	辽宁	大连	三级		改制
A+	78	中山市陈星海医院	广东	中山	三甲		改制
A+	79	北大医疗潞安医院	山西	长治	三甲		改制
A+	80	河北燕达医院	河北	廊坊	三甲		原创
A	81	江汉油田总医院	湖北	（省直辖县）潜江	三甲		改制
A	82	广州新市医院	广东	广州	三级		原创
A	83	北京燕化医院	北京	北京	三级	-/四级甲等/-	改制
A	84	湖南旺旺医院	湖南	长沙	三甲		原创
A	85	西藏阜康医院	西藏	拉萨	三级		原创
A	86	南通瑞慈医院	江苏	南通	三乙	-/四级甲等/-	原创
A	87	前海人寿广州总医院	广东	广州	三级		原创
A	88	泗阳医院	江苏	宿迁	三级		改制
A	89	湘雅博爱康复医院	湖南	长沙	三甲		原创
A	90	南京鼓楼医院集团仪征医院	江苏	扬州	二甲		改制
A	91	山西盈康一生总医院	山西	运城	三甲		改制
A	92	广东顺德新容奇医院	广东	佛山	三级		改制
A	93	苏州广慈肿瘤医院	江苏	苏州	二甲		原创
A	94	苏州永鼎医院	江苏	苏州	三级		原创
A	95	四川友谊医院	四川	成都	三甲		原创
A	96	齐齐哈尔建华医院	黑龙江	齐齐哈尔	三甲		改制
A	97	深圳龙城医院	广东	深圳	三甲		原创
A	98	慈林医院	浙江	宁波	三级		原创
A	99	黄山首康医院	安徽	黄山	三级		原创
A	100	河北以岭医院	河北	石家庄	三甲		原创

2024~2025 年社会办医·单体医院标杆第二梯队（B 档）

档位	序号	医院	省(区、市)	城市	级别	起源
B++++	101	山东健康集团枣庄中心医院	山东	枣庄	三甲	原创
B++++	102	新郑天佑中医院	河南	郑州	二甲	改制
B++++	103	广州中医药大学金沙洲医院	广东	广州	三级	原创
B++++	104	京东中美医院	河北	廊坊	三级	原创
B++++	105	兖矿新里程总医院	山东	济宁	三甲	改制
B++++	106	广州复大肿瘤医院	广东	广州	三级	原创
B++++	107	深圳华侨医院	广东	深圳	三级	原创
B++++	108	成都上锦南府医院	四川	成都	三甲	原创
B++++	109	徐州仁慈医院	江苏	徐州	三甲	原创
B++++	110	泗阳县中医院	江苏	宿迁	三乙	改制
B++++	111	武汉爱尔眼科医院	湖北	武汉	三级	原创
B++++	112	杭州口腔医院	浙江	杭州	二甲	原创
B++++	113	深圳禾正医院	广东	深圳	三级	原创
B++++	114	泰康同济(武汉)医院	湖北	武汉	三乙	原创
B++++	115	鹤岗鹤矿医院	黑龙江	鹤岗	三级	改制
B++++	116	吉林市化工医院	吉林	吉林	三甲	改制
B++++	117	泰康仙林鼓楼医院	江苏	南京	三级	原创
B++++	118	兰考第一医院	河南	开封	三级	改制
B++++	119	西安宝石花长庆医院	陕西	西安	三乙	改制
B++++	120	沈阳何氏眼科医院	辽宁	沈阳	三级	原创
B++++	121	西安凤城医院	陕西	西安	二甲	原创
B++++	122	太原西山医院	山西	太原	三乙	改制
B++++	123	宝鸡高新医院	陕西	宝鸡	三甲	原创
B++++	124	沈阳维康医院	辽宁	沈阳	三级	原创
B++++	125	兰州石化总医院	甘肃	兰州	三甲	改制
B++++	126	华北石油管理局总医院	河北	沧州	三甲	改制
B++++	127	哈尔滨嘉润医院	黑龙江	哈尔滨	三级	原创
B++++	128	山东健康集团莱芜中心医院	山东	济南	二甲	原创
B++++	129	昆明同仁医院	云南	昆明	三甲	原创
B++++	130	包钢集团第三职工医院	内蒙古	包头	三甲	原创
B++++	131	广东同江医院	广东	佛山	三级	原创
B++++	132	天水四零七医院	甘肃	天水	三甲	改制
B++++	133	宿迁市钟吾医院	江苏	宿迁	二甲	原创
B++++	134	潍坊眼科医院	山东	潍坊	三级	原创

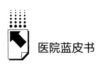
档位	序号	医院	省(区、市)	城市	级别	起源
B++++	135	河南信合医院	河南	信阳	二甲	原创
B++++	136	川北医学院附属成都新华医院	四川	成都	三乙	原创
B++++	137	重庆黔江民族医院	重庆	重庆	三级	原创
B++++	138	成都西区医院	四川	成都	三甲	原创
B++++	139	上饶东信第五医院	江西	上饶	三甲	改制
B++++	140	六安世立医院	安徽	六安	三级	改制
B+++	141	徐州新健康医院	江苏	徐州	三级	原创
B+++	142	郓城诚信医院	山东	菏泽	二级	原创
B+++	143	山东颐养健康集团肥城医院	山东	泰安	三乙	原创
B+++	144	贺州广济医院	广西	贺州	三级	改制
B+++	145	惠阳三和医院	广东	惠州	三级	原创
B+++	146	盱眙县中医院	江苏	淮安	三级	改制
B+++	147	四川宝石花医院	四川	成都	三乙	改制
B+++	148	贵州医科大学附属白云医院	贵州	贵阳	三级	原创
B+++	149	河南鹿邑真源医院	河南	周口	三级	原创
B+++	150	重庆松山医院	重庆	重庆	三级	原创
B+++	151	深圳中山妇产医院	广东	深圳	二级	改制
B+++	152	海宁康华医院	浙江	嘉兴	二甲	原创
B+++	153	广州和睦家医院	广东	广州	二级	改制
B+++	154	京东誉美中西医结合肾病医院	河北	廊坊	三甲	原创
B+++	155	海南现代妇女儿童医院	海南	海口	三甲	原创
B+++	156	兴安界首骨伤医院	广西	桂林	三甲	改制
B+++	157	长沙泰和医院	湖南	长沙	三级	原创
B+++	158	汕尾市人民医院	广东	汕尾	三级	改制
B+++	159	五四一总医院	山西	运城	三乙	原创
B+++	160	东莞仁康医院	广东	东莞	二甲	原创
B+++	161	武汉亚心总医院	湖北	武汉	三级	原创
B+++	162	上海嘉会国际医院	上海	上海	未定级	原创
B+++	163	泉州德诚医院	福建	泉州	三级	原创
B+++	164	淮南东方医院集团肿瘤医院	安徽	淮南	三级	改制
B+++	165	巩义瑞康医院	河南	郑州	二甲	原创
B+++	166	国文(长春)国际医院	吉林	长春	三级	原创
B+++	167	浙江新安国际医院	浙江	嘉兴	未定级	原创
B+++	168	东莞常安医院	广东	东莞	二甲	原创

续表

档位	序号	医院	省(区、市)	城市	级别	起源
B+++	169	北京新世纪儿童医院	北京	北京	二级	原创
B+++	170	东莞光华医院	广东	东莞	二级	原创
B+++	171	浙江康静医院	浙江	杭州	未定级	改制
B+++	172	邯郸明仁医院	河北	邯郸	三甲	原创
B+++	173	中信惠州医院	广东	惠州	三级	原创
B+++	174	黄骅开发区博爱医院	河北	沧州	二级	原创
B+++	175	宣威云峰医院	云南	曲靖	三级	原创
B+++	176	扬州洪泉医院	江苏	扬州	二甲	原创
B+++	177	北大医疗淄博医院[1]	山东	淄博	三级	改制
B+++	178	北京市朝阳区三环肿瘤医院	北京	北京	二级	原创
B+++	179	单县东大医院	山东	菏泽	二甲	原创
B+++	180	云南圣约翰医院	云南	昆明	三级	原创
B++	181	横店文荣医院	浙江	金华	二甲	原创
B++	182	北大医疗康复医院	北京	北京	三级	原创
B++	183	邳州东大医院	江苏	徐州	二级	原创
B++	184	营口方大医院	辽宁	营口	三级	原创
B++	185	新钢中心医院	江西	新余	三级	改制
B++	186	北京京都儿童医院	北京	北京	三级	原创
B++	187	台州骨伤医院	浙江	台州	三甲	原创
B++	188	义乌市稠州医院	浙江	金华	二甲	原创
B++	189	来安家宁医院	安徽	滁州	三级	原创
B++	190	西安唐城医院	陕西	西安	二甲	原创
B++	191	长沙爱尔眼科医院	湖南	长沙	三级	原创
B++	192	重庆三博长安医院	重庆	重庆	二级	改制
B++	193	冠县新华医院	山东	聊城	二甲	原创
B++	194	东莞广济医院	广东	东莞	三级	原创
B++	195	重庆三博江陵医院	重庆	重庆	二级	改制
B++	196	如皋博爱医院	江苏	南通	二甲	原创
B++	197	海城市正骨医院	辽宁	鞍山	三甲	改制
B++	198	苏州口腔医院	江苏	苏州	二级	改制
B++	199	北京美中宜和妇儿医院	北京	北京	二级	原创
B++	200	吉林心脏病医院	吉林	长春	三甲	原创
B++	201	贵港东晖医院	广西	贵港	三级	原创
B++	202	义乌复元第一医院	浙江	金华	未定级	原创

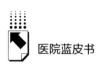

档位	序号	医院	省(区、市)	城市	级别	起源
B++	203	安徽皖北康复医院	安徽	淮北	三级	改制
B++	204	上海远大心胸医院	上海	上海	三级	原创
B++	205	深圳远东妇产医院	广东	深圳	三级	原创
B++	206	成都双楠医院	四川	成都	三级	原创
B++	207	淮南新华医疗集团北方医院	安徽	淮南	二甲	改制
B++	208	上海安达医院	上海	上海	二乙	原创
B++	209	安徽涵博健康集团医院	安徽	滁州	二甲	原创
B++	210	曹县磐石医院	山东	菏泽	二级	原创
B++	211	北京北亚骨科医院	北京	北京	三级	原创
B++	212	青岛开泰耳鼻喉头颈外科医院	山东	青岛	二级	原创
B++	213	茂名石化医院	广东	茂名	三级	改制
B++	214	扬州友好医院	江苏	扬州	二甲	原创
B++	215	天津北大医疗海洋石油医院	天津	天津	二甲	改制
B++	216	崇州市第二医院	四川	成都	二甲	改制
B++	217	沈阳爱尔眼科医院	辽宁	沈阳	三级	原创
B++	218	常州明州康复医院	江苏	常州	二级	原创
B++	219	北京京西肿瘤医院	北京	北京	二级	原创
B++	220	昭通仁安医院	云南	昭通	二甲	原创
B+	221	南京鼓楼医院集团安庆市石化医院	安徽	安庆	三级	改制
B+	222	佛山健翔医院	广东	佛山	三级	原创
B+	223	淄博万杰肿瘤医院	山东	淄博	三级	原创
B+	224	赣西肿瘤医院	江西	萍乡	二甲	改制
B+	225	昆山宗仁卿纪念医院	江苏	苏州	二甲	原创
B+	226	安徽济民肿瘤医院	安徽	合肥	三级	原创
B+	227	上海永慈康复医院	上海	上海	未定级	原创
B+	228	永州湘南肿瘤医院	湖南	永州	三级	原创
B+	229	淮南东方医院集团凤凰医院	安徽	淮南	二甲	改制
B+	230	上海慈源康复医院	上海	上海	二级	原创
B+	231	成都爱尔眼科医院	四川	成都	三乙	原创
B+	232	单县海吉亚医院	山东	菏泽	二级	原创
B+	233	洋河第一医院	江苏	宿迁	二级	改制
B+	234	贵州茅台医院	贵州	仁怀	三级	原创
B+	235	安徽中科庚玖医院	安徽	合肥	三级	原创
B+	236	西安济仁医院	陕西	西安	二甲	原创

续表

档位	序号	医院	省(区、市)	城市	级别	起源
B+	237	中铁阜阳医院	安徽	阜阳	二级	改制
B+	238	周口永善医院	河南	周口	三级	原创
B+	239	广州白云山医院	广东	广州	三级	原创
B+	240	重庆爱尔眼科医院	重庆	重庆	三级	原创
B+	241	绵阳富临医院	四川	绵阳	三级	原创
B+	242	顺德和平外科医院	广东	佛山	三级	原创
B+	243	苏州瑞华骨科医院	江苏	苏州	三乙	原创
B+	244	鄂钢医院	湖北	鄂州	三乙	改制
B+	245	遂平仁安医院	河南	驻马店	二甲	原创
B+	246	东营新里程老年医院	山东	东营	三级	原创
B+	247	台州博爱医院	浙江	台州	二甲	原创
B+	248	广州泰和肿瘤医院	广东	广州	三级	原创
B+	249	泗洪县中医院	江苏	宿迁	二甲	改制
B+	250	武汉紫荆医院	湖北	武汉	三级	原创
B+	251	成都誉美医院	四川	成都	二甲	原创
B+	252	莆田盛兴医院	福建	莆田	二甲	原创
B+	253	河南中汇医院	河南	郑州	二级	原创
B+	254	武冈展辉医院	湖南	邵阳	二甲	原创
B+	255	郑州大桥医院	河南	郑州	二级	原创
B+	256	宁波开发区医院	浙江	宁波	二乙	原创
B+	257	沭阳县中兴医院	江苏	宿迁	二甲	改制
B+	258	宜春新建医院	江西	宜春	三级	原创
B+	259	潍坊鸢都医院	山东	潍坊	二甲	原创
B+	260	湄潭家礼医院	贵州	遵义	二级	原创
B	261	深圳万丰医院	广东	深圳	二级	原创
B	262	温州老年病医院	浙江	温州	二级	改制
B	263	延安市博爱医院	陕西	延安	二甲	原创
B	264	荣县新城医院	四川	自贡	二甲	改制
B	265	海南成美医院	海南	海口	三级	原创
B	266	曹县县立医院	山东	菏泽	二级	原创
B	267	唐山弘慈医院	河北	唐山	二甲	原创
B	268	南阳张仲景医院	河南	南阳	三甲	原创
B	269	张家口宣钢医院	河北	张家口	二甲	改制
B	270	德阳第五医院	四川	德阳	二甲	原创

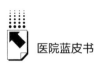

续表

档位	序号	医院	省（区、市）	城市	级别	起源
B	271	重庆海吉亚医院	重庆	重庆	三级	原创
B	272	广州爱尔眼科医院	广东	广州	三级	原创
B	273	武陟济民医院	河南	焦作	三级	改制
B	274	东莞台心医院	广东	东莞	三级	原创
B	275	武钢二医院	湖北	武汉	三乙	原创
B	276	河北一洲肿瘤医院	河北	涿州	三级	原创
B	277	运城同德医院	山西	运城	三级	原创
B	278	纳雍新立医院	贵州	毕节	二甲	原创
B	279	淮北朝阳医院	安徽	淮北	二甲	原创
B	280	上蔡蔡州医院	河南	驻马店	二级	原创
B	281	贵州医科大学附属乌当医院	贵州	贵阳	三级	原创
B	282	黄山新晨医院	安徽	黄山	二级	改制
B	283	福州国德老年医院	福建	福州	二级	原创
B	284	杭州明州医院	浙江	杭州	三级	原创
B	285	青岛新世纪妇儿医院	山东	青岛	二级	原创
B	286	乐清开发区同乐医院	浙江	温州	未定级	原创
B	287	六枝博大医院	贵州	六盘水	二级	原创
B	288	深圳希玛林顺潮眼科医院	广东	深圳	二级	原创
B	289	北京和睦家京北妇儿医院	北京	北京	三级	原创
B	290	广州和平骨科医院	广东	广州	二级	改制
B	291	缙云县田氏伤科医院	浙江	丽水	二级	原创
B	292	大庆眼科医院	黑龙江	大庆	三级	原创
B	293	广州仁爱天河医院	广东	广州	二级	原创
B	294	福建三博福能脑科医院	福建	福州	三级	原创
B	295	新余银河医院	江西	新余	二甲	原创
B	296	郑州仁济医院	河南	郑州	三级	原创
B	297	南京紫金医院	江苏	南京	三级	原创
B	298	四会万隆医院	广东	肇庆	二甲	原创
B	299	石家庄长城医院	河北	石家庄	二甲	原创
B	300	周口骨科医院	河南	周口	三级	原创

2024~2025 年社会办医·单体医院标杆第三梯队（C 档）

医院	城市	级别	起源	医院	城市	级别	起源
吉林省							
四平市肿瘤医院	四平	二级	改制				
辽宁省							
大连港医院	大连	三级	原创	营口何氏眼科医院	营口	二级	原创
凌海大凌河医院	锦州	二甲	原创				
北京市							
北京和睦家康复医院	北京	二级	原创	北京马应龙长青肛肠医院	北京	三甲	原创
北京爱育华妇儿医院	北京	三级	原创	北京明德医院	北京	二级	原创
北京美中爱瑞肿瘤医院	北京	三级	原创				
河北省							
曲阳第一医院	保定	二级	原创	任丘康济新图医院	沧州	二级	原创
保定裕东医院	保定	二级	原创	唐山利康医院	唐山	二级	原创
内蒙古自治区							
阿鲁科尔沁安宁医院	赤峰	一级	原创	赤峰铭仁医院	赤峰	二甲	改制
山西省							
大同瑞慈康复医院	大同	二级	改制	朔州现代医院	朔州	二甲	原创
大同现代医院	大同	二级	改制	太原和平医院	太原	三级	改制
大同新建康医院	大同	三级	原创	山西华晋骨科医院	太原	三级	原创
晋城康宁手外科医院	晋城	二甲	原创	忻州现代医院	忻州	二级	原创
晋城合聚心脑血管病医院	晋城	三级	原创				
天津市							
天津建华医院	天津	二级	原创	天津康汇医院	天津	三级	原创
天津健嘉康复医院	天津	二级	原创				
安徽省							
蚌埠五和医院	蚌埠	二级	原创	无为济民医院	芜湖	二甲	原创
亳州宝璋医院	亳州	三级	原创	芜湖邦尔骨科医院	芜湖	二级	改制
临泉泉河医院	阜阳	二级	原创	芜湖广济医院	芜湖	二甲	原创
淮南东方医院集团广济医院	淮南	二甲	原创				

337

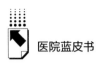
续表

医院	城市	级别	起源	医院	城市	级别	起源
福建省							
福清融强医院	福州	二级	原创	泉州东南医院	泉州	二甲	原创
龙岩市博爱医院	龙岩	二级	原创	泉州滨海医院	泉州	三级	原创
龙岩慈爱医院	龙岩	二乙	改制	厦门新开元医院	厦门	二级	原创
莆田滨海医院	莆田	二甲	原创	厦门弘爱康复医院	厦门	三级	原创
莆田涵江医院	莆田	三级	原创	福建漳浦天福医院	漳州	三级	原创
江苏省							
常州鼎武医院	常州	二级	原创	沭阳铭和医院	宿迁	二甲	原创
南京健嘉康复医院	南京	二级	原创	宿迁安颐老年病医院	宿迁	三级	原创
南京扬子医院	南京	二甲	原创	泰州妇产医院	泰州	二甲	原创
南京明州康复医院	南京	二甲	原创	无锡国济康复医院	无锡	二级	原创
南京江北新区德驭康复医院	南京	二级	改制	滨海新仁慈医院	盐城	二级	改制
苏州沧浪医院	苏州	二级	原创	滨海康达医院	盐城	二级	改制
苏州大学理想眼科医院	苏州	三甲	原创	扬州东方医院	扬州	二级	原创
沭阳铭和康复医院	宿迁	二级	原创	宜兴海吉亚医院	宜兴	二甲	改制
连云港长寿康复医院	连云港	二级	原创				
江西省							
南昌健源康复医院	南昌	二级	原创	南昌三三四医院	南昌	三级	改制
南昌明州康复医院	南昌	二级	原创	余干仁和医院	上饶	二甲	原创
山东省							
单县正大康复医院	菏泽	二级	原创	临沂高新医院	临沂	二甲	原创
菏泽海吉亚医院	菏泽	二级	原创	新泰洪强医院	泰安	二甲	原创
兖州九一医院	济宁	二级	改制	潍坊潍城经开医院	潍坊	一级	原创
聊城海吉亚医院	聊城	二级	原创	淄博莲池妇婴医院	淄博	二甲	原创
上海市							
上海德达医院	上海	二级	原创	上海赫尔森康复医院	上海	未定级	原创
上海冬雷脑科医院	上海	三级	原创	上海美华妇儿医院	上海	未定级	原创
上海健源康复医院	上海	未定级	原创				
浙江省							
杭州顾连通济医院	杭州	二级	改制	金华顾连金帆康复医院	金华	二乙	原创
杭州绿康老年康复医院	杭州	二级	原创	兰溪瑞康医院	金华	未定级	原创

续表

医院	城市	级别	起源	医院	城市	级别	起源
建德市中医院	杭州	二甲	改制	宁波海曙顾连康复医院	宁波	未定级	原创
杭州邦尔骨科医院	杭州	二乙	原创	宁波北仑明州康复医院	宁波	未定级	原创
杭州顾连玺桥康复医院	杭州	未定级	原创	宁波鄞州浙东骨科医院	宁波	未定级	原创
杭州明州脑康复医院	杭州	未定级	原创	宁波北仑长征骨科医院	宁波	未定级	原创
杭州顾连上塘医院	杭州	未定级	改制	江山贝林医院	衢州	二乙	原创
杭州中兴医院	杭州	未定级	原创	衢州骨伤科医院	衢州	二乙	改制
杭州富阳东吴医院	杭州	未定级	原创	衢州明州医院	衢州	未定级	原创
长兴第二医院	湖州	未定级	改制	江山邦尔骨科医院	衢州	未定级	原创
湖州康复医院	湖州	未定级	原创	仙居邦尔医院	台州	未定级	原创
嘉善姚庄医院	嘉兴	未定级	原创	温州东华医院	温州	未定级	原创
嘉兴邦尔骨科医院	嘉兴	未定级	原创	舟山定海广华医院	舟山	二甲	原创
海盐邦尔医院	嘉兴	未定级	原创	普陀仁济医院	舟山	未定级	原创
浦江第二医院	金华	二乙	原创				
河南省							
洛阳市东都医院	洛阳	二级	改制	郑州圣玛妇产医院	郑州	二甲	原创
南乐中兴医院	濮阳	二甲	原创	郑州中医骨伤病医院	郑州	三甲	原创
新乡同盟医院	新乡	二甲	原创				
湖北省							
建始民族医院	恩施州	二级	原创	武汉顾连康复医院	武汉	三级	改制
武汉济和医院	武汉	二级	原创	咸宁麻塘中医医院	咸宁	二甲	改制
武汉明州康复医院	武汉	二级	原创	宜城仁杰医院	襄阳	二级	原创
武汉太康医院	武汉	三级	原创				
湖南省							
衡阳华程医院	衡阳	二级	原创	长沙明州康复医院	长沙	二级	原创
怀化沅陵南方医院	怀化	二级	原创	长沙三真康复医院	长沙	三级	原创
岳阳市广济医院	岳阳	二甲	改制	长沙珂信肿瘤医院	长沙	三级	原创
长沙南雅医院	长沙	二级	原创	株洲新兴医院	株洲	二级	原创
长沙康乃馨老年病医院	长沙	二级	原创	南华附二醴陵兆和医院	株洲	二甲	原创
广东省							
东莞康怡医院	东莞	二级	原创	梅州东山医院	梅州	三级	原创
东莞爱尔眼科医院	东莞	未定级	原创	梅州紫合医院	梅州	三级	原创
佛山市禅城区永安医院	佛山	二级	原创	深圳新风和睦家医院	深圳	二级	原创

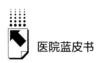

续表

医院	城市	级别	起源	医院	城市	级别	起源
南海桃苑康复医院	佛山	未定级	改制	深圳精诚医疗集团如皋医院	深圳	二甲	原创
广州现代医院	广州	二级	原创	深圳宝田医院	深圳	未定级	原创
广州皇家丽肿瘤医院	广州	三级	原创	深圳爱尔眼科医院	深圳	未定级	原创
河源友好医院	河源	二级	原创	深圳宝兴医院	深圳	二级	原创
惠州华康医院	惠州	三级	原创	湛江久和医院	湛江	二级	原创
揭阳浩泽医院	揭阳	三级	原创	湛江骨科医院	湛江	二级	原创
梅州铁炉桥医院	梅州	二级	原创	湛江西南医院	湛江	二甲	原创
五华明鑫医院	梅州	二级	原创	肇庆正大国大健康复医院	肇庆	三级	原创
梅州谷城医院	梅州	三级	原创				
广西壮族自治区							
大化民生宁医院	河池	二级	原创	南宁广济高峰医院	南宁	二级	原创
贺州广济妇产医院	贺州	二级	原创				
海南省							
博鳌超级医院	琼海	未定级	原创	三亚哈尔滨医科大学鸿森医院	三亚	三级	原创
甘肃省							
华亭煤业集团总医院	平凉	二甲	原创				
青海省							
青海仁济医院	西宁	三乙	原创	青海省康乐医院	西宁	三乙	改制
宁夏回族自治区							
吴忠市新区医院	吴忠	二甲	原创				
陕西省							
西安冶金医院	西安	二级	原创	西安市华山中心医院	西安	二甲	原创
西安三桥精诚医院	西安	二级	改制				
新疆维吾尔自治区							
新疆心脑血管病医院	乌鲁木齐	三级	原创				
重庆市							
重庆莱佛士医院（重庆慎安医院）	重庆	二级	原创	重庆红岭医院	重庆	二甲	改制
重庆渝东医院	重庆	二甲	改制	重庆安琪儿妇产医院	重庆	三级	原创
重庆骑士医院	重庆	二甲	原创	重庆康心医院	重庆	三级	原创

续表

医院	城市	级别	起源	医院	城市	级别	起源
重庆东华医院	重庆	二甲	原创				
贵州省							
贵阳市第六医院	贵阳	三级	原创	仁怀新朝阳医院	遵义	二级	原创
贵州大秦肿瘤医院	贵阳	三级	原创				
四川省							
都江堰杰琳康复医院	成都	二级	原创	成都黄再军医院	成都	一级	原创
成都长江医院	成都	三级	原创	达州骨科医院	达州	二甲	原创
成都天府新区顾连禾泰康复医院	成都	三级	原创	广汉市骨科医院	德阳	二甲	原创
成都老年康疗院	成都	二甲	改制	泸州福欣医院	泸州	二乙	原创
成都锦江大观医院	成都	二甲	原创	眉山肿瘤医院	眉山	三级	原创
攀钢集团成都医院	成都	二甲	原创	绵阳顾连康复医院	绵阳	三级	原创
成都顾连锦宸康复医院	成都	三级	原创	绵阳万江眼科医院	绵阳	三甲	原创
四川泰康医院	成都	三级	原创	中国十九冶集团有限公司职工医院	攀枝花	二级	原创
成都仁品耳鼻喉专科医院	成都	三级	原创	自贡高新肿瘤医院	自贡	二级	原创
成都爱迪眼科医院	成都	三甲	原创				
云南省							
开远解化医院	红河州	二级	改制	昆明三博脑科医院	昆明	三级	原创
昆明市第一人民医院星耀医院	昆明	二甲	原创	云南瑞奇德医院	昆明	二级	原创
安宁鑫湖医院	昆明	二乙	原创	师宗现代医院	曲靖	二甲	原创

注：1、于 2025 年 3 月 18 日，北大医疗集团旗下的北大医疗鲁中医院与北大医疗淄博医院正式合并，组建全新的—北大医疗鲁中医学管理中心（总院），新结果将在下一届体现。

八　2024~2025年社会办医·医院集团标杆

社会办医·医院集团：由同一个集团法人控制（全资、控股、可合并报表）的法人医疗机构，包括医院、诊所。包括 ST 上市医服企业，不包括无股权关系的医院集团、医联体、医共体等。

序号	集团名称	全球总部	医院总数	三级医院数（综合/专科）	标杆医院	是否上市
1	爱尔眼科医院集团股份有限公司	长沙	311	0/47	武汉爱尔眼科医院	是
2	复星健康科技（集团）有限公司	上海	15	3/2	佛山复星禅诚医院	是
3	华润医疗控股有限公司	北京	76	10/3	北京京煤集团总医院	是
4	通用环球医疗集团有限公司	北京	36	5/1	攀钢集团成都医院	是
5	国药医疗健康产业有限公司	北京	42	8/0	国药同煤总医院	否
6	通用技术宝石花医疗集团	北京	52	8/0	河北中石油中心医院	否
7	宁波明州医疗集团有限公司	宁波	34	3/8	浙江大学明州医院	否
8	远东宏信健康产业发展有限公司	上海	26	4/0	泗阳县中医院	是
9	新里程健康集团有限公司	北京	75	11/0	唐山中心医院	是
10	北大医疗管理有限责任公司	北京	35	3/2	北京大学国际医院	否
11	西安国际医学投资股份有限公司	西安	3	2/0	西安国际医学中心医院	是
12	三博脑科医院管理集团股份有限公司	北京	8	0/5	首都医科大学三博脑科医院	是
13	和睦家医疗集团	北京	11	2/1	北京和睦家医院	否
14	通用技术集团医疗健康有限公司	北京	50	6/0	三二〇一医院	否
15	华厦眼科医院集团股份有限公司	厦门	61	0/9	厦门大学附属厦门眼科中心	是
16	广东康华医疗股份有限公司	东莞	6	1/1	东莞康华医院	是
17	金陵药业股份有限公司	南京	3	2/0	南京鼓楼医院集团宿迁医院	是

续表

序号	集团名称	全球总部	医院总数	三级医院数（综合/专科）	标杆医院	是否上市
18	淮南东方医院集团	淮南	11	2/1	淮南东方医院集团总医院	否
19	贵州信邦制药股份有限公司	贵阳	6	2/1	贵州医科大学附属肿瘤医院	是
20	海吉亚医疗控股有限公司	上海	16	4/0	长安医院	是
21	锦欣生殖医疗集团有限公司	成都	6	0/3	四川锦欣西囡妇女儿童医院	是
22	通策医疗股份有限公司	杭州	74	0/4	杭州口腔医院	是
23	明基佳世达集团	台湾	2	2/0	南京医科大学附属明基医院	否
24	湖北普仁医疗管理集团有限公司	武汉	8	1/0	武汉市普仁医院	否
25	淮海医院管理（徐州）有限公司	徐州	18	1/0	徐州矿务集团总医院	否
26	温州康宁医院股份有限公司	温州	32	0/1	温州康宁医院	是
27	成都普瑞眼科医院股份有限公司	成都	27	0/12	成都普瑞眼科医院	是
28	陆道培医疗集团	北京	3	0/3	河北燕达陆道培医院	否
29	树兰医疗管理股份有限公司	杭州	5	3/0	树兰（杭州）医院	否
30	瑞慈医疗服务控股有限公司	上海	1	1/0	南通瑞慈医院	是
31	中信医疗健康产业集团有限公司	北京	7	3/2	中信湘雅生殖与遗传专科医院	否
32	航天医疗健康科技集团有限公司	北京	10	5/0	航天中心医院	否
33	德驭医疗管理集团有限公司	南京	5	2/0	南京江北医院	否
34	瑞尔集团有限公司	北京	11	0/0	北京瑞泰口腔医院	是

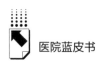

序号	集团名称	全球总部	医院总数	三级医院数（综合/专科）	标杆医院	是否上市
35	邦尔骨科医院集团股份有限公司	杭州	18	2/2	滨海康达医院	否
36	同仁医疗产业集团有限公司	深圳	2	2/0	南京同仁医院	否
37	河南华信民生健康产业集团	郑州	4	1/0	新郑华信民生医院	否
38	江苏澳洋健康产业股份有限公司	苏州	4	1/0	张家港澳洋医院	是
39	弘和仁爱医疗集团有限公司	北京	5	0/1	上海杨思医院	是
40	朝聚眼科医疗控股有限公司	北京	31	0/4	内蒙古朝聚眼科医院	是
41	沭阳县中医院集团	宿迁	8	1/0	沭阳县中医院	否
42	香港亚洲医疗集团	香港	4	2/2	武汉亚洲心脏病医院	否
43	淮南新华医疗集团	淮南	2	2/0	淮南新华医疗集团新华医院	否
44	盈康生命科技股份有限公司	青岛	6	2/0	山西盈康一生总医院	是
45	深圳市精诚医疗管理集团有限公司	深圳	4	1/0	延安大学咸阳医院	否
46	江苏省沭阳医院	宿迁	4	1/0	沭阳医院	否
47	辽宁何氏眼科医院集团股份有限公司	沈阳	38	0/3	沈阳何氏眼科医院	是
48	希玛眼科医疗控股有限公司（大陆业务）	香港	10	0/1	深圳希玛林顺潮眼科医院	是
49	顾连医疗集团	上海	20	0/6	湘雅博爱康复医院	否
50	创新医疗管理股份有限公司	绍兴	4	1/0	齐齐哈尔建华医院	是
51	泗洪医院集团	宿迁	4	1/0	泗洪医院	否
52	山东颐养健康产业发展集团有限公司	济南	41	4/1	山东国欣颐养集团枣庄中心医院	否
53	中美医疗集团	北京	7	1/1	京东中美医院	否

序号	集团名称	全球总部	医院总数	三级医院数（综合/专科）	标杆医院	是否上市
54	华北医疗健康产业集团有限公司	石家庄	26	2/0	峰峰总医院	否
55	广东固生堂中医养生健康科技股份有限公司	广州	3	0/0	北京固生堂潘家园中医医院	是
56	上海均瑶医疗健康科技有限公司	上海	2	0/0	沭阳县中兴医院	否
57	泰康健康产业投资控股有限公司	北京	15	3/1	泰康同济（武汉）医院	否
58	香港九龙集团	香港	3	1/0	上海交通大学医学院苏州九龙医院	否
59	上海国文医疗管理集团有限公司	上海	2	2/0	吉林国文医院	否
60	厦门建发弘爱医疗集团有限公司	厦门	3	1/2	厦门弘爱医院	否
61	武汉和润合医院管理有限公司	武汉	20	2/0	武汉市汉阳医院	否
62	河北平安健康集团股份有限公司	石家庄	7	1/0	石家庄平安医院	否
63	山东市立医院控股集团股份公司	济南	14	0/0	单县东大医院	否
64	祈福医疗集团有限公司	广州	1	1/0	广东祈福医院	否
65	国中康健集团有限公司	北京	9	2/0	北京电力医院	否
66	新世纪医疗控股有限公司	北京	2	0/0	北京新世纪儿童医院	是
67	宏力医疗管理集团有限公司	新乡	1	1/0	河南宏力医院	是
68	凤凰医疗集团	北京	8	1/1	北京燕化医院	否
69	美中宜和医疗集团	北京	8	0/1	北京美中宜和妇儿医院	否

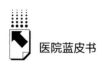
续表

序号	集团名称	全球总部	医院总数	三级医院数（综合/专科）	标杆医院	是否上市
70	朗姿股份有限公司	北京	9	0/0	四川米兰柏羽医学美容医院	是
71	健嘉医疗投资管理有限公司	上海	20	0/1	上海慈源康复医院	否
72	中元医药股份有限公司	深圳	29	4/0	双鸭山双矿医院	否
73	江河创建集团股份有限公司	北京	8	0/0	南京维视眼科医院	是
74	海南第一成美医疗集团有限公司	海口	3	0/1	海南省肿瘤医院	否
75	北京爱康医疗投资控股集团有限公司	北京	4	1/0	黄石爱康医院	否
76	河南大河医疗集团有限公司	驻马店	9	0/0	遂平仁安医院	否
77	宜华健康医疗股份有限公司	汕头	7	1/0	南昌三三四医院	否
78	牙博士医疗控股集团股份有限公司	苏州	0	0/0	—	否
79	佰泽医疗投资集团有限公司	天津	8	2/1	黄山首康医院	否
80	光正眼科医院集团股份有限公司	上海	14	0/3	上海新视界眼科医院	是
81	东信医疗管理集团有限公司	上饶	6	1/0	上饶东信第五医院	否
82	莱佛士医疗管理（中国）有限公司	新加坡	4	0/0	重庆莱佛士医院（重庆慎安医院）	否
83	广东健翔医院管理集团有限公司	佛山	6	0/1	佛山健翔医院	否
84	陕西大兴医院投资管理集团有限公司	西安	1	1/0	西安大兴医院	否
85	广意医疗养生科技有限公司	佛山	3	1/0	广东顺德新容奇医院	否

续表

序号	集团名称	全球总部	医院总数	三级医院数（综合/专科）	标杆医院	是否上市
86	上海仁诺医疗管理集团有限公司	上海	9	0/0	达州骨科医院	否
87	西藏阜康医疗股份有限公司	拉萨	2	1/0	西藏阜康医院	否
88	上海嘉愈医疗投资管理有限公司	上海	3	1/1	广州复大肿瘤医院	否
89	康健国际医疗集团有限公司（大陆业务）	香港	4	1/0	南阳南石医院	是
90	广东博爱医疗集团有限公司	广州	11	0/1	上海远大心胸医院	否
91	贵州益佰制药股份有限公司	贵阳	3	1/1	绵阳富临医院	是
92	浙江天瑞医疗投资管理集团股份有限公司	台州	6	0/0	台州博爱医院	否
93	北京同仁堂医养投资股份有限公司	北京	13	0/0	北京同仁堂中医医院	否
94	亚太医疗集团	香港	9	1/0	慈林医院	否
95	燕达实业集团有限公司	廊坊	1	1/0	河北燕达医院	否
96	卓正医疗控股有限公司	深圳	2	0/0	广州卓正医院	否
97	大同市现代医院管理有限责任公司	大同	6	0/1	朔州现代医院	否
98	淮南和徽企业管理有限公司	淮南	1	1/0	淮南朝阳医院	否
99	佳音医院集团股份有限公司	乌鲁木齐	7	0/2	新疆佳音医院	否
100	普祥健康控股有限公司	北京	11	0/0	北京普祥中医院	否

附录三
标杆医院研究方法

庄一强　刘剑文　任耀辉 *

艾力彼医院管理研究中心一贯致力于构建与完善医院的定量评价体系——医院第三方分层分类评价体系。从 2010 年开始，艾力彼医院管理研究中心已连续多年发布分层分类标杆医院研究成果，为我国医院标准化管理（Standard Operating Procedure）、管理优异度（Management Excellence）、行业标杆研究（Hospital Benchmark Research）提供客观参考依据。

一　研究方法

（一）研究方法的确定

综合评价方法有很多，例如秩和比法、加权 TOPSIS 法、层次分析法、模糊评价法等，各种方法均具有不同的优劣势。秩和比法可以进行分档排序，消除异常值的干扰，但在对指标值进行秩代换的过程中会损失部分信息，导致对信息利用不完全。加权 TOPSIS 法的不足之处是只能对每个评价对象的优劣进行排序、不能分档管理，但它能够充分利用原有数据信息、引入不同量纲的评价指标进行综合评价。为使评价结果更加客观、公正，尤其

＊ 庄一强，博士，艾力彼医院管理研究中心主任；刘剑文，艾力彼医院管理研究中心数据分析师；任耀辉，艾力彼医院管理研究中心副主任。

是为确保医院竞争力评价方法的科学性，评价专家组在正式评价前，选取了多种评价方法，经过多方论证和听取医院管理界专家意见后，采用了加权TOPSIS法来对医院竞争力进行定量分析，计算出各家医院的竞争力得分。

（二）指标权重的确定

权重用来衡量某因素在被评价对象总体中的相对重要程度。目前权重的确定方法大致可分为两类：一类是主观赋权法，其原始数据主要由专家根据经验主观判断得到，如层次分析法、专家咨询法等；另一类是客观赋权法，其原始数据由被评价对象各指标的实际数据经处理后形成，如主成分分析法、离差最大化法、熵值法、探索性因子分析法等。这两类方法各有其优点和缺点：主观赋权法客观性较差，但解释性强；客观赋权法确定的权重在大多数情况下精度较高，但有时会与实际情况相悖，而且对所得结果难以给予明确的解释。基于上述原因，有些学者提出了综合主观、客观赋权法的第三类方法，即组合赋权法。艾力彼医院管理研究中心的医院竞争力评价以专家咨询法与探索性因子分析法相结合的方式来确定指标权重，这正是组合赋权法中的一种综合评价方法。

（三）研究方法详解

1. 探索性因子分析

探索性因子分析通过研究众多变量之间的内部依赖关系，用少数几个假想变量即因子来反映原来众多的观测变量所代表的主要信息，并解释这些观测变量之间的相互依存关系。权重的确定步骤如下。

（1）一级指标下二级指标权重的确定

对每个维度运用主成分方法提取公因子，用最大方差法对公因子进行旋转，以 Anderson-Rubin 法计算因子得分，可以得到所求公因子的载荷矩阵。每个因子载荷系数表示各个二级指标对一级指标的相对重要性，在一般情况下，其绝对值越大，则表明公因子对所代表的原始指标变量的解释效果越好，二者的相关性越强。因此，对因子载荷系数的绝对值进行归一化处理，

可以得到各个二级指标相对于对应一级指标的权重。

（2）综合竞争力下一级指标权重的确定

针对（1）中得到的各公因子（即一级指标）的因子得分，再次进行因子提取，得到一级指标在综合竞争力上的因子载荷矩阵，经过归一化处理可以得到各个一级指标相对于综合竞争力的权重。

2. 加权 TOPSIS 法

TOPSIS 的全称是"逼近于理想值的排序方法"（Technique for Order Preference by Similarity to an Ideal Solution），是 C. L. Hwang 和 K. Yoon 于 1981 年提出的一种适用于多项指标、对多个对象进行比较选择的分析方法。TOPSIS 法根据有限个评价对象与理想化目标的接近程度进行排序，是用于评价现有对象之间的相对优劣。理想化目标有两个，一个是最优目标，另一个是最劣目标。评价最好的对象应该是与最优目标的距离最近且与最劣目标的距离最远。距离的计算可采用明考斯基距离，常用的欧几里得几何距离是明考斯基距离的特殊情况。加权 TOPSIS 法是对 TOPSIS 分析法的进一步深化，与普通的 TOPSIS 法相比，它更加强调各项评价指标的不同重要性，从而使评价结果更合理。加权 TOPSIS 法的计算步骤如下。

（1）建立评价对象的数据矩阵

针对评价对象原始数据建立数据矩阵记为 X，i 为评价对象，j 为评价指标，x_{ij} 为第 i 个对象第 j 个指标的原始数据，其中 $i = 1$，2，$\cdots$，n；$j = 1$，2，$\cdots$，m。

原始数据矩阵 X 表示为：

$$X = \begin{pmatrix} x_{11} & x_{12} & \cdots & x_{1m} \\ x_{21} & x_{22} & \cdots & x_{2m} \\ \vdots & \vdots & \ddots & \vdots \\ x_{n1} & x_{n2} & \cdots & x_{nm} \end{pmatrix}$$

（2）将数据指标同趋势化

在保持高优指标不变的情况下，对原始指标进行同趋势化变换，即将低优指标和适度指标进行高优化，同趋势化后的指标数据矩阵记为 Y，其中

y_{ij} 为第 i 个对象第 j 个指标同趋势化后的数据。

$$Y = \begin{pmatrix} y_{11} & y_{12} & \cdots & y_{1m} \\ y_{21} & y_{22} & \cdots & y_{2m} \\ \vdots & \vdots & \ddots & \vdots \\ y_{n1} & y_{n2} & \cdots & y_{nm} \end{pmatrix}$$

（3）对同趋势化后的指标数据进行归一化

对指标数据进行归一化处理的目的是消除因指标的单位和含义不同而导致的数据上的不可比性，建立归一化矩阵。归一化后的指标数据矩阵记为 Z，其中 z_{ij} 为第 i 个对象第 j 个指标归一化后的数据。

$$Z = \begin{pmatrix} z_{11} & z_{12} & \cdots & z_{1m} \\ z_{21} & z_{22} & \cdots & z_{2m} \\ \vdots & \vdots & \ddots & \vdots \\ z_{n1} & z_{n2} & \cdots & z_{nm} \end{pmatrix}, 其中 z_{ij} = \frac{y_{ij}}{\sqrt{\sum_{i=1}^{n} y_{ij}^2}}$$

（4）寻找最优目标与最劣目标

针对每个指标，从归一化后的指标数据矩阵中找出最大值和最小值，分别构成最优目标及最劣目标，且最优目标 $Z^+ = (z_1^+, z_2^+, \cdots, z_m^+)$，最劣目标 $Z^- = (z_1^-, z_2^-, \cdots, z_m^-)$，其中 $z_j^+ = \max(z_{1j}, z_{2j}, \cdots, z_{nj})$ 与 $z_j^- = \min(z_{1j}, z_{2j}, \cdots, z_{nj})$ 分别为矩阵中第 j 列的最大值和最小值。

（5）计算评价对象与最优目标和最劣目标间的距离

各评价对象与最优目标的距离为 $D_i^+ = \sqrt{\sum_{j=1}^{m} \phi_j (z_{ij} - z_j^+)^2}$，各评价对象与最劣目标的距离为 $D_i^- = \sqrt{\sum_{j=1}^{m} \phi_j (z_{ij} - z_j^-)^2}$，其中 ϕ_j 为指标 j 的权重。

（6）计算相对贴近度，并据此对各评价对象进行排序

加权 TOPSIS 指数用以衡量各评价对象与最优目标的相对贴近度。

$$C_i = \frac{D_i^-}{D_i^+ + D_i^-}, i = 1, 2, \cdots, n$$

显然 $C_i \in [0, 1]$，其值越接近于 1，表示该评价对象越接近最优水平，

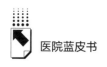
按 C_i 的大小对评价对象进行排序，C_i 越大，排序的位置越靠前，表明该评价对象的综合结果越好。

二　研究体系

医院竞争力是一个综合性的概念，需要构造完整的指标体系才能科学全面地对其竞争力做出综合评价。由于指标之间往往具有一定的相互关系，甚至有信息重叠的现象，并不是所有指标都有必要选入评价体系，指标的选取需要平衡考虑。指标体系设置应考虑四大原则：一是科学性，即指标能代表被测量的对象，能表达设计的效果；二是可获得性，指的是资料获取的难易程度；三是准确性，即资料真实可靠；四是持续获得性，即资料收集可持续进行，形成时间序列，可供纵向分析，了解事物发展趋势。艾力彼医院管理研究中心的第三方分层分类评价体系从这个四大原则出发进行综合考虑，对不同层级、不同类型的医院分别设置了不同的指标，兼顾评价对象的特性，并持续对评价体系进行调整与完善。

医院综合竞争力研究体系包括医疗技术、资源配置、医院运营、智慧医院建设及人工智能应用、学术科研、诚信服务六个维度，用于顶级医院、省单医院、地级城市医院、县级医院、中医医院、社会办医·单体医院标杆的评价，其中学术科研维度仅用于顶级医院和省单医院的评价。

社会办医·医院集团标杆通过集团医院布局及影响力、服务能力、智慧医院建设、诚信服务四个维度来评价。

智慧医院·AI 潜力标杆从医院基本情况、信息化基础建设及认证、智慧医院及人工智能建设投入、智慧医院及人工智能创新应用、行业影响力五个维度来进行研究。

三　研究资料来源

标杆医院研究的数据来源丰富，主要包括以下渠道：

①医院公开信息；

②上市公司年报、公司官网公开信息；

③各级行业学会、协会公开信息；

④各级政府采购平台、第三方采招平台公开信息；

⑤各级人民政府网站公开信息；

⑥各级卫生健康委员会公开信息；

⑦各级医疗保障局公开信息；

⑧各级科学技术部（厅）公开信息；

⑨各级人力资源和社会保障局公开信息；

⑩各级统计局公开信息；

⑪国家知识产权局公开信息。

参考文献

［1］庄一强、刘先德、姚淑芳主编《中国医院竞争力报告（2024）》，社会科学文献出版社，2024。

［2］庄一强、廖新波主编《中国医院竞争力报告（2023）》，社会科学文献出版社，2023。

［3］庄一强、王兴琳主编《中国医院竞争力报告（2022）》，社会科学文献出版社，2022。

［4］庄一强主编《中国医院竞争力报告（2020~2021）》，社会科学文献出版社，2021。

［5］庄一强主编《中国医院竞争力报告（2019~2020）》，社会科学文献出版社，2020。

［6］庄一强主编《中国医院竞争力报告（2018~2019）》，社会科学文献出版社，2019。

［7］庄一强主编《中国医院竞争力报告（2017~2018）》，社会科学文献出版社，2018。

［8］庄一强、曾益新主编《中国医院竞争力报告（2017）》，社会科学文献出版社，2017。

［9］庄一强、曾益新主编《中国医院竞争力报告（2016）》，社会科学文献出版社，2016。

［10］"Methodology U. S. News & World Report 2021 Best Hospitals: Specialty Rankings," U. S. News & World Report, 2021.

［11］American Hospital Association（AHA）, Annual Survey of Hospitals Database

Documentation Manual. (paper represented at the American Hospital Association, Chicago, IL, 2016).

[12] Peter E. Rivard, "Using Patient Safety Indicators to Estimate the Impact of Potential Adverse Events on Outcomes". Medical Care Research and Review (2008).

附录四
名词解释

一　竞争力指数

（一）名词解释

医院竞争力指数，是指某地域在分层分类标杆医院中的竞争优势，分为医院分层分类竞争力指数和医院综合竞争力指数。

分层分类：划分医院不同层级（顶级、省单、地级城市、县级）、不同类别（中医医院、社会办医·单体医院）的标签。

医院竞争力得分：在某"分层分类"医院中，为排序而计算得出某个医院的分数。

分层分类标杆医院：在某"分层分类"医院中，拥有最高"医院竞争力得分"且按"医院竞争力得分"高低排序的一组医院。

医院分层分类竞争力指数：某地域某"分层分类标杆医院"的"医院竞争力得分"总和与该"分层分类标杆医院"的"医院竞争力得分"总和的比值。

医院综合竞争力指数：某地域"医院分层分类竞争力指数"乘该"分层分类"的权重之后的总和。

（二）计算方法

$$医院分层分类竞争力指数 = \frac{\sum_{j=1}^{m} g_j}{\sum_{i=1}^{n} f_i}, \ i = 1, \ 2, \ \cdots, \ n; \ j = 1, \ 2, \ \cdots, \ m,$$

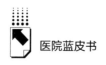

其中 f_i 为某"分层分类标杆医院"的"医院竞争力得分"，n 是该"分层分类标杆医院"的医院数量；g_j 为某地域该"分层分类标杆医院"的"医院竞争力得分"，m 是该地域该"分层分类标杆医院"的医院数量。

医院综合竞争力指数 $= \sum_{p=1}^{q} A_p \times \phi_p$，$p = 1$，$2$，$\cdots$，$q$，其中 q 是"分层分类"的数量，ϕ_p 是每个"分层分类"的权重。

（三）范例

以"县级医院标杆第一梯队"为例，计算安徽省和吉林省的县级医院分层竞争力指数。假设"县级医院标杆第一梯队"100家医院的竞争力得分总和为 52280.85，"县级医院标杆第一梯队"中 3家医院位于安徽省（竞争力得分分别为 455.84、453.38、376.52）、1家医院位于吉林省（竞争力得分为 559.27），那么：

安徽省县级医院竞争力指数 $=$（455.84＋453.38＋376.52）/52280.85 $\approx$ 0.025

吉林省县级医院竞争力指数 $=$ 559.27/52280.85 $\approx$ 0.011

由于 0.025＞0.011，说明安徽省的县级医院竞争力水平高于吉林省。

二　均衡指数

（一）名词解释

均衡指数表示某省的地级城市（或县）医疗资源分布的均衡程度。均衡指数又称 A/B 指数。A 表示某省的地级城市（或县级）标杆医院中，标杆医院分布在该省的地级城市（或县）数量，B 表示该省的地级城市（或县）总数。

均衡指数越接近 1，表明医疗资源分布越均衡；越接近 0，则表明医疗资源分布越失衡。

（二）范例

在"地级城市医院标杆第一梯队"中，江苏省有 19 家标杆医院，分布在 11 个地级城市，则 A 为 11；江苏省共有 12 个地级城市（不包括省会城市），则 B 为 12。因此，江苏省的"地级城市医院标杆第一梯队均衡指数"为 0.917。

江苏省的"地级城市医院标杆第一梯队均衡指数" $=\dfrac{11}{12}\approx 0.917$

在"地级城市医院标杆第一梯队"中，云南省只有 1 家标杆医院分布在 1 个地级城市，则 A 为 1；云南省共有 15 个地级城市（不包括省会城市），则 B 为 15。因此，云南省的"地级城市医院标杆第一梯队均衡指数"为 0.067。

云南省的"地级城市医院标杆第一梯队均衡指数" $=\dfrac{1}{15}\approx 0.067$

因此，江苏省的地级城市医疗资源分布相对均衡，而云南省的地级城市医疗资源分布较不均衡。

皮 书

智库成果出版与传播平台

❖ 皮书定义 ❖

皮书是对中国与世界发展状况和热点问题进行年度监测，以专业的角度、专家的视野和实证研究方法，针对某一领域或区域现状与发展态势展开分析和预测，具备前沿性、原创性、实证性、连续性、时效性等特点的公开出版物，由一系列权威研究报告组成。

❖ 皮书作者 ❖

皮书系列报告作者以国内外一流研究机构、知名高校等重点智库的研究人员为主，多为相关领域一流专家学者，他们的观点代表了当下学界对中国与世界的现实和未来最高水平的解读与分析。

❖ 皮书荣誉 ❖

皮书作为中国社会科学院基础理论研究与应用对策研究融合发展的代表性成果，不仅是哲学社会科学工作者服务中国特色社会主义现代化建设的重要成果，更是助力中国特色新型智库建设、构建中国特色哲学社会科学"三大体系"的重要平台。皮书系列先后被列入"十二五""十三五""十四五"时期国家重点出版物出版专项规划项目；自2013年起，重点皮书被列入中国社会科学院国家哲学社会科学创新工程项目。

皮书网

（网址：www.pishu.cn）

发布皮书研创资讯，传播皮书精彩内容
引领皮书出版潮流，打造皮书服务平台

栏目设置

◆ 关于皮书

何谓皮书、皮书分类、皮书大事记、
皮书荣誉、皮书出版第一人、皮书编辑部

◆ 最新资讯

通知公告、新闻动态、媒体聚焦、
网站专题、视频直播、下载专区

◆ 皮书研创

皮书规范、皮书出版、
皮书研究、研创团队

◆ 皮书评奖评价

指标体系、皮书评价、皮书评奖

所获荣誉

◆ 2008 年、2011 年、2014 年，皮书网均
在全国新闻出版业网站荣誉评选中获得
"最具商业价值网站"称号；

◆ 2012 年，获得"出版业网站百强"称号。

网库合一

2014年，皮书网与皮书数据库端口合
一，实现资源共享，搭建智库成果融合创
新平台。

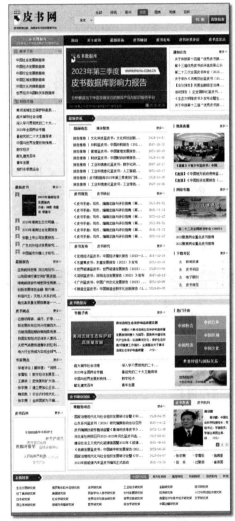

皮书网

"皮书说"
微信公众号

权威报告·连续出版·独家资源

皮书数据库
ANNUAL REPORT(YEARBOOK)
DATABASE

分析解读当下中国发展变迁的高端智库平台

所获荣誉

● 2022年，入选技术赋能"新闻+"推荐案例

● 2020年，入选全国新闻出版深度融合发展创新案例

● 2019年，入选国家新闻出版署数字出版精品遴选推荐计划

● 2016年，入选"十三五"国家重点电子出版物出版规划骨干工程

● 2013年，荣获"中国出版政府奖·网络出版物奖"提名奖

皮书数据库

"社科数托邦"
微信公众号

成为用户

　　登录网址www.pishu.com.cn访问皮书数据库网站或下载皮书数据库APP，通过手机号码验证或邮箱验证即可成为皮书数据库用户。

用户福利

● 已注册用户购书后可免费获赠100元皮书数据库充值卡。刮开充值卡涂层获取充值密码，登录并进入"会员中心"—"在线充值"—"充值卡充值"，充值成功即可购买和查看数据库内容。

● 用户福利最终解释权归社会科学文献出版社所有。

社会科学文献出版社 皮书系列
SOCIAL SCIENCES ACADEMIC PRESS (CHINA)

卡号：762272816782
密码：

数据库服务热线：010-59367265
数据库服务QQ：2475522410
数据库服务邮箱：database@ssap.cn
图书销售热线：010-59367070/7028
图书服务QQ：1265056568
图书服务邮箱：duzhe@ssap.cn

基本子库
SUB DATABASE

中国社会发展数据库（下设12个专题子库）

紧扣人口、政治、外交、法律、教育、医疗卫生、资源环境等12个社会发展领域的前沿和热点，全面整合专业著作、智库报告、学术资讯、调研数据等类型资源，帮助用户追踪中国社会发展动态、研究社会发展战略与政策、了解社会热点问题、分析社会发展趋势。

中国经济发展数据库（下设12专题子库）

内容涵盖宏观经济、产业经济、工业经济、农业经济、财政金融、房地产经济、城市经济、商业贸易等12个重点经济领域，为把握经济运行态势、洞察经济发展规律、研判经济发展趋势、进行经济调控决策提供参考和依据。

中国行业发展数据库（下设17个专题子库）

以中国国民经济行业分类为依据，覆盖金融业、旅游业、交通运输业、能源矿产业、制造业等100多个行业，跟踪分析国民经济相关行业市场运行状况和政策导向，汇集行业发展前沿资讯，为投资、从业及各种经济决策提供理论支撑和实践指导。

中国区域发展数据库（下设4个专题子库）

对中国特定区域内的经济、社会、文化等领域现状与发展情况进行深度分析和预测，涉及省级行政区、城市群、城市、农村等不同维度，研究层级至县及县以下行政区，为学者研究地方经济社会宏观态势、经验模式、发展案例提供支撑，为地方政府决策提供参考。

中国文化传媒数据库（下设18个专题子库）

内容覆盖文化产业、新闻传播、电影娱乐、文学艺术、群众文化、图书情报等18个重点研究领域，聚焦文化传媒领域发展前沿、热点话题、行业实践，服务用户的教学科研、文化投资、企业规划等需要。

世界经济与国际关系数据库（下设6个专题子库）

整合世界经济、国际政治、世界文化与科技、全球性问题、国际组织与国际法、区域研究6大领域研究成果，对世界经济形势、国际形势进行连续性深度分析，对年度热点问题进行专题解读，为研判全球发展趋势提供事实和数据支持。

法律声明

"皮书系列"（含蓝皮书、绿皮书、黄皮书）之品牌由社会科学文献出版社最早使用并持续至今，现已被中国图书行业所熟知。"皮书系列"的相关商标已在国家商标管理部门商标局注册，包括但不限于 LOGO（ ▨ ）、皮书、Pishu、经济蓝皮书、社会蓝皮书等。"皮书系列"图书的注册商标专用权及封面设计、版式设计的著作权均为社会科学文献出版社所有。未经社会科学文献出版社书面授权许可，任何使用与"皮书系列"图书注册商标、封面设计、版式设计相同或者近似的文字、图形或其组合的行为均系侵权行为。

经作者授权，本书的专有出版权及信息网络传播权等为社会科学文献出版社享有。未经社会科学文献出版社书面授权许可，任何就本书内容的复制、发行或以数字形式进行网络传播的行为均系侵权行为。

社会科学文献出版社将通过法律途径追究上述侵权行为的法律责任，维护自身合法权益。

欢迎社会各界人士对侵犯社会科学文献出版社上述权利的侵权行为进行举报。电话：010-59367121，电子邮箱：fawubu@ssap.cn。

社会科学文献出版社